W0269258

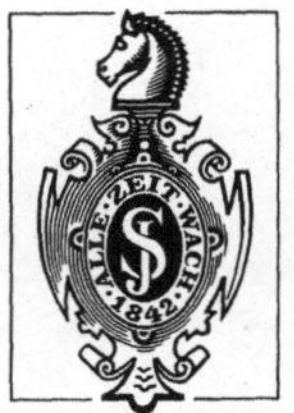

Operative Gynäkologie

Herausgegeben von
H. G. Bender und L. Beck

Unter Mitarbeit von
L. Beck   H. G. Bender   J. Benz   M. Dolff
V. Friedberg   B. Grote   S. Heinzl   H. Hepp
H. A. Hirsch   E. Hochuli   H. Jung   O. Käser
W. Kuhn   M. Litschgi   W. K. Marti   H. Molinski
H. Nier   G. Plewig   S. Potthoff   H. Rosin
H.-W. Schlößer   H.-G. Schnürch
R. E. Symmonds   A. Teichmann   H. P. Vogt

Mit 126 Abbildungen, davon 29 farbige

Springer-Verlag
Berlin Heidelberg New York Tokyo

Professor Dr. Hans Georg Bender
Professor Dr. Lutwin Beck

Universitätsfrauenklinik
Moorenstraße 5
D-4000 Düsseldorf

ISBN-13: 978-3-642-93305-9   e-ISBN-13: 978-3-642-93304-2
DOI: 10.1007/978-3-642-93304-2

CIP-Kurztitelaufnahme der Deutschen Bibliothek
Operative Gynäkologie/hrsg. von H. G. Bender u.
L. Beck. Unter Mitarb. von L. Beck ...
Berlin; Heidelberg; New York; Tokyo: Springer, 1986
  ISBN-13: 978-3-642-93305-9

NE: Bender, Hans G. [Hrsg.] ; Beck, Lutwin [Mitverf.]

Vorwort

Die Entwicklung der operativen Gynäkologie wird durch folgende Merkmale gekennzeichnet: Die Behandlungsergebnisse konnten in vielen Bereichen verbessert werden; ausgedehnte operative Eingriffe können auch bei Patientinnen höherer Altersgruppen mit einer vertretbaren Komplikationsrate vorgenommen werden, wie überhaupt die operationsbedingten Belastungen und Risiken durch differenzierte diagnostische und therapeutische Maßnahmen in der perioperativen Phase besser kontrolliert werden können. Die Fortschritte in der operativen Gynäkologie wurden einerseits durch fachspezifische Erfahrungen und wissenschaftliche Tätigkeit in der Frauenheilkunde erreicht, andererseits durch die Einbeziehung von Entwicklungen in anderen Disziplinen ermöglicht.

Die Vermittlung operativer Fähigkeiten wird durch praktische Erfahrungen im Operationssaal erleichtert oder überhaupt erst ermöglicht. Unbestreitbar haben andere Möglichkeiten der Weiterbildung wie Atlanten und Operationslehren einen wichtigen Stellenwert für die praktische operative Tätigkeit. Die Veranstaltung von Symposien bietet den Vorteil der Diskussionsmöglichkeit unter erfahrenen Operateuren und die gezielte Darstellung von für unser Fachgebiet bedeutsamen Tendenzen in den Nachbardisziplinen durch deren kompetente Vertreter.

Die Beiträge dieses Bandes basieren auf Vorträgen, die während eines Symposiums im April 1985 in Düsseldorf vor Leitern gynäkologisch-geburtshilflicher Abteilungen gehalten wurden.

Dabei konnten nur einige spezielle Gesichtspunkte von aktueller Bedeutung behandelt werden.

Von zahlreichen Seiten wurde während und nach dem Symposium die Frage an uns gerichtet, ob die Ergebnisse der Tagung nicht in schriftlicher Form vorgelegt werden könnten.

Wir freuen uns, daß wir innerhalb relativ kurzer Zeit diese Publikation mit dem Springer-Verlag herausgeben konnten. In diesem Zusammenhang möchten wir noch einmal hervorheben, daß die Durchführung des Symposiums und die Herausgabe dieses Buches durch die Firmen Bayer, Ethicon, Milupa und Nourypharma unterstützt wurde, ohne daß diese in irgend einer Form versucht hätten, auf die Thematik und den Inhalt der Beiträge Einfluß zu nehmen.

Wir wünschen den in diesem Buch enthaltenen Informationen eine möglichst weite Verbreitung und eine erfolgreiche Umsetzung in die praktische Tätigkeit.

Düsseldorf, Winter 1985/86   L. BECK
                                               H. G. BENDER

Inhaltsverzeichnis

Gesichtspunkte der perioperativen Zusammenarbeit zwischen dem Gynäkologen und dem Anästhesisten

B. Grote

Im Rahmen interdisziplinärer Zusammenarbeit ist der Anästhesist ein wichtiger Partner für die tägliche Arbeit des Gynäkologen und Geburtshelfers. Für eine gute Kooperation ist es notwendig, daß dem Anästhesisten das operative Vorgehen in groben Zügen bekannt ist - eine Forderung, die durch den häufigen Personalwechsel im Rahmen der Ausbildung immer wieder neu erfüllt werden muß.

Umgekehrt ist es notwendig, daß sich der Gynäkologe über das anästhesiologische Risiko informiert und sein Vorgehen mit dem Narkosearzt abstimmt.

Das Anästhesierisiko

Die Definition des allgemeinen Anästhesierisikos ist nach wie vor unbefriedigend. Nach mehr oder weniger zuverlässigen Statistiken kann das Mortalitätsrisiko auf etwa 0,2-0,3 pro 1000 Anästhesien geschätzt werden.

Demgegenüber liegt die Letalität bei Lokalanästhesien bei nur 0,1-0,07/ 1000 Regionalanästhesien. Obwohl diese Verfahren bevorzugt bei Risikopatienten angewendet werden, lassen die Zahlen nur mit Vorbehalt den Schluß zu, daß das Anästhesierisiko bei Regionalanästhesien geringer ist, da exakte Vergleichskollektive fehlen.

Dagegen führte die offenkundige Beziehung zwischen pathologischen präoperativen Befunden und intra- bzw. postoperativen Narkosekomplikationen 1941 zur Klassifizierung von 5 Risikogruppen durch die American Society of Anesthesiologists, dem sog. ASA-Schema, das auch heute noch international angewandt wird. Daneben ist in Deutschland die Mannheimer Risikocheckliste bekannt, die unter Einbeziehung von Alter, Narkosedauer, Dringlichkeit und Lokalisation des Eingriffs nach einem stärker differenzierenden Punktsystem in 3 Risikogruppen einteilt. Nach beiden Kriterien steigen postoperative Letalität bzw. schwere Narkosekomplikationen mit zunehmender Risikoeinstufung signifikant an (Tabelle 1). Nach Erhebung an der Medizinischen Hochschule Hannover und der Universität Ulm gehören gynäkologische Patientinnen zu über 90% in die Gruppe ohne bzw. mit geringen präoperativen Risikofaktoren (Tabelle 2).

Die relativ beste Qualitätskontrolle anästhesiologischer Arbeit ist Ergebnis einer Umfrage in Großbritannien aus dem Jahr 1980 (Lunn u. Mushin 1982, Tabelle 3). Bei 1,15 Mio Operationen betrug die operative Mortalität 0,53%, die anästhesiebe-

Institut für Anaesthesiologie, Universität Düsseldorf, Moorenstr. 5, D-4000 Düsseldorf 1

Tabelle 1. Zusammenhang zwischen Risikoeinstufung und postoperativer Letalität (a, b; modifiziert nach Keats 1978) bzw. schweren Narkosekomplikationen (c)

ASA	Vacanti et al. Marx et al. (1984)[a]	Marx et al. (1984)[b]	Peter et al. (1980)[c]
I	0,08	0,06	0,8
II	0,27	0,47	8,9
III	1,8	4,4	35,9
IV	7,8	23,5	
V	9,4	50,8	
n =	68388	34145	709

Tabelle 2. Risikoeinstufung gynäkologischer Patientinnen an der Medizinischen Hochschule Hannover (Pichlmayr u. Fabel 1982) bzw. dem Klinikum der Universität Ulm (Altemeyer et al. 1984)

Risikogruppe nach Peter et al. (1980)	Frauenklinik MHH	Frauenklinik Ulm	ASA
I	92,5%	68,0%	I
II	6,0%	25,2%	II
III	1,5%	6,8%	III
	n = 1000	n = 250	

Tabelle 3. Perioperative Mortalität nach einer repräsentativen englischen Untersuchung (Lunn u. Mushin 1982)

Operationen		1,147 Mio			
Operative Mortalität (6 Tage)		0,53%			
An. Mortalität		1:10000			

Todestag	1	2	3	4	5	6
(%)	37,5	27,1	13,4	6,8	3,8	1,9
Ort	Opera-tionssaal	Aufwachraum		Intensiv-station		Station
(%)	16,1	4,6		26,8		52,3

dingte Mortalität wurde mit 1:10000 angegeben. Die Patienten starben überwiegend in der frühen postoperativen Phase mit Schwerpunkten im Operationssaal, auf der Intensivstation und auf Normalstation. Der Anteil der Anästhesie (Tabelle 4) wurde bei 37% der Todesfälle verneint, bei 46,4% als Kofaktor und bei ca. 16% als Hauptursache bejaht. Ein Drittel der Todesfälle wurde als vermeidbar eingestuft, über 80% bei den nur anästhesiebedingten. Die Ursachen liegen ganz überwiegend in menschlichem Versagen: Mangel an Erfahrung und Beurteilungsfehler.

Tabelle 4. Anteil der Anästhesie an der operativen Mortalität (Lunn u. Mushin 1982)

	Nein	Teilweise	Ganz
	37,6%	46,4%	15,9%
Beurteilung vermeidbar	34,3%	45,5%	82,7%
Mangel an Erfahrung	29,6%		
Mangel an Assistenz	10,4%		
Fehler in der Beurteilung	70,4%		
Fehlen von Apparaten	7,2%		
Versagen von Apparaten	4,8%		

Bedeutung von Voruntersuchungen

Aus diesen Erhebungen ergeben sich bestimmte Schlußfolgerungen für die klinische Praxis:

1. Am wichtigsten für die präoperative Vorbereitung ist eine sorgfältige individuelle Erhebung von Risikofaktoren. Hohe Risikoeinstufung erhöht nicht nur die perioperative Mortalität etwa um das 4fache, sondern auch die Morbidität signifikant. Narkosekomplikationen treten bei Patienten mit präoperativen Risikofaktoren nämlich 5mal häufiger auf als bei solchen mit unauffälliger Anamnese (Altemeyer et al. 1984).

Die Kenntnis der präoperativen Risikofaktoren kann in ihrer Bedeutung für das klinische Vorgehen also nicht genug betont werden. 80% dieser Risikofaktoren sind durch eine gezielte internistische Vorbereitung positiv zu beeinflussen (Heinrich u. Ahnefeld 1984). Ihre Kenntnis zwingt unabhängig von der Anästhesietechnik zu besonders vorsichtiger und sorgfältiger Narkoseführung durch einen erfahrenen Anästhesisten. Die Komplikationsrate von Anästhesisten liegt nämlich im ersten Ausbildungsjahr 20fach über der von erfahrenen Fachärzten, im 2. Ausbildungsjahr immerhin noch um das 8fache darüber (Peter et al. 1980).

Als Basis für das klinische Vorgehen empfiehlt sich eine orientierende internistische Untersuchung durch einen Gynäkologen oder Anästhesisten, die dann zu gezielten weiteren Fragestellungen führen kann. Die routinemäßige Anforderung einer Beurteilung der Operations- oder Narkosefähigkeit bringt den Spezialisten in Verlegenheit, dem Anästhesisten oder Operateur ein Scheindokument, das wenig Wert besitzt.

2. Abgestufte Standardprogramme der präoperativen Labordiagnostik wie sie z. B. vom Berufsverband der deutschen Internisten (Frank-Schmidt et al. 1978), aber auch von verschiedenen Autoren in der Anästhesieliteratur gefordert werden (Altemeyer et al. 1984; Lutz et al. 1983; Heinrich u. Ahnefeld 1984) mögen organisatorisch praktisch sein, medizinisch und ökonomisch sind sie problematisch. Ergibt die sorgfältige präoperative Anamnese nämlich keine Hinweise auf pathologische Veränderungen, sind Abweichungen der Laborparameter ziemlich selten. Unter dieser Voraussetzung fanden Altemeyer et al. (1984) in der Ulmer Anästhesieambulanz

pathologische Röntgenthoraxbefunde nur noch bei 2,8%, EKG-Veränderungen bei 0,6% der Patienten. Die biochemischen Laborwerte waren im Normbereich.

Sind allerdings die personellen Voraussetzungen einer Anästhesieambulanz bzw. einer sorgfältigen präoperativen Anamnese rechtzeitig vor dem geplanten Eingriff nicht gegeben, kann auf abgestufte Programme der Labordiagnostik nicht verzichtet werden.

Wegen der Möglichkeit unentdeckter oder unbekannter Lungenveränderungen sollte bei allen mittleren und großen Eingriffen präoperativ ein Röntgenthorax vorliegen. Dieser Ausgangsbefund erleichtert außerdem dem Röntgenologen in vielen Fällen die Beurteilung postoperativer Verlaufskontrollen.

Diese Einschätzung deckt sich mit einer Empfehlung der Deutschen Gesellschaft für Anästhesiologie (1982):

1. Der Anästhesist trägt die Verantwortung für die Aufrechterhaltung der vitalen Funktionen während des Eingriffs. Damit obliegt ihm die Beurteilung der Anästhesiefähigkeit und der Notwendigkeit einer anästhesiologischen Vorbehandlung, die Wahl des Betäubungsverfahrens und der anzuwendenden Anästhetika sowie die Entscheidung über spezielle Vorsichtsmaßregeln. Dies setzt voraus, daß er präoperativ die Belastbarkeit des Patienten sorgfältig prüft, um festzustellen, ob spezifische Risiken gegeben sind.

2. Art und Umfang der dazu erforderlichen Untersuchungen bestimmen sich nach den Erfordernissen des Einzelfalles, insbesondere also in Abhängigkeit von Alter und Allgemeinzustand des Patienten, Art und Schwere des Eingriffs sowie Art und Dauer des Anästhesieverfahrens.

Unverzichtbar sind, abgesehen von Notfällen, die einen sofortigen Beginn des Betäubungsverfahrens erfordern,
– eine gründliche Anamnese, für deren Inhalt und Umfang der Fragenkatalog des vom Berufsverband Deutscher Anästhesisten empfohlenen Aufklärungs- und Anamnesebogens gute Anhaltspunkte gibt,
– eine körperliche Voruntersuchung,
– eine Auswertung vom Patienten mitgebrachter oder im Krankenhaus erhobener Vorbefunde.

3. Aufgrund der damit gewonnenen anamnestischen und diagnostischen Ergebnisse entscheidet sich, ob darüber hinaus ergänzende Laborbefunde, eine EKG- und/oder Röntgenuntersuchung der Thoraxorgane erforderlich sind. Bei organgesunden Patienten in jungen und mittleren Lebensjahren ohne spezifische Risikohinweise besteht in der Regel keine zwingende medizinische Notwendigkeit, diese ergänzenden Untersuchungen routinemäßig durchzuführen.

4. In Arztpraxen oder Kliniken, die über ausreichende Kapazitäten verfügen, kann ein Programm routinemäßiger Voruntersuchungen, insbesondere die Erhebung bestimmter Laborwerte in automatisiertem Verfahren, bei jedem Patienten den Ablauf der präoperativen anästhesiologischen Befunderhebung organisatorisch erleichtern, die Verweildauer verkürzen und sich damit insgesamt auch dann als wirtschaftlich erweisen, wenn diese Untersuchungen im Einzelfall teilweise medizinisch entbehrlich sind.

5. Liegen dem Anästhesisten die zeitnahen Ergebnisse einer körperlichen Untersuchung und ergänzender Vorbefunde vor, so sollte er im Interesse der Wirtschaftlichkeit und um eine Doppelbelastung des Patienten zu vermeiden, diese Untersu-

chungen nur dann wiederholen oder wiederholen lassen, wenn der Vergleich der Befunde, ihre Einordnung in das Krankheitsbild oder Hinweise auf zwischenzeitliche Veränderungen im Gesundheitszustand des Patienten dazu Anlaß geben.

Dies gilt insbesondere auch für Befunde, die vom Hausarzt veranlaßt und dem Patienten bei Krankenhauseinweisung mitgegeben werden. Die Entscheidung, ob und in welchem Umfange solche prästationären Untersuchungsbefunde verwertbar sind oder wiederholt bzw. ergänzt werden müssen, liegt alleine in der Kompetenz und Verantwortung des zuständigen Krankenhausarztes."

Postoperative Therapie

Nach größeren gynäkologischen Eingriffen werden die Patientinnen – besonders solche mit präoperativen Risikofaktoren – am besten auf eine Wachstation verlegt. Entgegen gelegentlichen Empfehlungen der Pharmaindustrie kann die Infusionstherapie bei 2- bis 3tägiger Nahrungskarenz in der Regel auf die Zufuhr kristalloider Lösungen beschränkt werden. Eine parenterale Ernährung ist nur bei besonderen Eingriffen indiziert und sollte über einen zentralvenösen Katheter erfolgen, da die Hyperosmolarität dieser Lösung bei peripherer Infusion nach kurzer Zeit massive Venenschäden verursacht.

Die postoperative Schmerztherapie ist in vielen Fällen unbefriedigend. Einige Untersucher kommen sogar zu dem Ergebnis, daß fast 40% der Patienten die postoperative Analgesie als schlecht einstufen. Die zeitliche Limitierung des Problems auf die beiden ersten postoperativen Tage sollte nicht zum Fatalismus verleiten und die Analgetikatherapie allein in die Hand der Stationsschwestern legen. Vor kurzem hat die Arbeitsgruppe von Lehmann (1983) den 10 Jahre alten Gedanken einer On-demand-Analgesie wieder aufgegriffen. Bei diesem Verfahren kann der Patient zeitlich und mengenmäßig limitiert seinen Analgetikabedarf durch Knopfdruck selbst

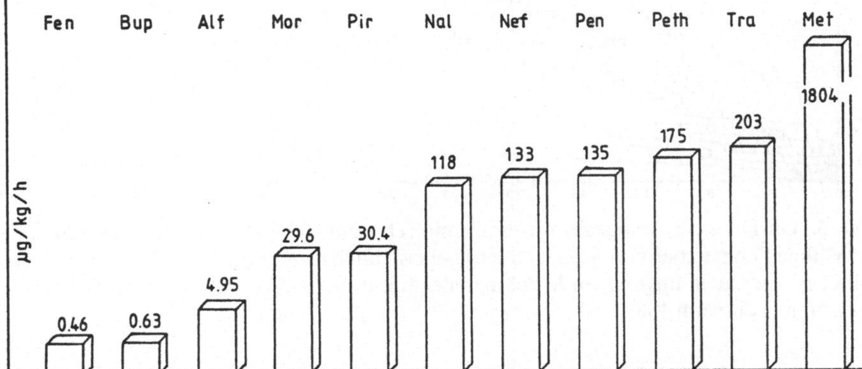

Abb. 1. Mittlerer Medikamentenverbrauch (µg/kg/h) unter postoperativer On-Demand-Analgesie für 11 Analgetika in den ersten 24 h nach chirurgischen Eingriffen bei Kollektiven von je 40 Patienten. *Fen* Fentanyl, *Bup* Buprenorphin, *Alf* Alfentanil, *Mor* Morphin, *Pir* Piritramid, *Nal* Nalbuphin, *Nef* Nefopam, *Pen* Pentazocin, *Peth* Pethidin, *Tra* Tramadol, *Met* Metamizol. Beachte den unterschiedlichen Analgetikaverbrauch (Lehmann 1983)

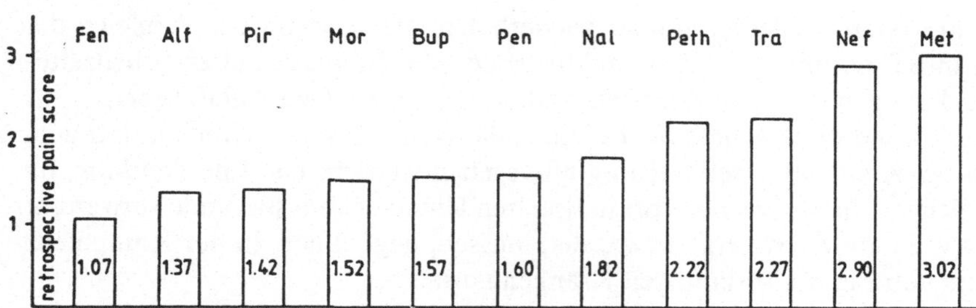

Abb. 2. Mittlere retrospektive Schmerzbeurteilung von je 40 Patienten nach On-Demand-Analgesie für 11 Analgetika. Bei Werten über 2 wird die Schmerzbekämpfung unbefriedigend

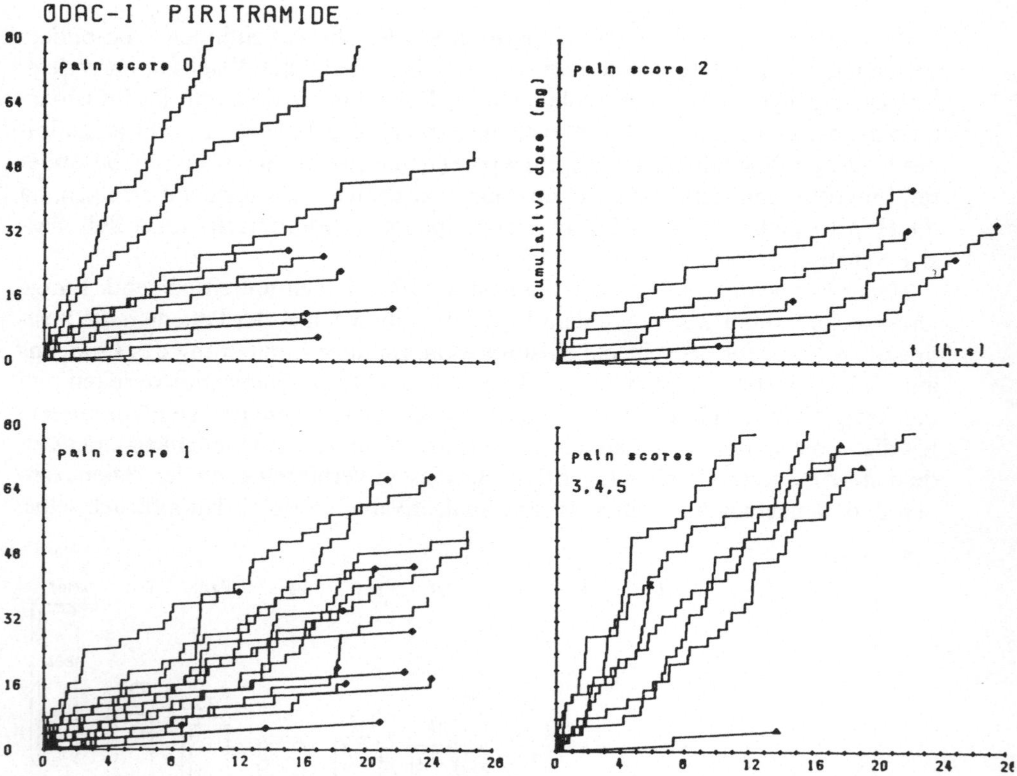

Abb. 3. On-Demand-Analgesie mit Piritramid (Dipidolor) bei 40 Patienten über 24 h. Beachte: Völlige Schmerzbefreiung (links oben) bei erheblicher interindividueller Dosisvariabilität, daneben aber auch ungenügende Schmerzbekämpfung (rechts unten) mit dem gleichen Medikament (Lehmann 1983)

steuern. Gegen diese Methode gibt es viele Vorbehalte; immerhin erlaubt sie eine Abschätzung der Wirksamkeit verschiedener Pharmaka. Demnach (Abb. 1) sind Fentanyl, Morphin, Pentazozin, Buprenorphin, nicht aber Metamizol (Novalgin) nach Baucheingriffen gut wirksam. Dies zeigt sich nicht nur an der notwendigen Menge, sondern auch am Schmerzindex (Abb. 2), wo Werte über 2 eine schlechte

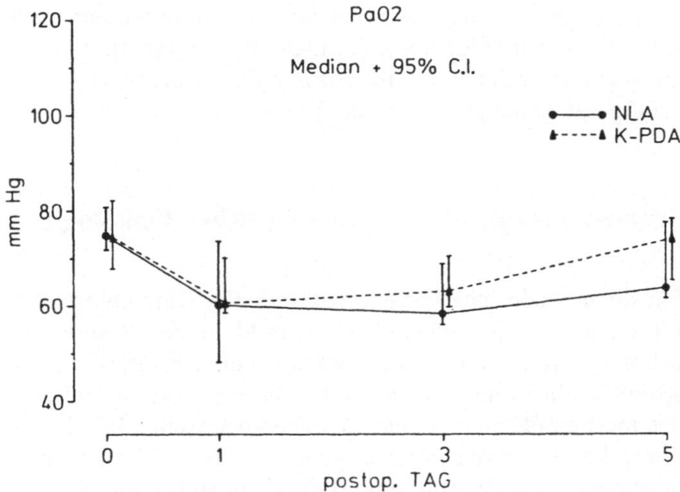

Abb. 4. Postoperative Lungenfunktion in den ersten 5 Tagen nach Oberbaucheingriffen, dargestellt am pO_2 in mmHg. *Durchgezogene Linie:* Schmerzbekämpfung mit Piritramid. *Gestrichelte Linie:* Periduralanästhesie mit Carbostesin. Beachte: Die typische Verschlechterung der Lungenfunktion wird durch kein Verfahren wesentlich beeinflußt (Seeling et al. 1984)

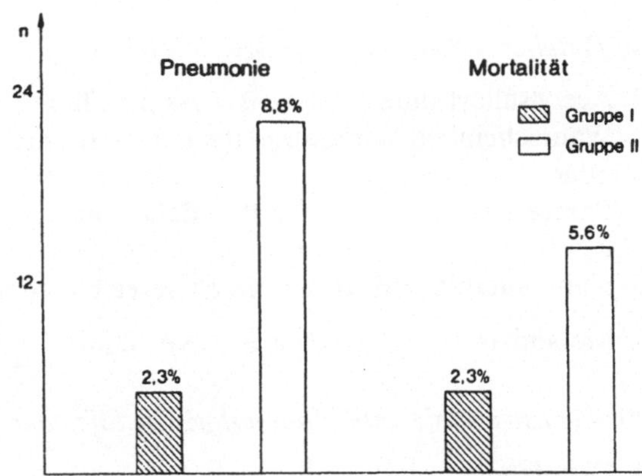

Abb. 5. Postoperative Pneumonierate und Letalität nach Periduralanästhesie mit Morphin *(schraffierte Säulen)* bzw. konventioneller Analgesie *(offene Säulen)* (Zenz et al. 1983)

Analgesie anzeigen. Unabhängig von der verwendeten Substanz hängt der postoperative Analgetikabedarf aber auch stark von der individuellen Schmerzverarbeitung ab (Abb. 3). Wo immer der prä- und postoperative Zustand des Patienten es erlaubt, ist darum eine großzügige und individuelle Analgetikadosierung angebracht.

Eine Alternative – die kontinuierliche Katheterperiduralanästhesie mit Carbostesin – hat die Hoffnung nicht erfüllt, den typischen Ablauf der Verschlechterung der Lungenfunktion nach großen Baucheingriffen zu verhindern (Abb. 4).

Dagegen kann die peridurale Applikation von Opiaten über einen liegenden Katheter wegen der guten bis hervorragenden Analgesie wahrscheinlich die Mitarbeit des Patienten bei atemgymnastischen Maßnahmen fördern und so zu einer niedrigeren Pneumonierate beitragen (Abb. 5).

Im Gegensatz zu großen Baucheingriffen finden sich nach abdominellen Hysterektomien nur mäßige Veränderungen der Lungenfunktion. Noch besser schneidet die vaginale Technik ab: eine geringe Beeinträchtigung der Lungenfunktion ist nur am Operationstag nachweisbar (Rothammer et al. 1984).

Schmerztherapie in der gynäkologischen Onkologie

Für die medizinische Betreuung terminaler Karzinompatienten sind in den letzten Jahren nach angelsächsischem Vorbild in der Bundesrepublik interdisziplinäre Schmerzzentren unter Einbeziehung von Anästhesisten entstanden. Nach Ausschöpfen aller kausalen Therapieverfahren wird die suffiziente Schmerztherapie in den meisten Fällen zum zentralen therapeutischen Problem. Auch in der terminalen Phase kann durch palliative Maßnahmen wie Bestrahlung, Tumorverkleinerung oder perkutane Chordotomie (bei streng einseitigen Schmerzen der unteren Körperhälfte) nicht selten eine Schmerzreduktion erreicht werden.

In der Reihenfolge ihres Einsatzes:

a) Peripher wirkende Analgetika

1. Acetylsalicylsäure z. B. Aspirin Tabl. max. 4 g/Tag
Wahrscheinlich Wirkungsplateau ab 4–6 g die
oder
Paracetamol   z. B. Ben-uron Tabl./Supp./Saft
                      max. 4 g/Tag
Kann alternierend zu Aspirin eingesetzt werden

2. Metamizol   z. B. Novalgin Tabl./Supp. 1–4 g/Tag

b) Nicht steroidale antiinflammatorische Substanzen (NSAID's)

1. Diclofenac   Voltaren Tabl./Supp
                    max. 4mal 100 mg/Tag

2. Indometacin   z. B. Amuno Tabl./Supp
                    max. 4mal 100 mg/Tag

c) Zentral wirkende Analgetika

1. Tramadol   Tramal Kaps./Supp./Tropfen
                    max. 4mal 100 mg/Tag

2. Buprenorphin   Temgesic Tabl./Amp.
                    max. 4mal 1–2 Tabl/Tag

3. Tilidin   Valoron N, Valoron Tropfen/Amp.
                    max. 4mal 100 mg/Tag

d) Morphinderivate

1. Pethidin	Dolantin	max. 500 mg/Tag
2. Morphinsulfat	MST 30 (10)	max. 120 mg/Tag

Für die Pharmakotherapie des terminalen Karzinomschmerzes gibt es inzwischen einige Grundregeln und Dosierungsvorschläge (Piepenbrock u. Zenz 1984): Eine Körperkarte ist sehr hilfreich für die Diagnose von Schmerzlokalisation und -qualität und für die Verlaufskontrolle der Therapie. Alle Pharmaka sollten in regelmäßigen zeitlichen Abständen gegeben werden (s. Übersicht).

Man beginnt in der Regel mit peripher angreifenden Schmerzmitteln, z. B. Acetylsalicylsäure (alle 4–6 h bis 4 g/Tag). Wenn dies versagt, wird die Kombination mit einem schwachen Opioid empfohlen, z. B. Kodein (30–130 mg alle 4–6 h). Starke Schmerzen lassen sich nur noch mit einem potenten Opiat behandeln, wobei auch dann die Kombination mit einem Prostaglandinantagonisten (bei Knochenmetastasen) zur Dosisreduktion hilfreich sein kann. Wegen der Nebenwirkungen (Übelkeit, Verstopfung) muß die Morphingabe durch Antiemetika und Laxanzien ergänzt werden. Die Entwicklung einer Retardform (MST 30 Mundipharma) hat die orale Anwendung von Morphin wesentlich erleichtert, weil man häufig mit 2–3 Einnahmen pro Tag auskommt.

Der Anästhesist kann die analgetischen Möglichkeiten durch Anwendung spezifischer Nervenblockadetechniken, besonders durch peridurale Dauerapplikation von Morphin wesentlich erweitern. Diese Applikation führt zu deutlicher Reduktion der notwendigen Tagesdosis und der Nebenwirkungen bei geringer Toleranzentwicklung. Alle Maßnahmen sollten so gesteuert werden, daß den Patienten in häuslicher Umgebung eine ausreichende Lebensqualität gesichert ist.

Geburtshilfliche Anästhesie

Die Katheterperiduralanästhesie (PDA) ist nachgewiesen die einzige Methode, mit der individuell steuerbar die Eröffnungs- und Austreibungsphase weitgehend schmerzfrei abläuft (Grote 1982). Beschränkt man dieses Verfahren auf medizinische Indikationen im engeren Sinn, also Mütter mit schwerer, schmerzhafter Eröffnungsphase, Gebärende mit Diabetes, Gestose oder kardialen Risiken, wird man etwa 10–15% aller Geburten in PDA durchführen. Da die Methode nicht ohne Nebenwirkungen ist, sollte sie nur dort breiter angewendet werden, wo Anästhesisten mit geburtshilflicher Anästhesie vertraut sind und das Verfahren nicht erst im Kreißsaal erlernen. Somit sind der PDA im Kreißsaal in vielen Häusern Grenzen gesetzt. Wir haben in Düsseldorf seit 11 Jahren mit gutem Erfolg folgenden Kompromiß gefunden: Die PDA wird durch einen mit der Methode vertrauten Anästhesisten angelegt und dann bei Bedarf durch entsprechend ausgebildete Hebammen unter der Verantwortung des Geburtshelfers fortgeführt.

Sectionarkose

Mit der Renaissance der Regionalanästhesie in der Geburtshilfe in Deutschland vor etwa 15 Jahren wurden die Vorteile dieses Verfahrens auch für die Narkose beim Kaiserschnitt wiederentdeckt.

Bei einem Vergleich zwischen der Katheterperiduralanästhesie und einer besonderen Technik der Allgemeinnarkose zur Schnittentbindung (Linksseitenlage zur Vermeidung einer aortakavalen Kompression, inspiratorische O_2-Konzentration von 50–60%, Inhalationsanästhetika in niedriger Konzentration) sind die Regionalanästhesie und die Allgemeinnarkose als gleichwertig zu betrachten, sofern von Narkosebeginn bis zur Entwicklung des Kindes nicht mehr als 20 min vergehen und man als Kriterium für den Neugeborenenzustand den 5-min-Apgar und die pH-Werte aus der Nabelschnur heranzieht. Nur mit differenzierten neurologischen Testverfahren lassen sich Unterschiede hinsichtlich einer längerdauernden Wirkung der Anästhetika feststellen. Wichtig für den Zustand des Neugeborenen ist auch die Zeit von der Uterusinzision bis zur Abnabelung. Überschreitet sie 90 s, verschlechtert sich der Apgar- und pH-Wert unabhängig vom Narkoseverfahren. Dies hängt in der Regel mit Schwierigkeiten bei der Entwicklung des Kindes zusammen. Wenn trotzdem eine Regionalanästhesie von den meisten Gebärenden – sofern sie die Wahl beider Verfahren haben – bevorzugt wird, sind in der Regel psychologische und nicht medizinische Gründe dafür verantwortlich. Die meisten Frauen wollen die Geburt nicht verschlafen. Beim Vergleich beider Narkoseverfahren kann man aufgrund der heute vorliegenden Studien schlußfolgern, daß mit Ausnahme der EPH-Gestose die Regionalanästhesie und die Vollnarkose hinsichtlich des Kindes gleichwertig sind (Grote u. Somville 1983; Marx et al. 1984; Crowhurs u. Rosen 1984).

Wegen der Gefahr eines Mendelson-Syndroms ist es zu empfehlen, eine geburtshilfliche Allgemeinnarkose nur mit Intubation durchzuführen. Nach einer Befragung an 269 deutschen Kliniken für die Jahre 1971–1980 kam es bei 1 590 000 Geburten zu 299 mütterlichen Todesfällen, von denen 21 anästhesiebedingt waren. Acht dieser Fälle waren durch eine Aspiration verursacht (Baur 1983). Trotz dieser seltenen Fälle sollte bei einer geplanten Sectio eine Aspirationsprophylaxe durchgeführt werden (s. Übersicht).

Es wird empfohlen, abends und morgens einen Histamin-H_2-Rezeptor-Antagonisten zu verabreichen. Für dringliche Eingriffe kommt nur die Einnahme von 30 ml 0,3 mol Natriumzitrat in Betracht, da die Aspiration von Antazidaemulsionen per se zu einer chemischen Pneumonitis gleichen Ausmaßes wie durch Magensäure führt (Bond et al. 1979; Gibbs et al. 1979).

Aspirationsprophylaxe bei Sectio. Handelsübliche Antacida obsolet

Empfehlung: Cimetidin 800 mg oral abends oder
              Ranitidin 300 mg oral abends

              Cimetidin 400 mg i. m. 90 min vorher
              Ranitidin 100 mg i. m. 90 min vorher   oder 2 h vorher oral

Notsectio   Na-Citrat 0,3 mol 20–30 ml oral 10–15 min vorher

Zum heutigen Standardprogramm anästhesiologischer Maßnahmen bei der Sectio caesarea gehören – unabhängig vom Narkoseverfahren – linkslaterale Lage und hohe inspiratorische O_2-Konzentrationen bis zur Entbindung des Kindes (Ramanathan et al. 1982). Leider haben sich diese Grundsätze, die den Zustand des Neugeborenen wesentlich verbessern helfen, noch nicht überall durchgesetzt (Lanz u. Zimmer 1981).

Literatur

Altemeyer KH, Schultz M, Mehrkens HH, Heinz E, Dick W (1984) Präoperative Befunderhebung durch eine Anästhesie-Ambulanz-Auswertung der Ergebnisse bei 2500 Patienten. Anästh Intensivmed 25: 1

Baur H (1983) Anästhesiebedingte mütterliche Mortalität während der Geburt. Eine Umfrage an 259 Krankenhäusern und 10 Universitätskliniken der BRD 1971–1980. Dissertation, Universität Mainz

Bond VK, Stoelting RK, Gupta CD (1979) Pulmonary aspiration syndrome after inhalation of gastric containing autacids. Anesthesiology 51: 452

Crowhurst JA, Rosen M (1984) General anaesthesia for caesarean section in severe pre-eclamsia. Br J Anaesth 56: 587

Deutsche Gesellschaft für Anästhesiologie und Intensivmedizin (1982) Entschließung zur anästhesiologischen Voruntersuchung. Anästh Intensivther Notfallmed 17: 354

Fran-Schmidt JH, Nachtwey W, Neuhaus G, Prill F, Schüller E (1978) Präoperative Diagnostik und Therapie. Mitt Berufsverb Dtsch Internisten 3: 9

Gibbs CP, Schwarz DJ, Wynne JW, Hood CI, Kuck EJ (1979) Antacid pulmonary aspiration in the dog. Anesthesiology 51: 380–385

Grote B (1982) Vor- und Nachteile der Periduralanästhesie (PDA) zur Geburtshilfe. In: Brückner JB (Hrsg). Der Anästhesist in der Geburtshilfe. Springer, Berlin Heidelberg New York (Anästhesiologie und Intensivmedizin, Bd 152)

Grote B, Somville T (1983) Epiduralanästhesie zur Sectio: Indikationen und Vorteile. In: Alon E (Hrsg) Epiduralanästhesie zur Geburtshilfe. Juris, Zürich

Heinrich H, Ahnefeld FW (1983) Präoperative Analyse und Therapie von Risikofaktoren: Mehr Sicherheit für Arzt und Patient. Klinikarzt 13: 818

Keats AS (1978) The ASA classification of physical status – a recapitulation. Anesthesiology 49: 233

Lanz E, Zimmer H-D (1981) Geburtshilfliche Anästhesie – eine Befragung von 312 Krankenhäusern. Anästh Intensivmed 6: 161

Lehmann KA (1983) On-Demand-Analgesie: Neue Möglichkeiten zur Behandlung akuter Schmerzen (Untersuchungen in der frühen postoperativen Phase). Habilitationsschrift, RWTH Aachen

Lunn JN, Mushin WW (1982) Mortality axxociated with anaesthesia. The Nuffield Provincial Hospitals Trust, London

Lutz H, Osswald PM, Bender HJ (1983) Ist die Forderung nach einem präoperativen Routine-Untersuchungsprogramm (RUP) gerechtfertigt? Anästh Intensivther Notfallmed 18: 153

Marx GF, Luykx WM, Cohen S (1984) Fetal-neonatal status following caesarean section for fetal distress. Br J Anaesth 56: 1009

Peter K, Unertl K, Henrich G, Mai N, Brunner F (1980) Das Anästhesierisiko. Anästh Intensivmed 21: 240

Pichlmayr I, Fabel G (1982) Anästhesiologische Risikoabgrenzung bei gynäkologischen Patientinnen. In: Schneider J, Weitzel H, Majewski A (Hrsg) Präoperative Risikoabrenzung in Geburtshilfe und Gynäkologie. Wissenschafltiche Informationen, Nr 8. Milupa, Friedrichsdorf

Piepenbrock S, Zenz M (1984) Der Beitrag des Anästhesisten zur Schmerzbehandlung. Dtsch Ärztebl 81/ 1450

Ramanathan S, Gandhi S, Arismendy J, Chalon J, Turndorf H (1982) Oxygen transfer from mother to fetus during cesarean section under epidural anesthesia. Anesth Analg 61: 576

Rothammer A, Baar H, Haubitz J (1984) Postoperative Lungenfunktion nach Hysterektomien. Atemweg- Lungenkrankh 10: 290

Seeling W, Lotz P, Schröder M (1984) Untersuchungen zur postoperativen Lungenfunktion nach abdominellen Eingriffen. Anaesthesist 33: 408

Zenz M, Piepenbrock S, Tryba M, Brämswig H (1983) Peridurale Opiat-Analgesie. Klinische Ergebnisse einer 2-Jahresstudie. Anaesthesist 32: 289

Perioperative Darmbehandlung bei gynäkologischen Eingriffen

H.-G. Schnürch und H. G. Bender

Einleitung

Große Statistiken über postoperative Komplikationen weisen den postoperativen Frühileus in rund einem Drittel aller Fälle als Indikation für eine Relaparotomie aus. Damit steht der Ileus an 2. Stelle der Indikationsliste für die postoperative Relaparotomie hinter den Peritonitiden.

Nach einer prospektiven Untersuchung von Käser (1981) muß nach einer von 200 abdominalen Hysterektomien mit einem Ileus gerechnet werden. Damit kann diese Komplikation trotz ihrer relativen Bedeutung durchaus als selten bezeichnet werden.

Da gerade der selten auftretende Fall eines postoperativen Ileus nicht zuletzt auch durch einen Mangel an Aufmerksamkeit, an „daran denken" einen ungünstigen Verlauf nehmen könnte, sollen im folgenden die Grundzüge der perioperativen Darmbetreuung sowie differentialdiagnostische und differentialtherapeutische Überlegungen skizziert werden.

Ziel der präoperativen Darmbehandlung

Bei gynäkologischen Routineoperationen mit Eröffnung der Peritonealhöhle ist die gesamte perioperative Darmbehandlung und Darmbeobachtung im wesentlichen als Ileusprophylaxe zu verstehen.

Die präoperativen Maßnahmen zielen auf eine Entleerung des Darmes und auf die von der Anästhesie geforderte Nahrungskarenz vor der Narkoseeinleitung. Die Entleerung des Darmes vermeidet eine Behinderung des Operateurs durch ein voluminöses Darmkonvolut; auch wird die Keimzahl im Darmlumen deutlich vermindert mit der Folge, daß die Bildung dyspeptischer Gase während der physiologischen postoperativen Darmatonie und damit die Belästigung der Patientinnen durch Meteorismus deutlich reduziert wird. Bei Operationen, die wahrscheinlich oder sicher mit einer Eröffnung des Darmlumens einhergehen, hat die Keimreduktion gleichzeitig den Charakter einer Säuberung des Operationsgebietes.

Universitäts-Frauenklinik, Moorenstr. 5, D-4000 Düsseldorf 1

Ausmaß der präoperativen Darmreinigung

Die Maßnahmen zur präoperativen Darmreinigung orientieren sich im wesentlichen an 2 Kriterien: zum einen an der Art des geplanten Eingriffes und zum anderen an der Anamnese.

Das Ausmaß des geplanten Eingriffs beeinflußt die Darmvorbereitung wesentlich. Käser (1981) empfiehlt eine zurückhaltende Einstellung zu Abführmaßnahmen aus der Erfahrung, daß ein nicht vorbereiteter Darm bei Notoperationen im allgemeinen wenig Probleme bereitet. Seine abgestufte Empfehlung ist in der folgenden Übersicht zusammengefaßt.

Kleine Eingriffe:	keine Vorbereitung
Große Operationen:	Vortag: normales Mittagessen schlackenarmes Abendessen Trinken bis Mitternacht Klysma (evtl. Einlauf)
„Radikal"-Operation: (Wertheim)	Vortage: 2 Tage schlackenarme Kost Laxanzien, Einlauf

Unter „kleinen Eingriffen" sind dabei Abrasiones, Konisationen u. ä. m. zu verstehen. Große Operationen sind intraabdominale Eingriffe an den inneren Genitalien; dabei überwiegt zahlenmäßig die Hysterektomie. Zur Darmvorbereitung wird lediglich ein Klysma oder bei zusätzlich anamnestischer Belastung ein orales Laxans bzw. ein Einlauf z. B. mit Magnesiumsulfat empfohlen (Kuntz 1982).

Eine Eröffnung des Darmes bei einem gynäkologischen Eingriff muß z. B. bei geplanter Sanierung einer ausgedehnten Endometriose und bei primärer operativer Therapie eines Ovarialkarzinoms einkalkuliert werden; vorgesehen ist sie bei den totalen oder hinteren Exenterationen zur Behandlung des Zervixkarzinoms bzw. des zentralen Karzinomrezidivs (Richter 1981). Für Eingriffe dieser Art ist das Ziel der präoperativen Darmvorbereitung eine komplette Entleerung (s. Übersicht). Neben Diätvorschriften mit Reduktion nicht resorbierbarer Nahrungsanteile über 5–7 Tage steht seit einigen Jahren ballaststofffreie Nahrung zur Verfügung, die rückstandsfrei im oberen Dünndarm resorbiert wird.

- Ballaststoffarme Diät über 3–4 Tage präoperativ
  wiederholte Laxanziengabe
  wiederholte Einläufe
  Antibiotika (?)
oder
- Rückstandsfreie Diät über 3–4 Tage präoperativ
  Einlauf
oder
- Orthograde Darmspülung

1973 beschrieben Hewitt et al. erstmals die orthograde Darmspülung, bei der durch größere Flüssigkeitsmengen eine mechanische Reinigung und Keimreduktion erreicht wird.

— Essen normal bis zum Mittag des präoperativen Tages
— Gewichtskontrolle
— Intravenöser Zugang
— Magensonde
— Paspertin
— Toilettenstuhl
— Applikation der Spülflüssigkeit über die Magensonde, 2–3 l/h, langsam beginnend, ca. 3–4 h

Dieses Verfahren hat sich in den letzten Jahren zunehmend etabliert, nicht zuletzt wegen gesteigerter Wirksamkeit, reduzierter stationärer Vorbereitungszeit und kurzfristigerer Belästigung der Patienten. Die Frage des Antibiotikazusatzes (nichtresorbierbare Aminoglykoside, z. B. Neomycin, Kanamycin) zur Spülflüssigkeit ist noch offen – es gibt Befürworter, die geringere infektiöse und heilungsbezogene Komplikationen anführen und Gegner, die das Risiko einer Überwucherung mit resistenten Keimen und Pilzen fürchten (Richter 1981).

Bestehen anamnestisch Hinweise auf einen trägen Darm, insbesondere einen Laxanzienabusus oder auch Erfahrungen über ein verzögertes Ingangkommen der Darmtätigkeit oder einen Ileus bei einer vorangegangenen Operation, so sind die Abführmaßnahmen zu intensivieren (Deucher u. Oesch 1974). Auch Patientinnen mit Nikotinabusus zeigen häufig eine verlängerte postoperative Darmatonie (Kern 1970) ebenso wie Patientinnen, die eine langdauernde Einnahme von Medikamenten mit anticholinerger Wirkkomponente aufweisen: dazu gehören Antidepressiva, Anti-Parkinson-Mittel und einige Antihypertensiva (Deucher u. Oesch 1974). Der rektale Untersuchungsbefund am Vortage der Operation vermag ebenfalls Hinweise auf eine verzögerte Darmentleerung geben, wenn dabei Skybala getastet werden.

Andere Erkrankungen oder Abweichungen von der Norm sollten ebenfalls Beachtung finden. Elektrolytstörungen, insbesondere Hypokaliämien sollten korrigiert werden, Eiweißmangelzustände behandelt und ein Diabetes mellitus eingestellt werden. Eine zusammenfassende Orientierung zur abgestuften Darmvorbereitung ist aus Tabelle 1 ersichtlich.

Tabelle 1. Präoperative Darmbehandlung (Abstufung)

Eingriff \ Anamnese	leer	belastet
Klein, extra-abdominal	Ø	Klysma
Groß, z. B. Hyster.	Klysma evt. orale Laxanzien	orale Laxanzien Einlauf
Ausgedehnt z. B. Wertheim	Diät orale Laxanzien, Einlauf	Diät orale Laxanzien, Einlauf
Darmeröffnung	orthograde Darmspülung	orthograde Darmspülung

Intraoperative Ileusprophylaxe

Etwa die Hälfte aller frühen postoperativen Ileuserkrankungen sind mechanisch
verursacht (Farthmann u. Lehberger 1978) – 90% davon weisen Adhäsionen und
Strangulationen auf, denen ein Mesothelschaden zugrunde liegt. Die andere Hälfte
der Fälle wird als funktioneller Ileus angesehen (Richter 1981), dem postoperative
Nachblutungen mit Ausbildung retroperitonealer Hämatome zugrunde liegen können, ferner postoperative Peritonitiden, Abszesse, Anastomoseinsuffizienzen und in
Ausnahmefällen auch zurückgelassene Fremdkörper. Auch eine übermäßige Traumatisierung des Darmes durch Austrocknung, heiße Tücher oder sehr langdauernde Eventeration disponieren zum funktionellen postoperativen Ileus.

Physiologische postoperative Darmatonie

Die postoperativen Funktionsstörungen des Gastrointestinaltraktes betreffen
hauptsächlich den Magen und das Kolon (Deucher u. Oesch 1974). Der Dünndarm
nimmt bei einem normalen Verlauf bereits nach wenigen Stunden seine motorische
und auch resorptive Tätigkeit wieder auf. Erst eine protrahierte Schleimhautasphy-
xie oder ein Schleimhautdefekt zerstört die Ganglien des submukösen Meißner-
Plexus und damit die autonome Stimulation der Dünndarmmuskulatur.

Die also in erster Linie Magen und Kolon betreffende postoperative Darmatonie hat mehrere sich zeitlich überlappende Ursachen:

– Eine Narkose allein verursacht eine dosisabhängige Funktionsstörung über
  6–24 h (Seidel 1978).
– Das Operationstrauma – die Körperverletzung als solche – kann diese Atonie
  bis auf etwa 48 h verlängern, wie bei Schädel- oder Thoraxoperationen erkennbar wird.
– Die direkte Manipulation am Darm kann eine weitere Verlängerung dieses In-
  tervalls auf 4–5 Tage bewirken. Dem liegen Peritonealreizungen, insbesondere
  aber Traumatisierungsfolgen am Darm zugrunde, die durch Hypoxien, auch Su-
  gillationen oder Ödembildungen über den Reflexbogen des Darmes die Atonie
  herbeiführen. Eine Beteiligung auch des Sympathikus an der Darmatonie wird
  aus Tierexperimenten vermutet, bei denen α- und β-Stimulation eine Inhibition
  der glatten Muskelzellen des Darmes bewirken. Dieser Weg wird auch durch
  verschiedene intraperitoneale Reize neurogener, entzündlicher oder toxischer
  Art beschritten. Er führt also nicht über eine Paralyse, sondern über eine Inhibition durch Sympathikotonus zur Darmatonie (Grund u. Kümmerle 1978a).

Die postoperative Darmatonie wird auch als Schutzmechanismus angesehen,
der dem Magen-Darm-Trakt eine Erholung von den beschriebenen Einflüssen und
Veränderungen ermöglicht – ein Abschwellen an traumatisierten Regionen, eine
primäre Heilung an Darmanastomosen, auch eine Abkapselung einer Anastomo-
sendehiszenz, die Eingrenzung einer Sekretansammlung sowie die Resorption von
Blutresten und ähnliches mehr. Ohne Grund sollte diese Phase nicht durch drastische Peristaltika abgekürzt werden (Deucher u. Oesch 1974).

Es stellt sich die Frage, wie lange eine postoperative Darmatonie anhalten darf, um ohne therapeutische Einflußnahme eine Wiederaufnahme der regulären Darmfunktion gewährleisten zu können.

Nach den Ausführungen über die Einflußfaktoren der regulären postoperativen Darmatonie kann bis zu 5 Tagen gewartet werden in Abhängigkeit vom Ausmaß des Eingriffs, ohne daß eine medikamentöse Stimulation eingesetzt werden muß. Bedingung dafür ist, daß die Patientin keine Befindensverschlechterung aufzeigt und auch die Laborbefunde ein Eingreifen nicht erfordern. Eine Verlängerung dieser Phase ohne Beschwerden kann bei Patienten mit chronischer Obstipation, Laxanzienabusus oder bei Rauchern auftreten. Käser (1981) und Schmidt-Matthiesen (1978) lehnen in unkomplizierten Fällen – also der überwiegenden Mehrzahl der Routinefälle – eine Darmstimulation durch Peristaltika an einem fixierten postoperativen Tag ab (Richter 1981).

Darmstimulation in der postoperativen Atonie

Die heute zur Thromboseprophylaxe und Kreislaufstimulierung angestrebte Frühmobilisierung hat auch einen stimulierenden Effekt auf den wieder in Funktion tretenden Darm; Wärmeapplikation und ein Darmrohr und – abgesehen von dickdarmchirurgischen Patientinnen – ein Klysma am 3. postoperativen Tag unterstützen die Rekonstitution der Darmfunktion (Deucher u. Oesch 1974; Schwemmle 1976). Auch bei insgesamt abwartender Haltung empfehlen Deucher u. Oesch den prophylaktischen Einsatz von Pantothen, welches der Infusionslösung zugegeben wird. Die verkürzende Wirkung einer solchen Therapie auf die Phase der postoperativen Darmatonie (Zusammenfassung bei Hanck 1977) wird beschrieben, die Wirkung über eine Normalisierung der Acetylcholinsynthese erklärt, aber nicht bewiesen.

Weitere Medikamente, die an dieser Stelle genannt werden, können zu einer Verkürzung der postoperativen Darmatoniephase beitragen: Dihydroergotamin (Theisinger et al. 1978), 10% Dextran mit 20% Sorbitzusatz zur Verbesserung der Mikrozirkulation und Abschwellung der Darmwand, Aldosteronantagonisten ggf. mit Kaliumsubstitution (Oelert 1971; Eschner et al. 1976), die dem postoperativen Hyperaldosteronismus entgegenwirken (Friedberg 1977; Bastian et al. 1973). Eine

Tabelle 2. Darmbehandlung in der postoperativen Atonie

Abwartend	Unterstützend	Stimulierend
Frühmobilisierung	=	=
Darmrohr 3. postoperativer Tag	=	=
Wärmeapplikation	=	=
evtl. Klysma	=	=
	Panthoten	Neostigmin
	Dihydroergotamin	Aldosteronantagonisten
	Dextran 10% + 20% Sorbit	Ceruletid
	Aldosteronantagonisten	
	O_2-Zugabe, Digitalis	

ausreichende Sauerstoffversorgung in dieser Phase unterstützt die Darmwand bei der Wiederaufnahme der aktiven Funktionen (Acetylcholinsynthese, Resorption, Abwehr gegen intraluminale Bakterien und Toxine). Ferner muß an eine Digitalisierung, Erythrozytensubstitution und evtl. Sauerstoffzufuhr per Nasensonde gedacht werden (Tabelle 2).

Neben der abwartenden Haltung bzw. einer milden Unterstützung ohne Nebenwirkungen steht die frühzeitige Stimulierung zur Diskussion. Einige Kliniken berichten vom routinemäßigen Einsatz von Cholinesterasehemmern ab dem 3. postoperativen Tag (Bastian et al. 1973). Schmidt-Matthiesen (1978) empfiehlt eine prophylaktische Darmstimulierung in Risikofällen. Dazu zählen

— Fälle mit bereits intraoperativ zunehmender Gasbildung im Darmkonvolut,
— Fälle mit unvorbereitetem Darm (Notoperationen),
— Fälle mit ausgedehnter Serosaschädigung intraoperativ (Konglomerattumoren, ausgedehnte Adhäsionen),
— langdauernde schwere Eingriffe (Wertheim-Operation, Exenterationen).

Als Medikamente werden in diesen Fällen Cholinesterasehemmer (Neostigmin ab Operationstag) und in schweren Fällen zusätzlich Aldactone empfohlen. Als Alternative kann zur Stimulierung in solchen Fällen Ceruletid, ein cholecystokininähnliches Polypeptid, eingesetzt werden, mit dem wir seit 3 Jahren gute Erfahrungen gemacht haben; insbesondere scheint die Patientenbelästigung reduziert zu sein, es treten in geringerem Maße Tenesmen und Erbrechen auf. Diese Angaben beruhen auf persönlichen Eindrücken aller Beteiligten, nicht auf einer vergleichenden Studie.

Eine Untersuchung zur medikamentösen Beeinflussung der postoperativen Darmatonie (von Sommoggy et al. 1981) erbrachte beim Vergleich zwischen Cholinesterasehemmern (Neostigmin), α-Rezeptorenblocker (Dihydroergotamin) und dem cholecystokininähnlichem Polypeptid (Ceruletid) folgende Erkenntnisse: Dihydroergotamin führt nur zu einer Steigerung der Darmmotorik, wenn ein erhöhter Sympathikotonus diese zuvor gehemmt hat. Dann allerdings kann eine propulsive koordinierte Darmperistaltik erreicht werden. Neostigmin steigert die postoperative Darmtätigkeit etwa ab dem 3.–4. postoperativen Tag, konnte aber in dieser Untersuchung trotzdem keinen früheren Stuhlabgang herbeiführen im Vergleich zur unbehandelten Kontrollgruppe. Dies bestätigen experimentelle Untersuchungen, nach denen Neostigmin allein keine koordinierte Peristaltik herbeiführt. Ceruletid steigerte am 3. postoperativen Tage die Darmtätigkeit sowohl des Dünndarms als auch zeitlich versetzt die des Dickdarms. Die Ergebnisse mit früherem und häufigerem Stuhlgang lassen auf eine propulsive Peristaltik schließen. Die Nebenwirkungsanalyse zeigte Tenesmen in der Neostigmingruppe und selten Übelkeit in der Ceruletidgruppe.

Differentialdiagnose postoperative Darmatonie – beginnende Ileussymptomatik

Wo wird die Grenze oder der Übergang zwischen der „physiologischen" postoperativen Darmatonie und einer beginnenden Ileuskrankheit erkennbar?

Die Beschwerden der Patientin und der klinische Befund finden an dieser Stelle in erster Linie Berücksichtigung. Treten in den ersten postoperativen Tagen Symptome wie Meteorismus mit Auftreibung des Leibes, kontinuierliche oder krampfartige Bauchschmerzen, Aufstoßen und Erbrechen bei fehlenden Darmgeräuschen auf, so zeigt dies den Übergang in eine Ileuskrankheit an. Anhaltende generalisierte abdominale Schmerzen und eine Abwehrspannung bei Meteorismus können bereits am 1. und 2. postoperativen Tag einen Hinweis auf einen unphysiologischen Verlauf geben. Weitere Befunde liefert die Magensonde, die – wenn nicht primär gelegt – jetzt eingeführt werden und pro 24 h nicht mehr als 1000 ml Sekret fördern sollte (Kern 1980), sowie sonstige Drainagen, die auf umschriebene im Operationsgebiet gelegene Ursachen für die Symptomatik hinweisen können (Blut, Eiter).

Der allgemeine klinische Zustand der Patientin, Pulsfrequenz, Blutdruck, sowie Erregungs- oder Benommenheitszustände können weitere Hinweise auf eine beginnende Ileuskrankheit liefern. Zeigt die Ausscheidung über den Harnblasenkatheter eine Oligurie, so ist dies als schwerwiegendes Symptom im Rahmen des Schockgeschehens des Ileus anzusehen. Laborbefunde treten gegenüber der intensiven klinischen Verlaufskontrolle zurück, sind als Hintergrundinformation aber mitzuverfolgen. Dabei sind in erster Linie die harnpflichtigen Substanzen (Kreatinin, Harnstoff), die Elektrolyte, das Gesamteiweiß, der Blutfarbstoff und die Leukozyten von Bedeutung. In jedem Falle sollte eine Röntgenuntersuchung des Abdomens im Stehen erfolgen; aus ihr alleine können jedoch selten eindeutige Schlüsse gezogen werden.

Eine scharfe Grenze besteht also zwischen der physiologischen postoperativen Darmatonie und der beginnenden Ileussymptomatik nicht.

Die postoperative Atonie verändert auch den typischen Ablauf der mechanischen Darmunwegsamkeit: Die bei Strangulation, Volvulus oder Invagination zu erwartende hyperperistaltische Phase mit Darmsteifungen und heftigen kolikartigen Beschwerden wird von der postoperativen Darmatonie überdeckt. Dadurch kann ein Übergang von der postoperativen Atonie zur „paralytischen" Spätphase des mechanischen Ileus auftreten. In der postoperativen Frühphase ist der funktionelle Ileus häufiger; der typisch verlaufende mechanische Ileus tritt entweder als Frühileus am Ende der ersten postoperativen Woche auf, also nach bereits vorhandener Darmtätigkeit wieder über eine hyperperistaltische Anfangsphase, oder als Spätileus lange nach Entlassung aus stationärer Behandlung.

Art und Häufigkeit des postoperativen Frühileus

Unter postoperativen Frühileus sind die Fälle zu zählen, die während des stationären Aufenthaltes auftreten. Deucher u. Oesch (1974) geben eine zahlenmäßige Aufteilung der postoperativen Frühileusfälle unter 5530 laparotomierten Patienten aus 5 Jahren am Kantonsspital Aarau.

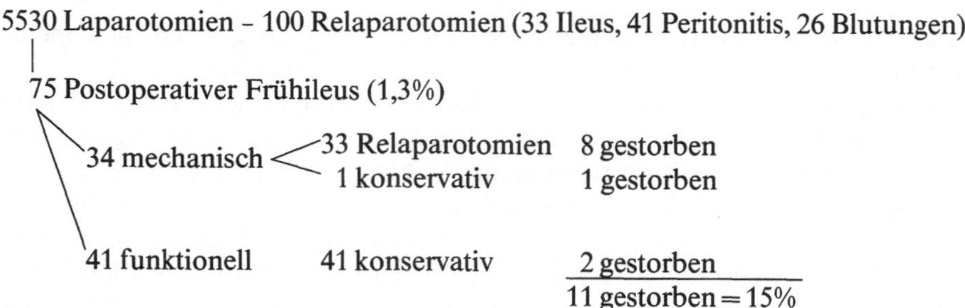

Diese Daten entsprechen denen von Wangensteen (1955), der unter 630 Ileusfällen in 56% eine funktionelle und in 44% eine mechanische Ursache angibt. Maurer et al. (1962) hingegen beschreiben unter 760 Ileus-Patienten eines chirurgischen Krankengutes der Universitätsklinik Basel nur 148 Fälle = 20% mit funktionellem Ileus.

Diskrepanzen in der Literatur treten unter anderem dadurch auf, daß die Grenze zwischen postoperativer Darmatonie und beginnendem Ileus unterschiedlich gezogen wird; ferner läßt sich eine Vielzahl von postoperativen Ileusfällen nicht zwanglos in die eine oder andere Kategorie einordnen.

Käser bezifferte 1981 die postoperative Morbidität der an der Universitäts-Frauenklinik Basel hysterektomierten Patientinnen auf 0,5%. 1980 führte Stark eine Studie zur Qualitätssicherung in der Gynäkologie durch. Dabei wurden auch Relaparatomien wegen Ileus verschlüsselt. Die Häufigkeit dieses Ereignisses wurde nach Art des Eingriffs zwischen 0,1 und 0,3% ermittelt. In einer Sammelstatistik berichten Farthmann u. Lehberger (1978) über 1899 Relaparotomien bei 137 000 Laparotomiepatientinnen, denen in 35% der Fälle ein Ileus zugrunde lag. Die Letalität dieser Fälle lag bei 34%.

Zur Pathophysiologie des Ileus

Die zentrale Veränderung des Organismus in der Ileuskrankheit ist die Darmüberdehnung. Dazu führt beim mechanischen Ileus der Stau vor dem Hindernis und bei den funktionellen Formen die Hemmung der Tonisierung und Peristaltik des Darmes durch lokale, zentrale und systemische Ursachen.

Die Darmdistension durch Stase und Gasbildung mit Druckanstieg führt durch die enorme Zunahme der Wandspannung zur Darmwandschädigung (Kern 1980). Es ereignet sich eine lokale Zirkulationsstörung mit Hypoxie und Ödementwicklung. Die resorptive Funktion wird eingestellt, dagegen die Flüssigkeitsabgabe ins Lumen gesteigert wegen zumeist Stauungs-, später auch Eiweißmangelbedingtem passiven Flüssigkeitsaustritt aus den Gefäßen. Es folgt eine beträchtliche intravasale Volumenreduktion – allein ca. 4 l in die Darmwand bei 2 mm Auftreibung – dazu der Flüssigkeitsverlust in das Darmlumen. Dabei entsteht unter anderem ein Kalium und Proteinverlust. Deren Mangel verstärkt die bestehenden pathophysiologischen Vorgänge in Richtung auf einen Kreislaufschock.

Im statischen Darminhalt kommt es gleichzeitig zu einer unkontrollierten Bakterienvermehrung und damit zu beachtlichen Gasbildungen, die wiederum die Darmdistension weiter verstärken. Die entstehenden Bakterientoxine werden unter anderem für eine weitere Lähmung der glatten Muskulatur über eine Aktivierung von Kininen verantwortlich gemacht (Grund u. Kümmerle 1978a; Kern 1980).

Die Durchwanderung der gedehnten, abwehrlosen, hypoxischen Darmwand ist der nächste Schritt mit der lokalen Entwicklung einer Peritonitis und der systemischen Toxinwirkung – beides schockfördernde Vorgänge; die Peritonitis ihrerseits unterhält und verstärkt die Darmveränderungen.

Die Überblähung des Abdomen führt zu einem Zwerchfellhochstand und zur Atembehinderung, was vor allem bei älteren Patienten den Circulus vitiosus über die respiratorische Insuffizienz – Hypoxie – weitere Darmwandschädigung aufrechterhält.

Die Summe der beschriebenen Vorgänge kann innerhalb von Stunden zu schwerer Hypovolämie, Reduktion des Herz-Minuten-Volumens und Schock führen. Eine myokardiale Schädigung durch Toxine, eine Dekompensation der Niere im Ausgleich von Elektrolyt- und pH-Verschiebungen und ein sekundärer Hyperaldosteronismus mit weiteren K-Verlusten treten hinzu. Die im Schock bereits hypoxische Leber, die überwiegend anärobe Glykolyse treibt, verarmt an Glykogen und ATP, die Synthese und Entgiftungsfunktion kommt zum Erliegen. Ohne Therapie tritt der Tod an diesen vernetzten Abläufen sich kaskadenartig verstärkender Pathomechanismen durch die irreversible Dekompensation eines der Organsysteme ein.

Differentialdiagnose und Differentialtherapie des postoperativen Ileus

Bei Auftreten von postoperativen Ileussymptomen empfiehlt sich eine erneute sorgfältige Anamnese unter dem Blickwinkel früherer Darmtätigkeit, früherer Operationen sowie sämtlicher Grund- und Begleiterkrankungen (Richter 1981), ferner eine erneute klinische Untersuchung mit sorgfältiger Statuserhebung des Abdomens, Inspektion der Wundverhältnisse und Beurteilung des Allgemeinzustandes. Eine Röntgenuntersuchung des Abdomens im Stehen sowie umfangreiche Labordiagnostik ergänzen die Abklärung.

Die Anamnese bringt Hinweise z. B. auf bisher nicht aufgedeckten Laxanzienabusus, Diabetes mellitus, Steinleiden mit Koliken, Retentionsblase, Porphyrie und weitere Erkrankungen, die zu einer ähnlichen Abdominalsymptomatik führen können (Grund u. Kümmerle 1978b).

Die klinische Untersuchung vermag weitere Ileusursachen aufzudecken: Überlaufblase, Wundheilungsstörung mit evtl. innerer Bauchdeckendehiszenz und Darmeinklemmung, postoperative Blutungen im Operationsgebiet, intraperitoneale entzündliche Vorgänge, die an der Qualität und Quantität von Drainageflüssigkeiten erkannt werden können; gleichzeitig vermag das Labor generalisierte Störungen aufzudecken: Hypokaliämie, Hypoproteinämie, Blutverlust, Volumen-

verlust, Diabetes mellitus, Urämie, bakteriell-entzündliche Vorgänge. Die Röntgen-
aufnahme der Abdominalorgane im Stehen kann Hinweise auf eine Ileusursache
geben, dient aber auch im negativen Falle zur Verlaufskontrolle. Finden sich Spie-
gelbildungen nur in Dünndarmabschnitten, nicht aber im Dickdarm, so liegt der
Verdacht auf einen mechanisch bedingten Ileus nahe. Weitere Informationen können durch die Anwendung von wasserlöslichen Kontrastmitteln gewonnen werden.
Läßt der klinische Zustand der Patientin weitere Untersuchungen zu, so kann ein
Gastrografinschluck mit Röntgenaufnahmen alle 30–60 min begonnen werden. Unter nicht okklusiven Verhältnissen wird das Gastrografin in 2–3 h bis in das Kolon
gelangen. Ist dies nicht der Fall, so läßt sich in den meisten Fällen der Stopp lokali-
sieren und damit die Operationsindikation stellen. Bei Verdacht auf einen – wesentlich selteneren – Kolonileus ist ein Gastrografineinlauf indiziert. Neben der radiologischen Verfolgbarkeit weist das Gastrografin einen abführenden Effekt auf und
ermöglicht in einigen Fällen Diagnostik und Therapie in einem (Nier u. Bender
1985).

In diagnostisch-therapeutischer Vorgehensweise wird ferner transnasal eine
Magensonde oder – wenn möglich – eine Duodenalsonde gelegt und Menge und
Beschaffenheit des Sekrets beobachtet. Ein Harnblasenkatheter dient dem Aus-
schluß einer Überlaufblase und der Überwachung der Urinproduktion.

Die wesentliche differentialdiagnostische Erkenntnis aus diesen Maßnahmen
muß tragfähig sein für die Entscheidung operationsbedürftig oder nicht operationsbedürftig zu diesem Zeitpunkt.

Der typische sofort operationsbedürftige mechanische Ileus tritt am Ende der
ersten postoperativen Woche auf, also sekundär nach anfänglichem Ingangkommen der Darmtätigkeit mit den Symptomen der krampfartigen Beschwerden, mit
hochgestellten Darmgeräuschen und nachfolgendem Übergang in Erbrechen,
schneller Reduktion des Allgemeinzustandes und Schock mit sekundärer Darmläh-
mung. Die Entscheidung zur Relaparotomie fällt bei einem solch typischen Fall
nicht schwer.

Komplizierter sind die Fälle von postoperativem Frühileus, die direkt aus der
postoperativen Darmatonie in die Ileuserkrankung übergehen und bei denen die
Abgrenzung mechanisch/funktionell schwerer fällt. Tritt trotz ausgeglichenem
Elektrolythaushalt und nach Ausschluß anderer generalisierter Ursachen eine rasche Verschlechterung im Befinden der Patientin ein, so ist auch ohne Verdacht auf
mechanischen Ileus die Relaparotomie nicht zu umgehen.

Im Zweifelsfall ist beim Ileus ein überflüssiger Eingriff unter unsicherer
Diagnose eher zu verantworten als ein unterlassener Eingriff mit fatalen Folgen
(Kümmerle 1963). So stehen hinter operationsbedürftigen Ileusfällen außer
mechanischen Verschlüssen häufig umschriebene oder ausgedehnte Peritonitiden,
Gefäßkomplikationen, intra- oder retroperitoneale Blutungen (Schriefers et al.
1980).

Das intraoperative Vorgehen soll an dieser Stelle nicht im einzelnen ausgeführt
werden; die Exploration des gesamten Abdomens auch im Hinblick auf evtl. über-
sehene Befunde bei der Erstoperation mit Eventeration des gesamten Darmes ist erforderlich. Wird die Ursache nicht gefunden, so muß in jedem Fall die Darmdeh-
nung behoben werden durch Ausstreichen nach oral oder offenes Absaugen oder
Fistelung.

Läßt der klinische Verlauf und die Untersuchungsergebnisse eine abwartende Haltung bezüglich der Relaparotomie zu, so wird unter anderem eine konsequente Darmstimulation vorgenommen. Dazu werden folgende Gruppen von Medikamenten eingesetzt (Grund u. Kümmerle 1978 b; Schmidt-Matthiesen 1978):

— Parasympathikomimetika (reversible Cholinesterasehemmer)
  Neostigmin; Pyridostigmin
— Sympatholytika bei schweren und schwersten Formen
  Chlorpromazin
  bei den ersten peristaltischen Geräuschen Parasympathikomimetika zusätzlich
  (s. o.).

Weitere Maßnahmen und Medikamente, die in angepaßter Dosierung auch nach einem operativen Eingriff wegen Ileus zur Rezidivprophylaxe angewendet werden:

— Elektrolytausgleich
— Volumensubstitution
— nach den ersten Peristaltikzeichen Einlauf zur Aktivierung des entblockten Peri-staltikreflexes (physiologische Kochsalzlösung oder Rindergalle),
— 10% niedermolekulares Dextran mit 20% Sorbit zur Therapie der lokalen Hypo-xie (verbesserte Mikrozirkulation, Ödemausschwemmung),
— Spironolacton 400–600 mg/Tag
— Pantothen, 2 Ampullen/Tag zur Normalisierung der Azetylcholinsynthese
— evtl. lokale Wärme.

Wenn alle konservativen Maßnahmen ohne Erfolg bleiben, muß ein sekundärer funktioneller Ileus auf dem Boden eines primären Verschlußgeschehens in Betracht gezogen werden. In diesem Falle muß eine sekundäre Relaparotomie durchgeführt werden mit dem Ziel, einerseits doch noch eine mechanische Ursache oder eine operativ zu sanierende Veränderung aufzuspüren und andererseits eine operative Entlastung des überblähten Darmes vorzunehmen.

Die Letalität des Ileus liegt zwischen 10 und 30%. Eine Senkung läßt sich erzielen, wenn die pathophysiologischen Abläufe rechtzeitig erkannt und folgerichtig behandelt werden. So hängt das Schicksal der Ileuskranken wesentlich von der Frühdiagnose und der konsequenten kausalen Therapie ab.

Literatur

Bastian HP, Kowohl K, Flossdorf W (1973) Die postoperative Steigerung der Darmmotilität durch Infusionstherapie. Infusionsther Klin Ernaehr 1: 362–364
Deucher F, Oesch I (1974) Postoperativer Frühileus: Prophylaxe und Relaparotomie. Chirurg 45: 195–202
Eschner J, Fodor L, Ahnefeld FW (1976) Beeinflussung intraoperativer Umverteilungsstörungen von Elektrolyten durch Canrenoat-Kalium. Infusionsther Klin Ernaehr 3: 98–104
Farthmann EH, Lehberger FJ (1978) Postoperativer mechanischer Ileus. Langenbecks Arch Chir 347: 379–385
Friedberg V (1977) Diagnostik und Therapie von Störungen im Wasser- und Elektrolythaushalt nach gynäkologischen Operationen. Krankenhausarzt 50: 74–86

Grund KE, Kümmerle F (1978a) Ileus. Pathophysiologie und Symptomatik. Dtsch Med Wochenschr 103: 1711–1715
Grund KE, Kümmerle F (1978b) Ileus. Diagnostik und Therapie. Dtsch Med Wochenschr 103: 1754–1757
Hanck A (1977) Verhütung und Behandlung der postoperativen Darmatonie und anderer Formen des paralytischen Ileus mit Bepanthen® Roche. Therapiewoche 27: 6878–6887
Hewitt J, Rigby J, Reeve J, Cox AG (1973) Whole gut irrigation. In: Präparation for the large bowel surgery. Lancet II: 337
Käser O (1981) Präoperative Erkennung und Vermeidung von Risiken bei gynäkologischen abdominalen und vaginalen Operationen. Wissenschaftliche Information Milupa AG, Bd 8, Heft 9. Milupa Friedrichsdorf, S 45–60
Kern E (1970) Zur Chirurgie des postoperativen Ileus. Chirurg 41: 130–134
Kern E (1980) Postoperativer Ileus – Grundsätzliches zur Pathophysiologie und Klinik. Chirurg 51: 193–197
Kümmerle F (1963) Die chirurgischen Erkrankungen des Dünndarms. Enke, Stuttgart, S 275
Kuntz E (1982) Obstipation und Obstipationsbehandlung. Fortschr Med 100: 1235–1239
Maurer W, Enderlin F, Krupp S (1962) Ileus. Ätiologie und Ergebnisse. Chir Prax 6: 477–486
Nier H, Bender HG (1985) Interdisziplinäre Zusammenarbeit mit der Gynäkologie aus der Sicht des Chirurgen. Gynäkologe 18: 15–23
Oelert H (1971) Aldosteron und Aldosteronantagonisten in der Chirurgie. Anaesthesist 20: 205–211
Richter R (1981) Prophylaxe und Therapie intestinaler Komplikationen in der operativen Gynäkologie. Ther Umsch 38: 516–523
Schmidt-Matthiesen (1978) Prä-, intra- und postoperative Maßnahmen in Gynäkologie und Geburtshilfe. In: Jung H, Kubli F, Wulf KH (Hrsg) Bücherei des Frauenarztes, 2. Aufl, Bd 6. Enke, Stuttgart
Schriefers KH, Gerometta P, Döbber L (1980) Postoperativer Ileus – Klinik und chirurgische Therapie. Chirurg 51: 202–206
Schwemmle K (1976) Paralytischer und postoperativer Ileus. MMW 8: 219–224
Seidel W (1978) Differentialdiagnose zwischen postoperativer Darmatonie und postoperativem Ileus. In: Richter H, Eckert P (Hrsg) Ileus. Thieme, Stuttgart (Intensivmedizin, Notfallmedizin, Anästhesie, Bd 10, S 80)
Sommoġgy S von, Theisinger W, Fraunhofer B (1981) Medikamentöse Beeinflussung der postoperativen Darmatonie. Fortschr Med 99: 13–21
Stark G (1980) Problematik der Qualitätssicherung in der Gynäkologie. Nürnberger Symposion 27.–29.6. 1980. Demeter, Gräfeling
Theisinger W, Schamberger F, Somoggy S von, Birk M, Blümel G (1978) Postoperative Darmatonie und ihre Beeinflussung mit Dihydergot. Med Welt 29: 1988–1990
Wangensteen OH (1955) Intestinal obstructions, 3rd edn. Thomas, Springfield

Das Nahtmaterial als Faktor im Gesamtspektrum perioperativer Einflüsse

H. G. BENDER

Die Leistungsfähigkeit der operativen Disziplinen konnte in den letzten Jahren ständig weiter entwickelt werden. Dieser Fortschritt ergibt sich durch das Zusammenwirken verschiedener Faktoren wie die Intensivierung der Zusammenarbeit mit Internisten und Anästhesiologen in der perioperativen Betreuung, die heutigen Möglichkeiten des Blutersatzes und der Antibiotikaprophylaxe bzw. -behandlung, die Kontrolle des Flüssigkeits- und Elektrolythaushaltes und zahlreiche weitere Faktoren wie auch durch neue operative Techniken und deren selektive Anwendung. Parallel zu diesen Trends haben sich auch grundlegende Veränderungen bei den operativ eingesetzten Nahtmaterialien ergeben.

Standen noch vor nicht allzu langer Zeit dem Operateur nur die Naturprodukte Seide, Catgut und Zwirn sowie Metalldrähte zur Verfügung, haben in den letzten Jahren neue synthetische Materialien zu einem erheblich verbreiterten Angebot geführt. Ebenso wie für die anderen operativen Fächer stellen sich damit auch für den Gynäkologen die Fragen, welche Materialwahl er im Einzelfall treffen sollte und – mehr grundsätzlicher Art – welche Bedeutung das derzeitige Nahtmaterialangebot für Entwicklungen in der operativen Gynäkologie hat.

1981 wurde von dem Chirurgen und Nahtmaterial-Experten Nockemann in einem Beitrag in der Zeitschrift „Der Gynäkologe" folgende Situations-Beschreibung abgegeben:

An dieser Stelle sei ein ganz allgemeiner Hinweis erlaubt. Größere Fadenstärken als metric 4 (1) werden z. Z. nahezu ausschließlich nur noch von Gynäkologen und Urologen verwandt, ohne daß es hierfür überzeugende Gründe gäbe. Andererseits bemühen sich Operateure beider Fachgebiete in jüngster Zeit in zunehmendem Maße, durch verfeinerte Techniken neue operative Behandlungsmöglichkeiten z. B. im Rahmen der plastischen Chirurgie zu erschließen. Vielleicht könnte sich hierdurch ein Anreiz ergeben, in Zukunft feineres Nahtmaterial zu verwenden!

Er sah also durchaus Verbesserungsmöglichkeiten auch für unser Fachgebiet durch verfeinerte Techniken. Nach einer Aufstellung der Firma Ethikon im Jahre 1985 werden von den Gynäkologen noch bevorzugt Catgutnähte mit einem Marktanteil von ca. 60% benutzt.

Die Auswahl einer bestimmten Naht orientiert sich an deren Grundeigenschaften. Diese sind gerade bei den modernen Nahtmaterialien nur schwer zu objektivieren. Die früher beurteilten Faktoren wie Reißkraft, Zugfestigkeit oder Knotenbruchfestigkeit, die großenteils als Meßwerte der Textilindustrie übernommen wurden, spielen heute nur noch eine nachgeordnete Rolle. Insbesondere hinsichtlich

Universitäts-Frauenklinik, Moorenstr. 5, D-4000 Düsseldorf 1

Tabelle 1. Zusammenstellung der Fadensorten nach Rohstoffen und ihrer Festigkeitsdauer

Rohstoff Unauflösbar	Resorbierbar	Absorbierbar	Primär unauflösbar, auflösbar, sekundär, zerfallend	Unauflösbar
I. Anorganisch				Metall (Stahl, Tantal)
II. Organisch	Kollagen (Catgut plain, Chromcatgut, Kollagenband) Fibrinkleber		Seide, Zwirn, (Leinen, Baumwolle)	
III. Synthetisch		Polyglykolsäure [Dexon] Polyglactin 910 [Vicryl]	Polyamide (Nylon, Perlon) [Demalon, Ethilon, Nurolon, Supraamid, Sutron, Suturamid] Alkyl-2-cyano-akrylate	Polyester [Dacrofil, Ethibond, Mersilene, Mirafil, Silky Polydek, Sterilene, Synthofil, Tefdek] Polyolefine (Äthylen, Propylen) [Polyethylene, Prolene]

der Reißkraft haben sich durch die neu entwickelten Materialien Änderungen ergeben: Da die spezifische Reißkraft von der schwächsten Stelle des Fadensegmentes abhängt, lagen die Werte bei den natürlichen Nahtmaterialien durch die natürliche Inhomogenität relativ ungünstig. Diese Unsicherheit konnte nur durch die Wahl einer größeren Fadenstärke ausgeglichen werden. Die heute benutzten synthetisch hergestellten Fäden zeichnen sich durch ihre Konstanz und das geringe Risiko einer vorgegebenen Sollbruchstelle aus. Heute konzentrieren sich die Überprüfungen auf die gewebeabhängige Fadenveränderung und die nahtbedingte Gewebereaktion – insbesondere bei vollsynthetischen resorbierbaren Materialien –, Größen mit stärkerer Variationsbreite, die mit den früheren standardisierten Prüfverfahren kaum erfaßt werden können.

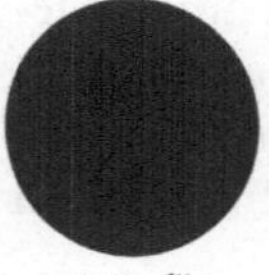
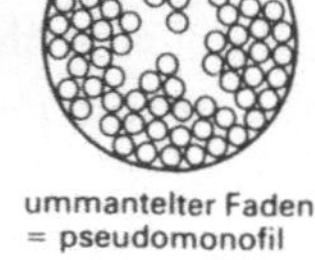
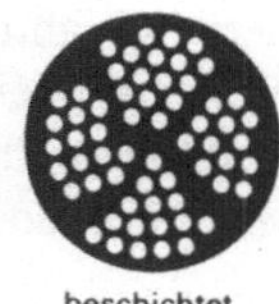
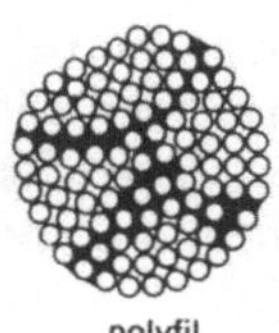

Abb. 1. Schema der verschiedenen Formen des Fadenaufbaus. (Aus Nockemann 1982)

Eine übersichtliche Einteilung der Nahtmaterialien stützt sich auf die Materialabkunft (Rohstoff: anorganisch – organisch – synthetisch) und das Festigkeitsverhalten im Gewebe (Tabelle 1). Modifikationen der vom Grundmaterial vorgegebenen Eigenschaften können durch verschiedene Eingriffe erreicht werden: Durch den Querschnittsaufbau (Abb. 1) kann die Gleitfähigkeit im Gewebe, die Knoteneigenschaften und die Dochtwirkung beeinflußt werden. Heute werden neben monophilen vielfach ummantelte oder beschichtete Fäden benutzt, wodurch verschiedene Vorteile kombiniert werden können. So wird die Resorptionverzögerung des Chromcatguts heute durch eine Silikonbeschichtung begünstigt. Der Aufbau des Fadens soll auch mit für die Infektionsleitfähigkeit desselben ausschlaggebend sein (Abb. 2). Auch über die Oberflächenbearbeitung ergeben sich Variationsmöglichkeiten in den Materialeigenschaften.

Möglichkeiten der Oberflächenbearbeitung von Fäden (Aus Nockemann 1982):

1. Schleifen und Polieren
2. Gerben (Chromsalze)
3. Mantel aus gleichem Rohstoff (z. B. Superamid)
4. Andersartige Beschichtung (Wachs, Teflon, Silikon, Polyolefine)

Die Resorptionsdauer und damit die Erhaltung der Knotenreißkraft im Gewebe konnte für die resorbierbaren synthetischen Fäden im Verhältnis zum Catgut erheblich verlängert werden (Abb. 3). Diese Tatsache gestattet die Benutzung dünnerer Fadenstärken für Nähte, die später re- oder absorbiert werden dürfen. Sie erlaubt aber auch gleichzeitig die Benutzung nicht persistierender Nähte für Indikationen, für die früher nur die Benutzung eines nicht resorbieren Nahtmaterials in Betracht kam. So kann man heute in fast allen Situationen auf Seidennähte verzichten, die das Risiko von Fadenabszessen oder -fisteln beinhaltet. Die neuen, unauflösbaren synthetischen Fäden verbinden etwa beim Hautverschluß den Vorteil, daß sie kaum eine Gewebereaktion auslösen mit einer guten Gleitfähigkeit im Gewebe bei der

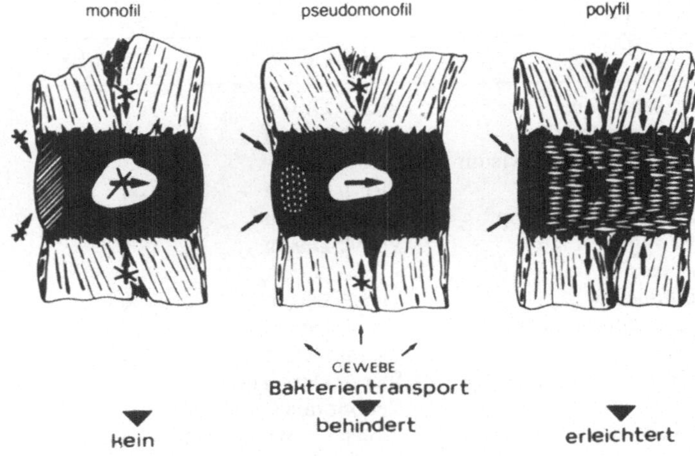

Abb. 2. Abhängigkeit des interfilamentären Bakterientransportes vom Fadenaufbau. (Aus Thiede 1982)

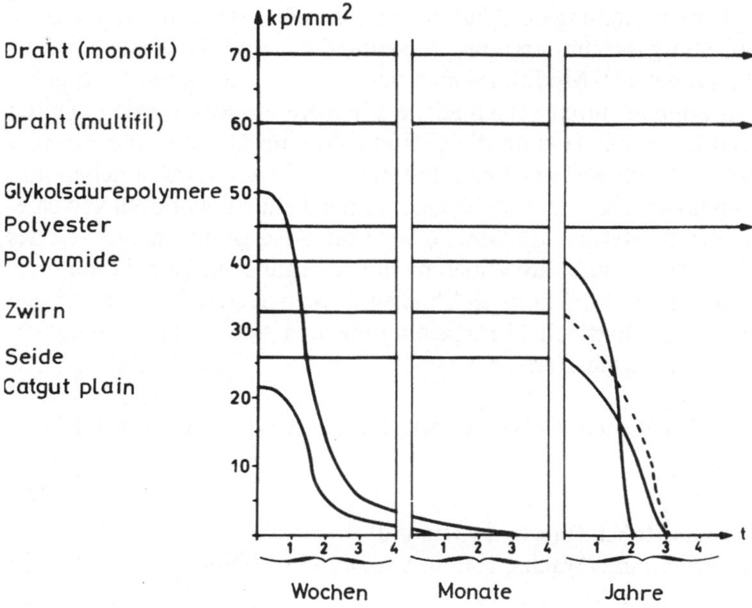

Abb. 3. Größe und Dauer der Knotenreißkraft verschiedener Nahtmittel im Vergleich. (Aus Nockemann 1982)

Einbringung und Entfernung und fehlender Dochtwirkung. Es können allerdings nicht ohne weiteres allein von dem experimentell nachgewiesenen Verhalten des Fadens im Gewebe die Indikationen zum Einsatz abgeleitet werden. Mit zu berücksichtigen sind die Handhabung des Materials beim Knoten und das Einschneiden des Fadens im Gewebe, Aspekte, unter denen gerade die Glykolpolymere nicht

Tabelle 2. An der Universitäts-Frauenklinik Düsseldorf vorzugsweise benutzte Nahtmaterialien und Fadenstärken bei abdominaler Hysterektomie

	Fadenmaterial	*Stärke*
Lig. rotundum	Vicryl/Dexon	0
Adnexbündel oder Lig. infundibulopelvicum	Vicryl/Dexon	1
Uterine Gefäße	Vicryl/Dexon	1
Parazervikaler Stumpf	Vicryl/Dexon	0
Mit Vaginalstumpf intrakorial	Vicryl/Dexon	0
Peritoneum	Vicryl/Dexon	0
Muskulaturamputation	Vicryl/Dexon	0
Faszie	Vicryl/Dexon	1
Subkutis (fakultativ)	Vicryl/Dexon oder Redondrain	0
Haut	Prolene proximate bei langen medianen Unterbauchinzisionen	2·0

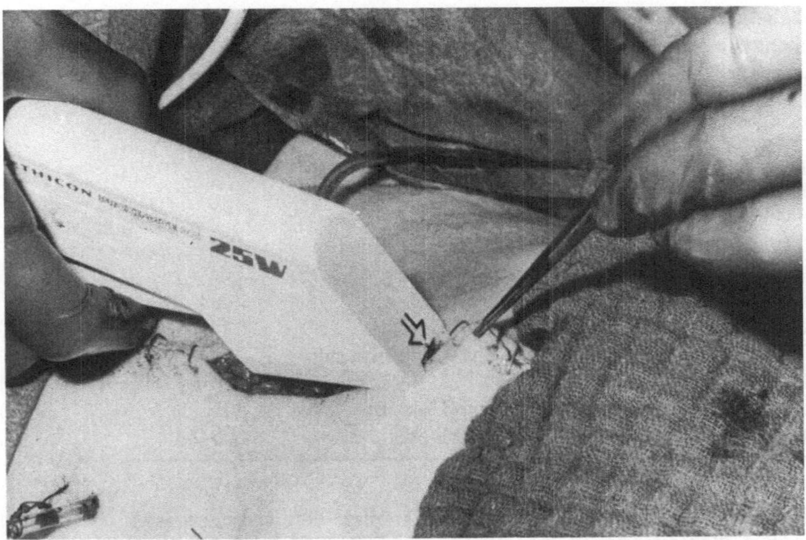

Abb. 4. Der Verschluß längerer Unterbauchmedianinzisionen nach ausgedehnteren onkologischen Eingriffen wird gelegentlich mit Klammergeräten vorgenommen

ganz unproblematisch sind, wenn auch Weiterentwicklungen der Fäden inzwischen zu Verbesserungen geführt haben. Schließlich kann sicher auch die Knotentechnik des Operateurs nicht unberücksichtigt bleiben; der Anfänger oder der in schwierigen Situationen agierende Operateur wird wahrscheinlich höhere Fadenstärken aus Sicherheitsgründen vorziehen. Trotz dieser Einschränkungen kann man für einige Standardeingriffe der operativen Gynäkologie bevorzugte Nahtmaterialien und Fadenstärken angeben (Tabelle 2).

Für den Verschluß langer Unterbauchmedianinzisionen setzen wir nach länger dauernden Eingriffen gelegentlich Klammergeräte ein (Abb. 4). Für vaginale Eingriffe, Mammaoperationen und Episiotomien setzen wir folgende Materialien ein (Tabellen 3 und 4).

In zahlreichen Publikationen wurden die Vorteile insbesondere der modernen absorbierbaren synthetischen Nahtmaterialien hervorgehoben und bestätigt. So haben Litschgi u. Stoll (1978) bei 142 Prolaps-Operationen durch die Anwendung von Polyglykolsäure im Vergleich mit Catgut eine Senkung der postoperativen Morbidität feststellen können. Die Hospitalisations-Dauer war kürzer, der postoperative Verlauf war seltener fieberhaft, die vaginalen Nachblutungen und Wundheilungsstörungen traten seltener auf. Bänninger et al. (1978) verglichen Polyglykolsäure mit Catgut bei der Episiotomieversorgung. Bei der Benutzung des synthetischen Nahtmaterials waren die Schmerzen nur halb so groß und die Häufigkeit der Wunddehiszenzen 3- bis 5mal kleiner. Auch das kosmetische Spätresultat war vor allem durch die Anwendung der intrakutanen Nahttechnik günstiger. Daume (1972) kam aufgrund seiner Erfahrungen bei 1167 verschiedenartigen Operationen ebenfalls zu einem günstigen Urteil über die Polyglykolsäurefäden, vermerkte jedoch Nachteile durch die rauhe Fadenoberfläche und die damit von ihm in Zusammenhang gebrachte Knotenunsicherheit und einen Einschneideeffekt im Gewebe.

Tabelle 3. An der Universitäts-Frauenklinik Düsseldorf vorzugsweise benutzte Nahtmaterialien und Fadenstärken bei vaginaler Hysterektomie

	Fadenmaterial	Stärke
Lig. sacrouterinum und parazervikales Gewebe	Vicryl/Dexon	1
Uterine Gefäße	Vicryl/Dexon	1
Adnexbündel	Vicryl/Dexon	1
Vaginale Saumnähte	Vicryl/Dexon	2·0
Hoher Peritonealverschluß	Vicryl/Dexon	0
Diaphragmanähte	Vicryl/Chromcatgut	2·0
Pararektale Nähte		
Levator	Vicryl/Dexon	0
Vaginal- und Dammepithel	Vicryl/Dexon	2·0

Tabelle 4. An der Universitätsfrauenklinik Düsseldorf vorzugsweise benutzte Nahtmaterialien und Fadenstärken für Eingriffe an der Mamma und Episiotomien

Mamma	Fadenmaterial	Stärke
Intrakorial	Vicryl/Dexon	2·0
Haut intrakutan	Prolene	2·0
		4·0

Episiotomie	Fadenmaterial	Stärke
Vagina	Catgut	0
Damm subkutan	Vicryl/Dexon	0
Haut	Vicryl/Dexon	2·0

Ohne Zweifel sind die Erfolge der gynäkologischen Mikrochirurgie mit durch das Angebot feinster synthetischer Nahtmaterialien ermöglicht worden.

Trotzdem halten wir die klare Abgrenzung des Beitrages, den das Nahtmaterial zum Operationserfolg liefert, für außerordentlich schwierig. Allgemeine und örtliche Faktoren seitens der Patientin, die immer wieder als Risikofaktoren für Wundheilungsstörungen beschrieben wurden (s. bei Bender u. Beck 1979), stellen in der Kombination mit der schwer bezifferbaren Fähigkeit des Operateurs ein so komplexes System dar, daß die Definition eines Einzelfaktors auf erhebliche Schwierigkeiten stoßen muß. Durch zu weit gehendes Vertrauen in die modernen Nahtmaterialien können leicht andere Gesichtspunkte vernachlässigt werden. So spielt z. B. die Intensität der Kraftaufwendung beim Knoten eine bedeutsame Rolle. Die Arbeitsgruppe um Masterson (1979) (Stone et al. 1985) hat im Tierexperiment überprüft, wie sich das Anziehen der Naht auf die Wundheilung auswirkt. An der Bauchdeckenfaszie von Ratten wurden bei dem einen Kollektiv die Knoten eines Polydioxanonfadens der Stärke 2·0 mit maximaler Kraft angezogen. Beim anderen Kollektiv wurde der Knoten über einem Distanzhalter angezogen, der nach Abschluß des Knotenvorganges entfernt wurde. Faszien-Muskel-Präparate wurden nach 7 Tagen rasterelektronenmikroskopisch, mit Belastungsprüfungen und auf Hydroxyprolin untersucht. Die locker gelegten Knoten führten zu einer besseren Adaptation der Wundränder. Die so versorgten Wunden wiesen eine um 70% höhere Wundfestigkeit auf; dieses Ergebnis wird unter anderem mit darauf zurückgeführt, daß die Gewebeproben sehr viel häufiger, nämlich in 66%, vom Faden durch- oder eingeschnitten waren, wenn die Knoten stark angezogen wurden. Dies konnte nur bei 10% der locker geknoteten Proben beobachtet werden. Die Zellen im Wundspalt wiesen dann auch eine wesentlich stärkere Proliferations-Aktivität auf. Diese experimentellen Befunde besitzen auch in der Praxis Bedeutung: An Anastomosen können zwischen zu stark angezogenen Nähten Lücken entstehen (Abb.5), die gerade das Gegenteil der übergroßen Nahtbemühungen – nämlich die Insuffizienz – bewirken. Ähnliche Resultate kann man auch durch die Anwendung von Stütznähten an der Bauchdecke beobachten. Bei einer zu uns verlegten Patientin (Abb.6) wur-

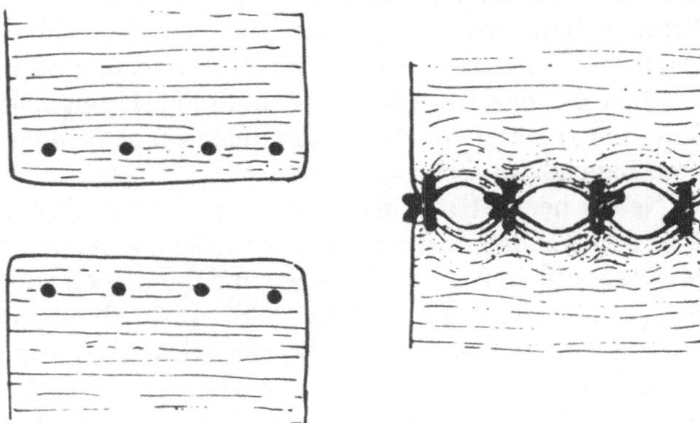

Abb.5. Schematische Darstellung einer Anastomose unter Spannung. Durch starkes Anziehen wird das Gewebe adaptiert, während es in den Nahtzwischenräumen zu Lücken kommt, die nur durch Zusatznähte geschlossen werden können. (Aus Waninger und Buchgeister 1982)

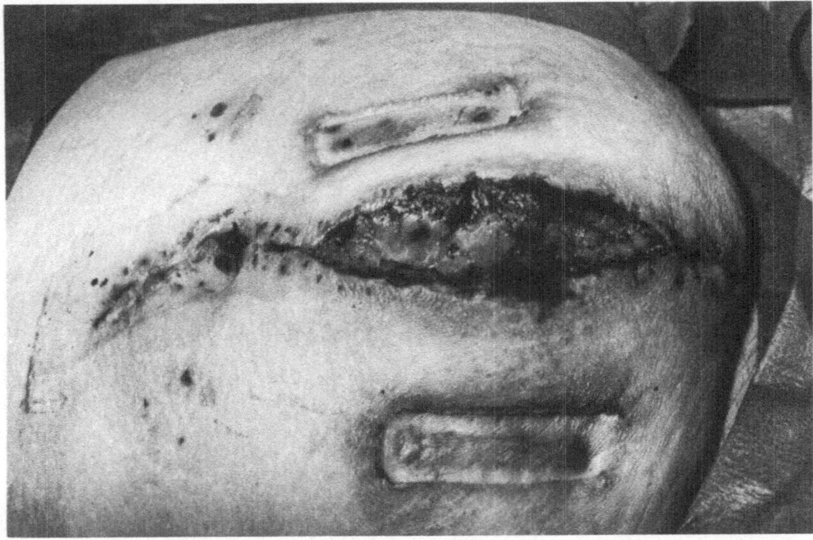

Abb.6. Dehiszenz der Bauchdeckenwunde nach Längsinzision zwischen zu straff angezogenen Plattenstütznähten

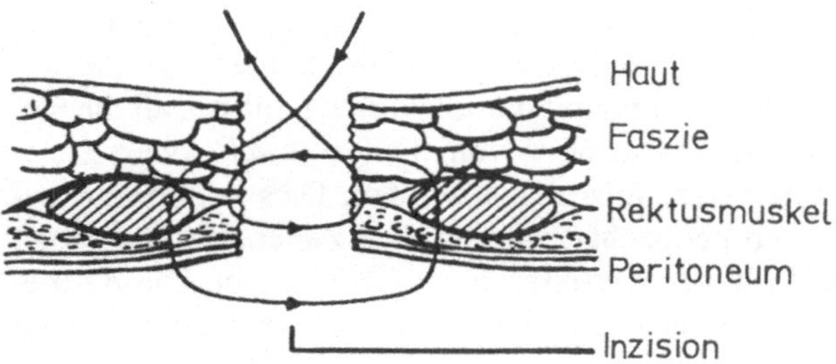

Abb. 7. Bauchdecken-Faszien- und Muskelnaht bei Längsschnitten nach Smead-Jones

den gerade die Wundabschnitte dehiszent, an denen die Plattennähte plaziert waren. Diese hatten wohl durch zu starkes Anziehen die Durchblutung gedrosselt und dadurch die Heilungsvorgänge kompromittiert. Wir haben in den letzten Jahren derartige Nähte kaum angewandt. Bei entsprechender Indikation legen wir stattdessen bei Längsschnitten Faszien-Muskel-Nähte nach Smead-Jones (Morrow et al. 1977), die eine sehr günstige Wundstabilisierung herbeiführen (Abb. 7). Seit der Anwendung dieser Nahttechniken traten keine Wundheilungsstörungen in den tieferen Bauchdeckenschichten auf.

Neben neuen Fadenmaterialien stehen dem Operateur seit einiger Zeit neue Clip- und Klammerinstrumente zur Verfügung (Abb. 8–10), die für bestimmte Operationsschritte in Betracht kommen und dann auch mit den konventionellen Nahtmaterialien in Konkurrenz treten. Die Anwendung von Metallclips stellt für den Verschluß von Gefäßen – zumal unter schwierigen topographischen Bedingungen – eine Erleichterung dar. Sind bei einem Eingriff zahlreiche Gefäße zu durchtrennen, führt die systematische Anwendung von Clips zu einem erheblichen Zeitgewinn. So können etwa bei der paraaortalen Lymphonodektomie (Abb. 11) Blut- oder stärkere Lymphgefäße systematisch mit 2 Clips gefaßt und zwischen diesen durchtrennt werden. Bei einer konsequenten Anwendung verringert sich das Risiko einer Hämatom- oder Lymphozelenausbildung. Der Nachteil der älteren Metallclips, die Auswertung der Computertomographie zu behindern und diese Technik

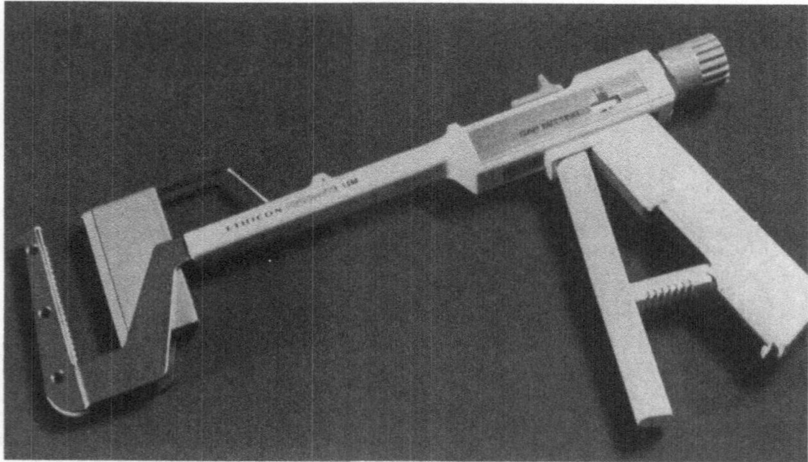

Abb. 8. Lineares Klammernahtgerät

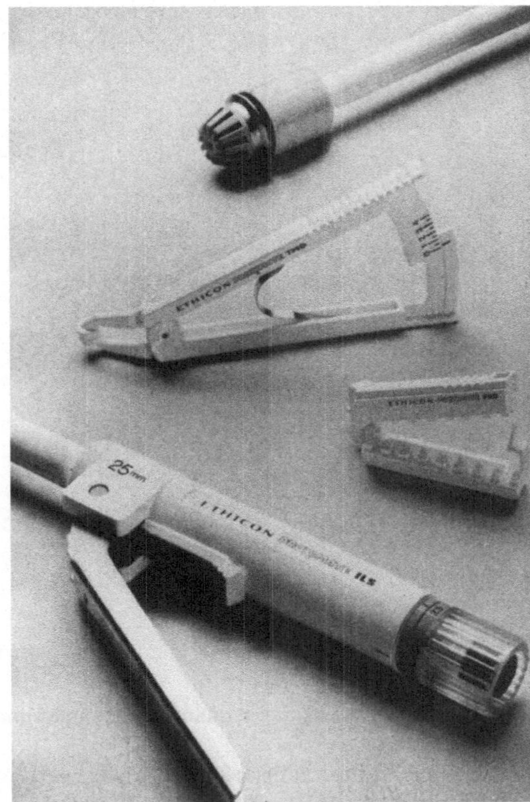

Abb. 9. Instrumentarium für intraluminale Klammernahtanastomosen

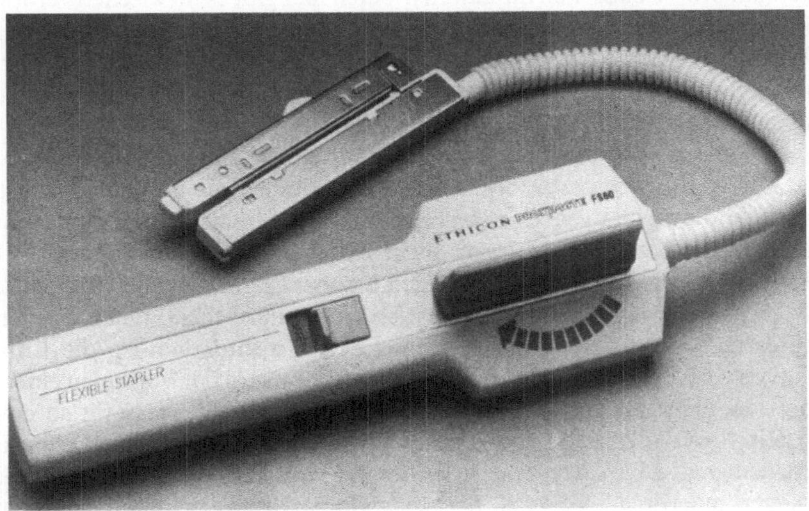

Abb. 10. Flexibles lineares Klammernahtgerät

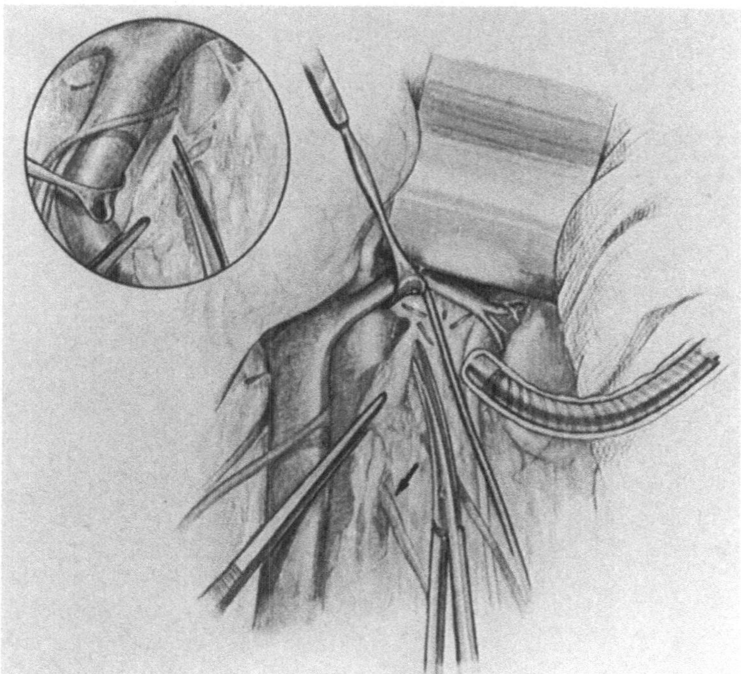

Abb. 11. Clipeinsatz bei der paraaortalen Lymphonodektomie (Aus Masterson 1979)

etwa für die Tumornachsorge unbrauchbar zu machen, gilt für die neuen Produkte
nicht mehr. Sie sind auch auf ihre Tauglichkeit bei der Untersuchung mit NMR
überprüft worden, ohne daß es dabei zu Störungen gekommen ist. Die parallel zu
den Metallklammern angebotenen Clips aus resorbierbarem Polydioxanon waren
uns zunächst zu massiv und zu unsicher in der Anwendung – gerade bei der Benutzung in problematischen Situationen. Auch hier gibt es inzwischen verbesserte Ausführungen, mit denen wir jedoch kaum noch eigene Erfahrungen gesammelt haben.
Wir haben unseren Clipverbrauch durch die Anwendung bipolarer Elektrokoagula-
tionspinzetten erheblich reduziert und benutzen diese jetzt regelmäßig bei den Ra-
dikaloperationen.

Die seit einigen Jahren eingeführten Klammer- oder Stapler-Geräte
(s. Abb. 8–10) haben zwar ihre Domäne in der Intestinal- und Lungenchirurgie, aber
auch in der operativen Gynäkologie kann ihr Einsatz in bestimmten Situationen
in Betracht kommen. Zu einem nicht zu unterschätzenden Fortschritt haben die
Klammergeräte für die intraluminalen Darmanastomosen auch für gynäkologische
Patientinnen beigetragen. Sie ermöglichen bei zahlreichen Frauen, bei denen wegen
einer Tumorausbreitung die Rektumresektion erforderlich ist, die Erhaltung der
analen Kontinenz. Für manche der Patientinnen wird der Vorschlag einer Exentera-
tion dadurch erst akzeptabel (s. dazu auch Beitrag Nier). Nicht so eindeutig erscheint uns die Benutzung der linearen Klammergeräte bei gynäkologischen Stan-
dardeingriffen indiziert zu sein. Insbesondere Beresford (1984) hat größere Erfahrungen mit Klammergeräten bei der abdominalen Hysterektomie gesammelt und
setzt sich für deren Anwendung ein. In unseren Augen stellt die Benutzung solcher

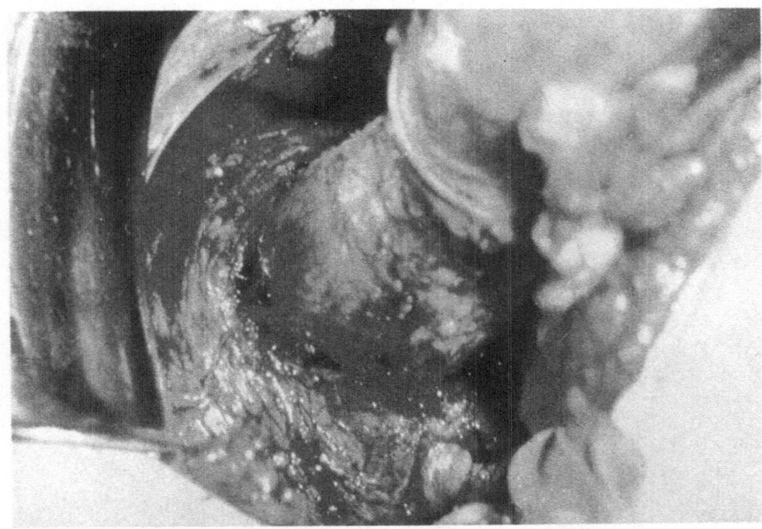

Abb. 12. Freipräparierter zervikovaginaler Übergang vor Anlegen des Klammernahtgerätes. (Die Abbildungen 12–16 wurden freundlicherweise von Herrn James M. Beresford zur Verfügung gestellt)

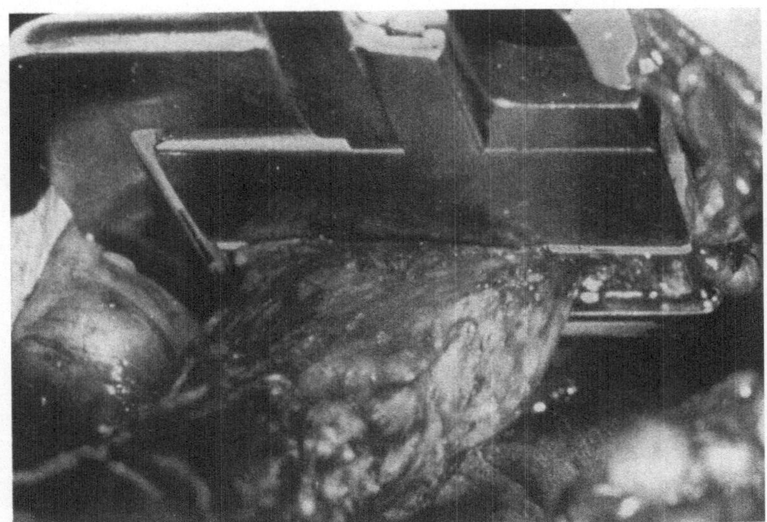

Abb. 13. Zervikovaginaler Übergang nach Anlegen des Klammernahtgerätes unter Traktion am Uterus und Abrutschen des Gerätes über die Portio nach kaudal. (Quelle s. Abb. 12)

Geräte bei der Durchtrennung des Lig. infundibulopelvicum oder zum Absetzen der Adnexe vom Uterus keinen Vorteil dar – insbesondere wenn man den Preis eines Magazins mit berücksichtigt. Das Absetzen des Uterus von der Vagina mittels Klammergerätes vermeidet dagegen die Kontamination des Retroperitoneum durch die Eröffnung der Scheide. Der Uterus wird stark nach kranial gezogen (Abb. 12), das Klammergerät durch Abrutschen über die Portio nach kaudal in die richtige Position gebracht und geschlossen (Abb. 13). Nach Absetzen des Uterus

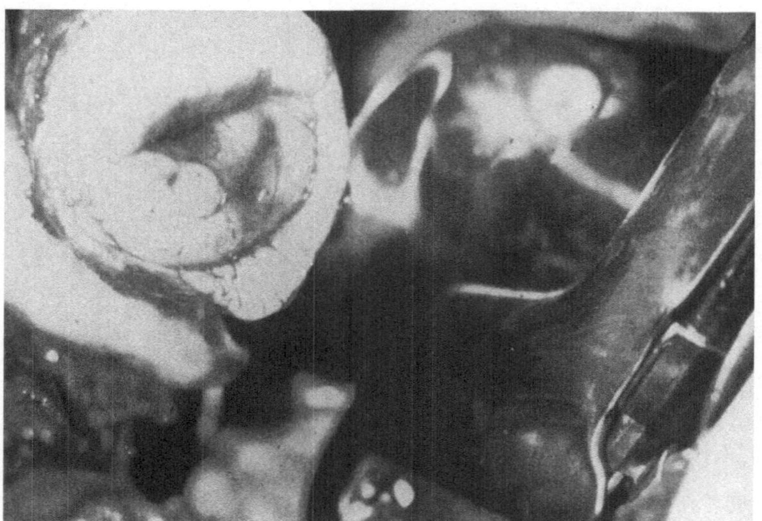

Abb. 14. Das Uteruspräparat ist mit der erkennbaren Scheidenmanschette abgesetzt. (Quelle s. Abb. 12)

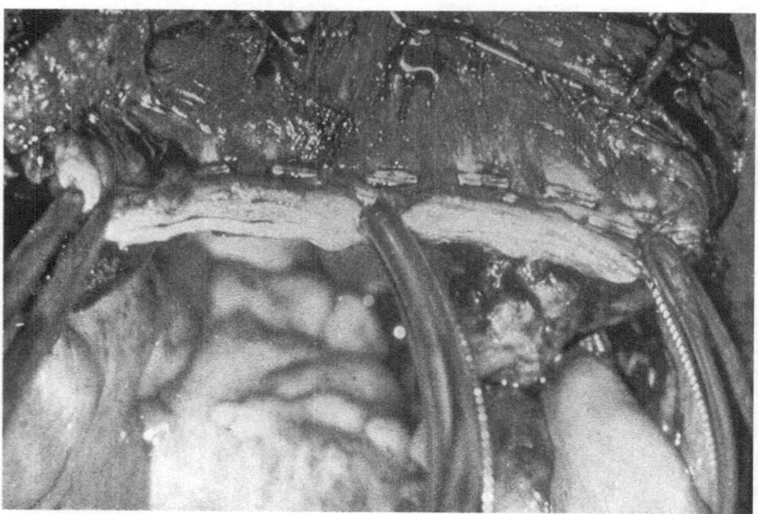

Abb. 15. Nach Entfernen des Klammernahtgerätes sieht man den kompletten Verschluß der Scheide mit absorbierbaren Klammernahtreihen. (Quelle s. Abb. 12)

(Abb. 14) ist die Scheide komplett verschlossen (Abb. 15). Die Wundheilung erfolgt ohne größere Fluorbelästigung innerhalb weniger Tage (Abb. 16).

Bei der abdominalen Hysterektomie sollte man jedoch folgende Gesichtspunkte mit berücksichtigen:

1. Das Gerät erfordert beim Anlegen zu viel Platz, so daß der Absetzungsrand weiter freipräpariert werden muß, damit die richtige Plazierung möglich wird.

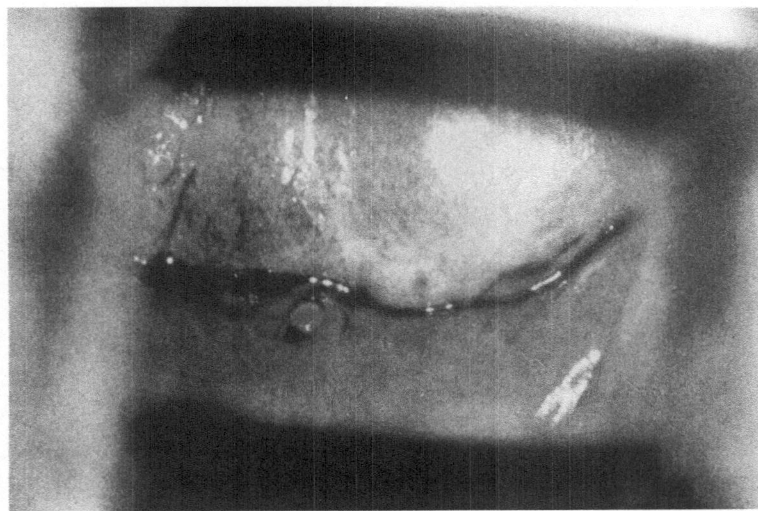

Abb. 16. Der direkte Verschluß der Scheide durch die Klammernahtreihen fördert eine frühzeitige primäre Abheilung. (Quelle s. Abb. 12)

2. Bei der abdominalen Hysterektomie geht eine größere Scheidenmanschette durch das Klammergerät verloren, als es bei üblicher Absetzung des Uterus von der Scheide der Fall ist (s. auch Abb. 14).

3. Das Klammergerät adaptiert Vaginalepithel auf Vaginalepithel; wir sehen günstigere Bedingungen bei dem intrakorialen Scheidenverschluß, wie er von Masson und Counsellor und auch Symmonds beschrieben wurde. Er adaptiert die epithelialen Wundränder und kann durch eine zweite Schicht mit der Faszie unter gleichzeitiger Aufhängung an den parazervikalen Gewebsstümpfen gedeckt werden (Abb. 17 und 18). Damit ist ein ebenso schneller und dichter Vaginalkuppelverschluß wie durch das Klammerinstrument zu erzielen – zudem zu einem günstigeren Preis.

Sinnvoller erscheint der Klammereinsatz bei erweiterten Hysterektomien nach Te Linde oder Wertheim, bei denen der obere Scheidenanteil im Operationsablauf von vornherein weiter freigelegt wird.

Der Absetzung des Uterus von den Adnexen bei der vaginalen Hysterektomie mit dem Klammernahtgerät stehen wir ebenso zurückhaltend gegenüber, nicht nur weil zur Aufhängung der Vagina an den Adnexbündeln diese mit einer Umstechung doch noch gefaßt werden müßten.

Zusammenfassend kann man sagen, daß mit dem erweiterten modernen Nahtmittelangebot in manchen operativen Situationen Vorteile verbunden sein können. Jeder auf einen optimalen Erfolg bedachte Operateur wird – ohne die Bedeutung dieses Faktors überzubewerten – versuchen, dieses Angebot für die bestmögliche Durchführung des von ihm vorzunehmenden Eingriffes zu nutzen.

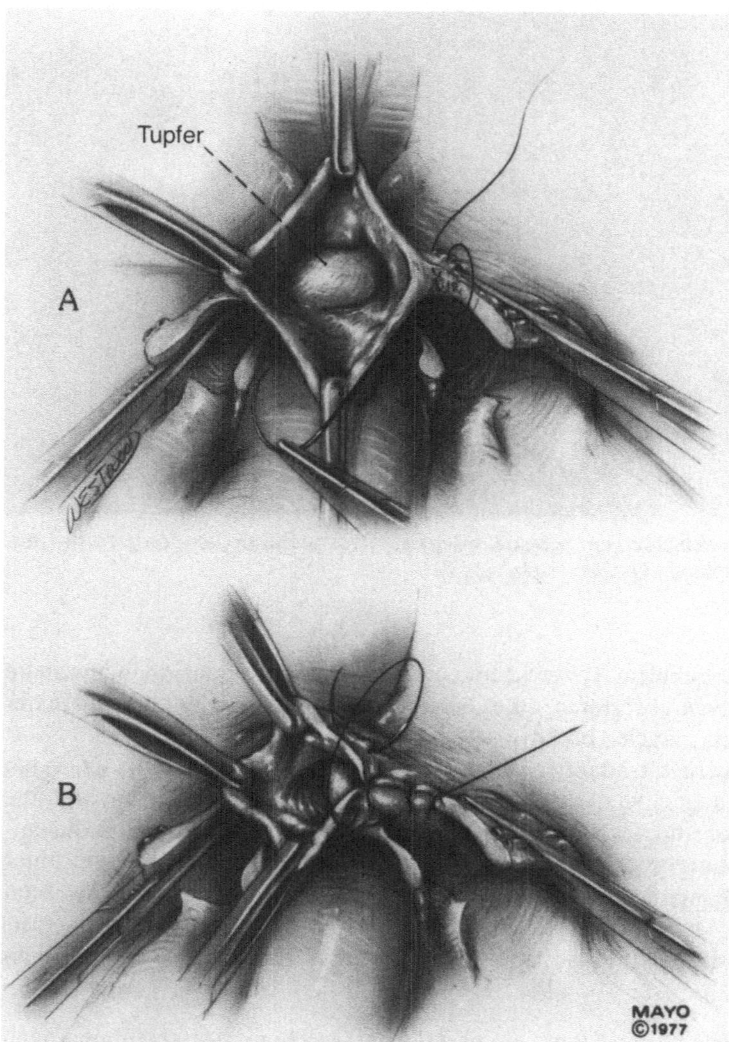

Abb. 17 A, B. Nach Absetzen des Uterus von der Scheide erfolgt der Scheidenverschluß vom rechten Wundwinkel beginnend mit einer Intrakutannaht, die abwechselnd durch das vordere und hintere subepitheliale Scheidenbindegewebe geführt wird. (Aus Symmonds u. Lee, 1984)

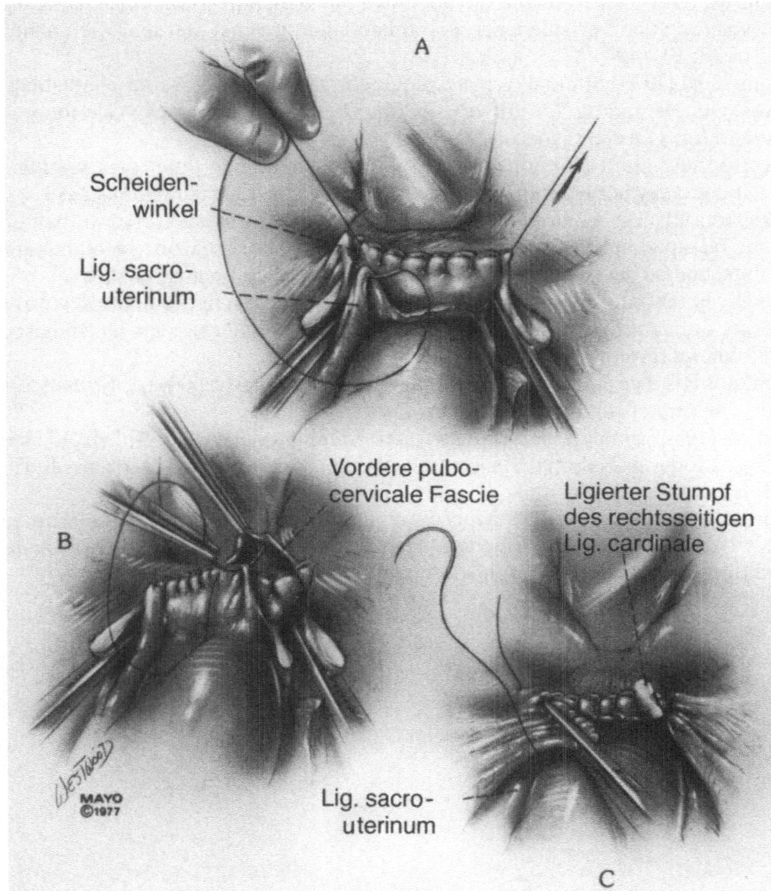

Abb. 18 A–C. Nach der ersten Nahtreihe zum Verschluß des Scheidenblindsackes erfolgt eine 2. Naht unter Bedeckung der ersten Nahtreihe mit der pubozervikalen Faszie und Annäherung der Ligg. sacrouterina sowie Fixierung des Scheidenblindsackes an den Ligg. cardinalia. (Aus Symmonds u. Lee, 1984)

Literatur

Bänninger U, Bührig H, Schreiner WE (1978) Vergleichende Studie über die Verwendung von Polyglykolsäure (Dexon) und Chromcatgut als Nahtmaterial bei der Episiotomienaht. Geburtshilfe Frauenheilkd 38: 30–33

Bender HG, Beck L (1979) Wundheilung, Wundheilungsstörungen, Platzbauch, Nahtmaterial. In: Beck L (Hrsg) Intra- und postoperative Komplikationen in der Gynäkologie. Thieme, Stuttgart

Beresford JM (1984) Automatic stapling techniques in abdominal hysterectomy. Surg Clin North Am 64: 609–618

Daume E (1972) Erfahrungen mit einem synthetischen resorbierbaren Nahtmaterial (Polyglykolsäure) bei gynäkologischen und geburtshilflichen Operationen. Geburtshilfe Frauenheilkd 32: 702–707

Litschgi M, Stoll U (1978) Kann die operative Morbidität nach vaginalen Operationen durch Verwendung von verschiedenen Nahtmaterialien gesenkt werden? Geburtshilfe Frauenheilkd 38: 191–194
Masterson BJ (1979) Manual of gynecologic surgery. Springer, Berlin Heidelberg New York
Morrow CP, Hernandez WL, Townsend DE, Disaia PJ (1977) Pelvic celiotomy in the obese patient. Am J Obstet Gynecol 127: 335
Nockemann PF (1981) Wundheilung und Wundbehandlung unter dem Gesichtspunkt plastisch-chirurgischer Operationen in der Gynäkologie. Gynäkologe 14: 2–13
Nockemann PF (1982) Übersicht der Nahtmaterialien, Grundsubstanz, Aufbau und physikalische Nahtparameter. In: Thiede A, Hamelmann H (Hrsg) Moderne Nahtmaterialien und Nahttechniken in der Chirurgie. Springer, Berlin Heidelberg New York
Stone JK, Fraunhofer JA von, Masterson BJ (1985) The biomechanical effects of tight suture closure on fascia. Vortrag 16. Jahrestagung Society of Gynecologic Oncologists, 3.–6. Febr. 1985 Miami (Flor.).
Symmonds RE, Lee RA (1984) Abdominal hysterectomy (simple). In: Nyhaus LM, Baker RJ (eds) Mastery of surgery. Litte Brown, Boston
Thiede A (1982) Biologische Wertigkeit der Nahtmaterialien. In: Thiede A, Hamelmann H (Hrsg) Moderne Nahtmaterialien und Nahttechniken in der Chirurgie. Springer, Berlin Heidelberg New York
Waninger J, Buchgeister C (1982) Der Einfluß der Nahtspannung auf die Wundfestigkeit der Dickdarmanastomose. In: Thiede A, Hamelmann H (Hrsg) Moderne Nahtmaterialien und Nahttechniken in der Chirurgie. Springer, Berlin Heidelberg New York

Entwicklungen in der gastrointestinalen Chirurgie mit Rückwirkungen auf gynäkologische Eingriffe und deren Planung

H. NIER

Der Rahmen des gesetzten Themas erfordert einige Selbstbeschränkung, es sollen daher lediglich 3 wichtig erscheinende, thematische Schwerpunkte angesprochen werden:

1. Der heutige Stand der kolorektalen Chirurgie, da sich hier, v. a. bei der Therapie ausgedehnter Tumoren, häufig zwingende, chirurgisch-gynäkologische interdisziplinäre Gesichtspunkte ergeben.

2. Aus gleichem Grund die chirurgische Technik und postoperative Versorgung der unterschiedlichen Kunstafter, und

3. die Möglichkeiten der Therapie isolierter und multipler Lebermetastasen, von Organtumoren im Beckenbereich.

Standortbestimmung in der kolorektalen Chirurgie

Eine signifikante Verbesserung der Frühergebnisse kolorektaler und mit ihr kombinierter Eingriffe hinsichtlich Komplikationen einschließlich der postoperativen Letalität in den letzten, knapp 10 Jahren ist nicht zu bestreiten. Ein einzelner, entscheidender Faktor ist hier nicht eindeutig zu nennen, da in dem gesamten Zeitraum, zumindest in den Kliniken, in denen gut ausgebildete Ärzte vorhanden sind, mehrere Änderungen zusammen oder sukzessive eingeführt wurden. Als solche sind zu nennen:

— die orthograde Darmspülung,
— die perioperative Antibiotikaprophylaxe,
— das Offenlassen des Beckenbodenperitoneums, und
— die wirkungsvolle Drainage des intra- und retroperitonealen Raumes,
— die Anwendung von Klammernahtapparaten.

Die prograde Spülung des Verdauungstraktes mit 8–10 l elektrolythaltiger Flüssigkeit ermöglicht eine schnelle und verläßliche Reinigung des Kolons vor operativen Eingriffen. Die Methode wird in der Klinik zunehmend verwendet und ihre Vorteile gegenüber anderen Verfahren zur Darmreinigung sind Gegenstand zahlreicher Berichte.

Die Spülung mit plasmaähnlichen Elektrolytlösungen führt zur Retention von Wasser und Salzen mit entsprechenden klinischen Auswirkungen bei gefährdeten Patienten. Man versuchte deshalb, die Absorption durch Verwendung einer osmo-

Chirurgische Klinik I, Stadtkrankenhaus, Starkenburgring 66, D-6050 Offenbach/Main

tisch wirksamen, schwer absorbierbaren Substanz in der Lösung zu hemmen. Durch ein Gemisch aus Salzen und schwer absorbierbarer Substanz, z. B. Mannit, konnte man die Störung des Flüssigkeitshaushaltes während der Darmspülung weitgehend vermeiden.

Da allerdings Mannit durch die Darmflora abgebaut wird, kann ein wasserstoffhaltiges Gasgemisch entstehen, das bei elektrochirurgischen Arbeiten explodieren kann. Daher wurde Mannit durch Polyäthylenglykol ersetzt, das durch die Darmflora nicht angegriffen wird (Peerenboom et al. 1983). Der Stellenwert eines Antibiotikazusatzes zur orthograden Darmspülung ist noch nicht geklärt.

Die in den letzten 5 Jahren bekanntgewordenen Ergebnisse kontrollierter Studien wiesen die Effektivität der parenteralen Antibiotikaprophylaxe in der kolorektalen Chirurgie nach. Sie ist jetzt, in welcher Form sie auch immer durchgeführt wird, nicht mehr umstritten. Nach Untersuchungen von Keighley et al. (1975) ist die parenterale Applikation gegenüber der oralen von Vorteil. Die Dauer der Prophylaxe ist noch Gegenstand laufender Untersuchungen. Bei der Single-dose-Prophylaxe zeigen die publizierten Ergebnisse eine Verminderung der Infektionsrate auf 5–7% (Gürtz et al. 1982). Die Auswahl, des für eine Prophylaxe verwendeten Antibiotikums richtet sich nach seinem Wirkungsspektrum in bezug auf das zu erwartende Keimspektrum und nach pharmakokinetischen Eigenschaften.

Für die Kurzzeit- und Ultrakurzzeitprophylaxe werden häufig Substanzen aus der Cephalosporinreihe verwandt. Bei deren Wirkspektrum bleibt allerdings eine Enterokokkenlücke bestehen. Diese könnte bei Verwendung eines Azylureidopenizillins, in Kombination mit Metronidazol geschlossen werden.

Verbunden mit der Technik des nicht mehr verschlossenen Beckenbodenperitoneums bei Rektumresektionen hat die Anlage einer wirkungsvollen Drainage sicher mit zu den verbesserten Heilungsergebnissen beigetragen. Die Bildung postoperativer Hämatome und Serome, die Ausgangsort von Abszessen sein können, wird so weitgehend zurückgedrängt.

Wir verwenden eine beidseits, in das kleine Becken eingelegte, transperitoneal hervorgeleitete „Schlürfdrainage" (Abb. 1). Letztere besteht aus einem gewöhnlichen, runden, gelochten Silikonschlauch, in den eine Magensonde intraluminär eingelegt wird. Durch einen kontinuierlichen Sog an der Magensonde werden sich bildende Flüssigkeitsseen am tiefsten Punkt abgeschlürft, ohne daß es zu einem Ansaugen von leicht verletzlichen Darmwandanteilen kommen kann.

Eine Rolle spielen die Drainagesysteme auch bei der Behandlung der Peritonitis, um einen ausreichenden Abfluß des infektiösen Materials zu gewährleisten. Natürlich muß bei jeder Peritonitisbehandlung der auslösende Herd saniert oder ausgeschaltet werden. Es hat ein sorgfältiges Debridement und die Reinigung der Peritonealhöhle unter Verwendung großer Flüssigkeitsmengen, z. B. von physiologischer Kochsalzlösung, zu erfolgen. Hinsichtlich der Spültechnik konkurrieren die postoperative, kontinuierliche, offene, dorsoventrale Bauchspülung (Pichlmayr et al. 1983), das offengelassene Abdomen (Hollender et al. 1983), die kontinuierliche postoperative Peritoneallavage (Beger et al. 1983) und die programmierte, peritoneale Wiedereröffnung im Abstand von etwa 48 h (Kern et al. 1983) miteinander. Wir selbst bevorzugen bei schweren Peritonitisformen die programmierte Relaparotomie mit Eröffnung der Bauchhöhle im Abstand von 24 bis 48 h, wobei eine schonende Ausräumung aller peritonealen Quadranten von Belägen und Eiter vorge-

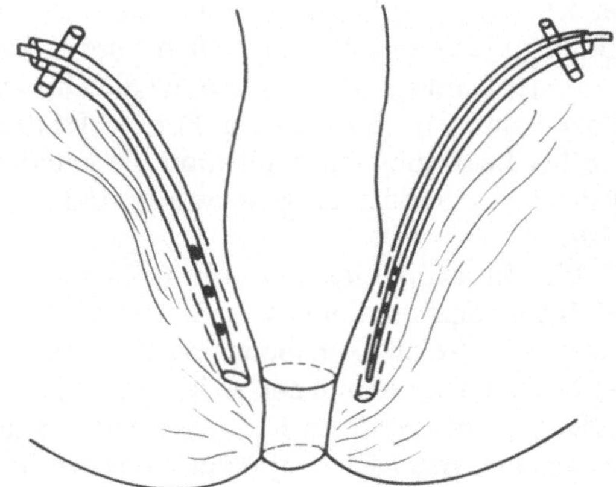

Abb. 1. Schemazeichnung der pararektal angelegten Schlürfdrainagen, das Beckenperitoneum wird hierbei nicht verschlossen

nommen wird. Das Abdomen wird ggf. über Silikonwellendrainagen vorläufig verschlossen. Natürlich muß die Indikation zu diesem Verfahren streng gestellt werden. Bessert sich der klinische Zustand des Patienten, wird natürlich auf eine erneute Relaparotomie verzichtet.

Hinsichtlich der Nahttechniken ist festzustellen, daß die ursprünglich in der Magenchirurgie von Jobert (1822) und Lembert (1826) propagierte, einreihige Naht mit einstülpendem Effekt später durch mehrreihige Nähte mit dem Argument besserer, primärer Luft- und Wasserdichtigkeit verdrängt wurden. In den letzten 20 Jahren traten jedoch bei der manuellen Naht wieder einreihige Nahtverfahren in den Vordergrund, hier wurde eine bessere und raschere Wundheilung sowie eine geringere primäre Stenosemöglichkeit propagiert. Auch mit einreihigen, mehrschichtigen Einzelknopfnähten läßt sich durchaus ein primärer luft- und flüssigkeitsdichter Abschluß erreichen (Merkle 1984).

Von den heute zur Verfügung stehenden Nahtmaterialien sind die vollsynthetischen, resorbierbaren, geflochtenen Fäden aus Polyglykolsäure oder Polyglactin in den Stärken 3·0 und 4·0 als Nahtmaterial der Wahl zu nennen.

Zu erwähnen ist auch, daß heute die funktionell günstigere End-zu-End-Anastomose befürwortet wird. Lediglich beim ausgeprägten Ileus oder bei bestehender Peritonitis sieht man in einer Seit-zu-Seit-Anastomose noch einen zusätzlichen Sicherheitsfaktor.

Die verbreitete Einführung der Klammernahtgeräte hat doch zu einem erheblichen Umbruch in manchen Nahttechniken geführt. Zur Zeit bestehen die Klammern aus Metall, Klammern aus absorbierbarem Kunststoff sind bereits erhältlich. Die Klammernahtgeräte amerikanischer Produktion klammern zweireihig, allschichtig, wobei das Gewebe durch B-förmige Klammern adaptiert wird. Es erfolgt keine Gewebsquetschung, wie es etwa beim bekannten Nähapparat von Petz der Fall ist. Hierdurch bleibt die Durchblutung distal der Klammerreihe erhalten, eine zusätzliche Übernähung der Klammernahtreihe ist nicht notwendig!

Insbesondere bei den tiefen Rektumresektionen kann die manuelle Naht erhebliche technische Probleme aufweisen. Hier hat die Einführung der intraluminären Staplergeräte erhebliche Vorteile gebracht. Sie trug mit dazu bei, daß heute kontinenzerhaltende, tiefe Anastomosen in Situationen durchgeführt werden können, bei denen noch vor wenigen Jahren die Anlage eines permanenten Anus praeter naturalis für unvermeidbar angesehen worden wäre.

In der Chirurgie des Rektums ist die Diskussion um die Möglichkeit der Kontinenzerhaltung noch im Gange. Für das Rektumkarzinom darf festgestellt werden, daß bei Beachtung der Indikation die anteriore Resektion und Amputation hinsichtlich der Radikalität gleichwertig sind (Husemann et al. 1978; Nicholas et al. 1979).

Eine Resektionsgrenze von 3 cm oberhalb der Linea dentata läßt eine Erhaltung der Kontinenzfunktion erwarten. Unter Berücksichtigung des Metastasierungsweges ist beim Rektumkarzinom eine 4 bis 5 cm breite Sicherheitszone am mobilisierten Rektum nach aboral ausreichend, so daß grundsätzlich Tumoren von 7 bis 8 cm Höhe an, einer vorderen Rektumresektion unterzogen werden können. Zu bedenken ist auch, daß nach der präparatorischen Mobilisierung des Rektums eine Streckung desselben eintritt, so daß die Resektionsgrenze nach unten zusätzlichen Spielraum erhält. Auch wenn Patienten mit sehr kurzen Rektumstümpfen eine Einschränkung der Kontinenz aufweisen, hat sich die Restitutionsfähigkeit der Kontinenz, auch bei sehr tiefer Rektumresektion, besser als bisher angenommen, erwiesen. So sollen nach ca. einem Jahr 90% der Operierten eine ausreichende Kontinenz aufweisen (Husemann et al. 1978).

Im übrigen können Anastomosen im Bereich des Kolons ebenfalls mit Klammernahtgeräten End-zu-End hergestellt werden, wir selbst bevorzugen hier allerdings im wesentlichen die Handnaht.

Durch die angeführten Punkte wurde, wie schon erwähnt, eine drastische Senkung der Operationsmorbidität wie auch der operativen Letalität in der kolorektalen Chirurgie erreicht. So wird heute grundsätzlich die einzeitige Resektion, auch bei Eingriffen am linken Kolon, gefordert. Nach Winkler (1981) stellen sich die globalen Infektionsquoten bei Resektionen mit 12,6% und bei Amputationen mit 16% dar. Anastomoseninsuffizienzen finden sich röntgenologisch bei 7 Prozent der Patienten, es zeigen jedoch nur 3 Prozent eine klinische Relevanz. Die Insuffizienzquote ließ sich durch eine protektiv angelegte, vorgeschaltete Kolostomie nicht nachweisbar günstiger beeinflussen. In der eigenen Klinik sehen wir eine Indikation zur Anlage eines vorgeschalteten Anus nur bei primär hochgradig gestörter Asepsis.

Kunstafter

Läßt sich ein permanenter Anus praeter naturalis nicht vermeiden, so muß der Ort der Anlage am Tage vor der Operation am stehenden, liegenden und sitzenden Patienten überprüft und mit nichtabwaschbarer Tinte angezeichnet werden. Der Dickdarmanus wird in der Regel mit einer Allschichtnaht der Dickdarmwand nur, und ausschließlich in die Haut, unmittelbar eingenäht. Verwandt wird hierbei resorbierbares Nahtmaterial der Stärke 3·0.

Bei der Versorgung der Patienten mit einem Kunstafter hat die Einführung von Lehrgängen für examinierte Pflegekräfte zur speziellen Ausbildung als Stomatherapeut einen großen Fortschritt und Erleichterung gebracht. So wird heute bei Dickdarmaftern die Selbstirrigation als die Methode der Wahl angesehen, um bei einem Kunstafter wieder weitgehende Selbständigkeit und gesellschaftliche Integration zu erreichen. Diese Methode setzt jedoch einen entsprechenden Willen und Intelligenz des Patienten voraus.

Die verschiedenen Methoden zur Erreichung eines sog. kontinenten Kunstafters, wie die Magnetmethode und die Transplantation von Darmmuskulatur, konnten und haben sich bisher nicht durchgesetzt, wir möchten sie auch nicht empfehlen.

Metastasenchirurgie

Der Stellenwert der operativen Entfernung von Fernmetastasen wird heute noch nicht einheitlich beurteilt. Die größeren Erfahrungen liegen jetzt mit der Exstirpation von solitären oder unilobulären Lebermetastasen des kolorektalen Karzinoms vor. Unter Anwendung von sorgfältigen Selektionskriterien lassen sich Fünfjahresüberlebensraten bis zu 23% erzielen (Foster u. Lundy 1981). Aussagekräftige Berichte mit einem gleichen Vorgehen bei gynäkologischen Tumoren sind noch nicht bekannt.

Neben der chirurgischen Resektion wurde in den letzten Jahren die Behandlung von Lebermetastasen durch Zytostatikaperfusion versucht. Der vom subkutanen Reservoir- oder Pumpsystem gespeiste Katheter wird bei einer Laparatomie in die A. gastroduodenalis implantiert. Die angegebenen Vorteile dieses Vorgehens – langdauernde, kontinuierliche Zytostatikaeinwirkung bei höherer Konzentration, Zytostatikaabbau in der Leber mit verminderter systemischer Toxizität, kurzer Krankenhausaufenthalt, geringe Komplikationsanfälligkeit der Systeme – sind plausibel. Der therapeutische Nutzen ist allerdings bisher nicht eindeutig definiert. In der gynäkologischen Onkologie käme die Perfusionstherapie am ehesten bei Lebermetastasen des Mammakarzinoms und intraperitoneal bei entsprechenden Ovarialkarzinombefunden in Betracht. Größere Erfahrungen mit dieser Behandlungsform liegen bisher nicht vor.

Zusammenfassend ist festzustellen, daß die Entwicklungen in der gastrointestinalen Chirurgie und ihre Anwendung in der interdisziplinären Zusammenarbeit von Gynäkologen und Chirurgen einen Weg aufzeigen, der in sonst hoffnungslosen Fällen eine therapeutische Möglichkeit bei akzeptabler Lebensqualität bietet. Für die Indikationsstellung sind das Anlegen strengster Maßstäbe und etwa in der Metastasenchirurgie gar die Bedingungen einer wissenschaftlichen Studie zu fordern.

Literatur

Beger HG, Krautzberger W, Bittner R (1983) Die Therapie der diffusen, bakteriellen Peritonitis mit kontinuierlicher postoperativer Peritoneal-Lavage. Chirurg 54: 311–315
Foster JH, Lundy J (1981) Liver metastases. Curr Probl Surg 18: 157–202
Gürtz G, Häring R, Raetzel G, Rodloff A (1982) Cephalosporine zur Infektionsprophylaxe im Rahmen der Colonchirurgie. In: Paul-Ehrlich-Gesellschaft (Hrsg) Fortschritte der antineoplastischen Chemotherapie, 1/1. Futuramed, München, S 237

Hollender LF, Bur F, Schwenck D, Pigache P (1983) Das „offengelassene Abdomen" – Technik, Indikation und Resultate. Chirurg 54: 316–319

Husemann B, Löw R, Panhans W, Schellerer W, Schweiger M (1978) Überlebenszeit und Lebensqualität beim operierten Dickdarmkarzinom. Zentralbl Chir 102: 1549–1553

Keighley MRB, Baddeley RM, Burdon DW et al (1975) A controlled trial of parenteral prophylactic gentamicin therapy in billiary surgery. Br J Surg 62: 275–278

Kern E, Klaus P, Arbogast R (1983) Programmierte Peritoneal-Lavage bei diffuser Peritonitis. Chirurg 54: 306–310

Merkle P (1984) Entero-enterale Anastomosen. Chirurg 55: 632–637

Nicholas RJ, Ritchie JK, Wadsworth J, Parks GA (1979) Total excision or restorative resection for carcinoma of the middle third of the rectum. Br J Surg 66: 625

Peerenboom H, Mann K, Knieknecht A, Kine K, Wienbeck M (1983) Prograde Spülung des Kolons ohne Störung des Wasser- und Elektrolythaushalts. Dtsch Med Wochenschr 108: 1959–1964

Pichlmayr R, Lehr L, Pahlow J, Guthy E (1983) Postoperativ kontinuierliche offene dorsoventrale Bauchspülung bei schweren Formen von Peritonitis. Chirurg 54: 299–305

Winkler R (1981) Das colorectale Carcinom. Chirurg 52: 201–211

Mikrochirurgie in der Gynäkologie

H. W. Schlösser[1] und M. Dolff[2]

Einleitung

Die gynäkologische Mikrochirurgie versteht sich als eine organ- und funktionserhaltende Operationsmethode für Frauen, deren Fertilität wiederhergestellt oder bewahrt werden soll. Um eine möglichst blutarme und gewebeschonende, den anatomischen Gegebenheiten Rechnung tragende Präparation zu ermöglichen sowie eine optimale Prophylaxe gegenüber funktionsstörenden posttraumatischen Adhäsionen zu gewährleisten, bedient sie sich neben Lupe und Operationsmikroskop eines speziellen Instrumentariums sowie feinster inerter Nahtmaterialien. Hauptanwendungsgebiet der gynäkologischen Mikrochirurgie sind fertilitätsbeeinträchtigende Veränderungen der Adnexe. Die Mehrzahl der Eingriffe erfolgt an erkrankten Eileitern zur Behebung einer unfreiwillig erworbenen tubaren Sterilität. Erst in zweiter Linie kommen mikrochirurgische Techniken bei sterilisierten Patientinnen zur Rekanalisierung der Tubenlichtung zum Einsatz. Im Hinblick auf die Erhaltung der Reproduktionsfähigkeit ist die Mikrochirurgie darüberhinaus bei Vorliegen bestimmter Formen der Tubargravidität sowie bei der notwendigen Entfernung gutartiger Adnextumoren die operative Behandlungsmethode der Wahl.

Die konservierend chirurgische Therapie bei Endometriose, die Enukleation subseröser Myome und die Korrektur uteriner Fehlbildungen werden ebenfalls unter mikrochirurgischen Rahmenbedingungen durchgeführt, wenn bei den betroffenen Frauen Kinderwunsch besteht.

Allgemeine Operationsprinzipien bei mikrochirurgischen Eingriffen – Instrumente, Materialien

Mikrochirurgische Eingriffe lassen sich am besten von 2 bereits mit der Technik vertrauten Operateuren durchführen.

Wegen der oft mehrstündigen Operationsdauer werden die Patientinnen mit gestreckten unteren Extremitäten horizontal auf dem Operationstisch gelagert. Vor der Abdeckung mit wasserundurchlässigen Einmaltüchern und nach Einlegen eines Blasendauerkatheters wird die Vagina vollkommen austamponiert. Hierdurch

[1] Universitäts-Frauenklinik, Moorenstr. 5, D-4000 Düsseldorf 1
[2] St. Agnes-Krankenhaus, Gynäkologische Abt., D-4290 Bocholz

sollen Uterus und beide Adnexe möglichst bauchdeckennah angehoben werden, um die späteren Präparationen unter dem Mikroskop zu erleichtern.

Normalerweise läßt sich mit einem breiten Pfannenstielquerschnitt ein ausreichender Zugang in das kleine Becken erreichen. Bereits bei der schichtweisen Durchtrennung der Bauchdecke wird eine sorgfältige Blutstillung vorgenommen. Dies läßt sich am besten mit elektrochirurgischen Instrumenten bewerkstelligen. Unmittelbar nach zunächst begrenzter Eröffnung des Peritoneums wird reichlich Ringer-Laktatlösung zur Adhäsionsprophylaxe in das Abdomen gegeben. Der Lösung wird i. allg. Liquemin (3000 Einheiten auf 500 ml) zugesetzt. Nach Erweiterung des Peritonealschlitzes und vor Einsetzen des Bauchdeckenrahmens wird eine Plastikringfolie in die Bauchhöhle eingebracht. Sie deckt wie die früher benutzten Stofftücher die Wundränder ab und verhindert, daß unbemerkt Blutungen aus den Schnitträndern der Bauchdecke in das Abdomen stattfinden.

Gelegentlich ist der Zugang in das kleine Becken erst nach Lösung von Netzadhäsionen möglich. Das leicht zu erneuten Verklebungen neigende Netz wird in derartigen Fällen entweder partiell reseziert oder dupliziert, so daß seine unteren Anteile später nicht wieder mit den Beckenorganen verwachsen können. Aus den gleichen Gründen empfiehlt es sich auch, längere mobile Appendices epiploicae mit atraumatischem Nahtmaterial auf der Darmserosa zu fixieren.

Die Reposition des Netzes und das Hochschieben des Darmes erfolgt mit speziellen feingewebten Einmalbauchtüchern, die zuvor in körperwarmer Ringer-Laktatlösung angefeuchtet wurden. Lösungen von Verwachsungen zwischen Darm, Appendices epiploicae und Netzausläufern mit Uterus und Adnexen sowie das oft erforderliche Abpräparieren der breitflächig mit Beckenwand oder Lig. latum verklebten Ovarien und Tubenenden werden unter Zuhilfenahme von Glas- oder Plastikstäben und des elektromikrochirurgischen Instrumentariums vorgenommen. Wichtig bei diesen Adhäsiolyseschritten sind sorgfältiges, schichtenanaloges Vorgehen sowie die bipolare Koagulation selbst kleinerer Gefäße vor der Durchtrennung. Der Einsatz von Lupe oder Mikroskop ist hierzu nicht erforderlich.

Während der gesamten Dauer des Eingriffs wird das Operationsgebiet mit Ringer-Laktatlösung zur Vermeidung postoperativer Adhäsionsneubildungen gespült. Wenn die physiologische Mobilität von Ovarien und Tuben wiederhergestellt ist und beide Adnexe aus dem kleinen Becken herausgehoben werden können, wird der Douglas-Raum austamponiert. Eine anschließend auf die Tamponade aufgebrachte flexible Silastikplatte schließt die Bauchhöhle nach oben hin ab und stabilisiert die elevierten Organe in ihrer Position. Sie funktioniert gleichzeitig als Auffangbecken für die Spülflüssigkeit, an deren Verfärbung unbemerkte Blutungsquellen sofort erkennbar werden.

Nach Einlegen der Silastikplatte und Überprüfung der Eileiterdurchgängigkeit mit Hilfe der transfundalen Blauprobe werden alle weiteren Operationsschritte unter dem Mikroskop fortgeführt. Als vergrößerndes Gerät wird ein binokulares Operationsmikroskop, das eine bis zu 40fache Vergrößerung erlaubt, verwendet. Das mikrochirurgische Basisinstrumentarium besteht aus isolierten und nichtisolierten Mikroelektroden zur Gewebedurchtrennung, aus bipolaren Mikropinzetten zur Koagulation auch kleinster Blutgefäße sowie aus Mikronadelhalter, -schere und -pinzetten. Zur atraumatischen Manipulation werden Glas- oder Plastikstäbe benutzt, die außerdem zum Aufladen von Adhäsionssträngen vor Durchtrennung und

Resektion eingesetzt werden. Als Nahtmaterial an Tuben und Ovarien finden 8·0-Nylon- und 6·0-Vicrylfäden Verwendung. Uterus-, Darm- und Beckenwandserosa werden überwiegend mit 4·0 Dexonfäden, gelegentlich mit 6·0 Vicrylfäden genäht.

Nach Abschluß der unter dem Mikroskop durchgeführten Arbeiten werden alle bei der Präparation entstandenen Defekte sowohl der viszeralen als auch parietalen Serosa versorgt. Eine exakte Peritonealisierung aller Serosaepitheldefekte – vor allem in der Umgebung der Adnexe – ist eine wichtige adhäsionsprophylaktische Maßnahme. Rauhigkeiten im Bereich der nicht verschieblichen Uterus- und Tubenserosa werden mit freien Transplantaten entweder aus dem Bauchdeckenperitoneum oder der Blasenserosa gedeckt. Zur Deckung können ebenfalls flächenhafte gefäßlose Verwachsungssegel verwendet werden.

Noch während der Operation erhalten alle Patientinnen ein Antibiotikum. Vor Verschluß der Bauchhöhle wird das Abdomen solange mit Ringer-Laktatlösung gespült, bis aus der Klarheit der Flüssigkeit auf eine exakte Blutstillung geschlossen werden kann. Mit Ausnahme derjenigen Patientinnen, bei denen eine Anastomose an den Tuben durchgeführt worden ist, werden prinzipiell vor Verschluß des Peritoneums zusätzlich Kortikosteroide (Hydrokortisonazetat) in einer einmaligen Dosis von 1500 mg intraabdominal instilliert, sofern keine allgemeine Kontraindikation vorliegt. Antibiotika und gegebenenfalls Kortikosteroide werden postoperativ für mindestens 7 Tage peroral weiterverabreicht. Als stationärer Klinikaufenthalt sind 8–10 Tage ausreichend.

Mikrochirurgie bei tubarer Sterilität

Die erworbene primäre oder sekundäre tubare Sterilität ist in den meisten Fällen durch Infektionen bedingt. Neben Entzündungen können auch übermäßig traumatisierende Operationen im kleinen Becken und in der Bauchhöhle Ursache funktionsstörender Adnexveränderungen sein (iatrogene Sterilität). Erkrankungen und Folgen operativer Eingriffe führen an Tuben und Ovarien zu einer Vielzahl bereits makroskopisch sichtbarer, zumindest im patho-histologischen Bild nachweisbarer Veränderungen, die sich behindernd auf den Eizellauffangmechanismus und den Gametentransport auswirken können.

Aus praktisch-klinischen Gründen empfiehlt es sich, die makromorphologischen Veränderungen an den Adnexen unabhängig von ihrer Pathogenese nach ihrer Lokalisation voneinander zu trennen, da zu ihrer Beseitigung unterschiedliche Operationsverfahren erforderlich sind.

So können die durch Mobilitätseinschränkung, Trichterdeformierung und Mitbeteiligung des Ovars charakterisierten und vorwiegend den Eiauffang störenden Veränderungen der peripheren Tubenabschnitte (Ampulle, Infundibulum) von den Erkrankungen der uterusnahen Eileitersegmente (Pars intramuralis, Isthmus) abgegrenzt werden, die hauptsächlich den Spermien- und Keimtransport beeinträchtigen. Auf die mittleren Tubenabschnitte begrenzte Lumenobstruktionen treten nur selten auf. Zumeist sind derartige Veränderungen durch eine Tubensterilisation bedingt, gelegentlich sind sie Folge einer Tubargravidität.

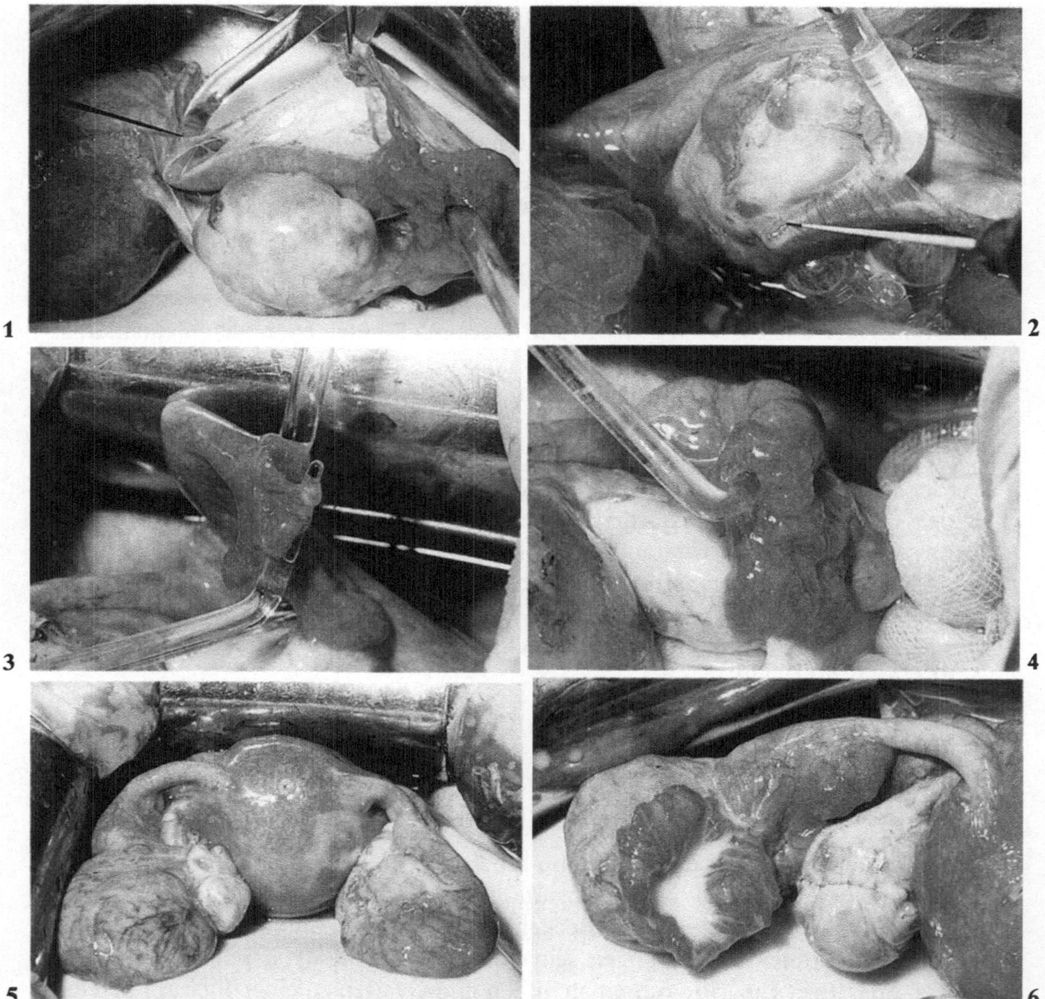

Abb. 1. Abtragen eines peritubaren Adhäsionssegels über Glasstab mit der unipolaren Nadelelektrode (Salpingolyse)

Abb. 2. Unterfahren eines Adhäsionsstranges zwischen Ovar und seitlicher Beckenwand mit dem Glasstab. Durchtrennung mit der unipolaren Nadelelektrode (Ovariolyse)

Abb. 3. Unterfahren verklebter Fimbrienabschnitte mit dem Glasstab. Bei der vorliegenden Trichterdeformierung handelt es sich möglicherweise auch um eine anlagebedingte Brückenbildung

Abb. 4. Nach Durchtrennung dieser Strukturen (Fimbriolyse) und mukoseröser Fixierung der freien Fimbrienabschnitte entsteht ein normal entfalteter Trichter mit regelrechter Mukosa

Abb. 5. Doppelseitige, entzündlich entstandene Saktosalpinxbildung. Beide Ampullenenden sind vollständig mit der Ovarialoberfläche verklebt

Abb. 6. Ablösung des linken Tubenendes von der Ovarialoberfläche bis zur Eintrittsstelle des Gefäßstiels (Salpingolyse). Die Rauhigkeit auf der Ovaroberfläche wurde mit 8·0-Nyloneinzelknopfnähten gedeckt. Die ampullär verschlossene Tube wurde wiedereröffnet (Salpingostomie)

Klassifizierung der mikrochirurgischen Operationsmethoden

Wesentliches Prinzip mikrochirurgisch rekonstruierender Eingriffe ist die Wiederherstellung der physiologischen Beweglichkeit und der Lichtungspassage an der Tube sowie die Schaffung einer möglichst rundum adhäsionsfreien Ovarialoberfläche. Dieses Ziel soll mit minimaler intraoperativer Traumatisierung erreicht werden. Die Verschiedenheit der pathologischen Befunde an den Adnexen verlangt den Einsatz unterschiedlicher mikrochirurgischer Operationsverfahren:

— Adhäsiolysen: Salpingolyse; Ovariolyse; Fimbriolyse
— Fimbrioplastik
— Salpingostomie; Salpingoneostomie; Resalpingostomie
— Anastomosen (Tubouterine Implantation)

Es kommt vor, daß an rechter und linker Tube verschiedene Methoden erforderlich sind oder an derselben Seite mehrere Verfahren eingesetzt werden müssen (kombinierte Eingriffe).

Adhäsiolyse (Abb. 1–6)

Nicht alle peritubaren und periovariellen Adhäsionen führen zu reproduktionsphysiologischen Beeinträchtigungen. Mit speziellen Namen werden daher auch nur solche Adhäsiolyseoperationen belegt, die zur funktionswiederherstellenden Mobilisierung der Tube, zur Beseitigung von lichtungskomprimierenden bzw. -abknikkenden Adhäsionssträngen sowie zur Rekonstruktion einer freien Ovarialoberfläche führen. Je nach Lokalisation lassen sie sich in Salpingolyse, Fimbriolyse und Ovariolyse differenzieren. Verwachsungsstränge werden nach Möglichkeit auf Glas- oder Plastikstäbe aufgeladen und mit Hilfe der unipolaren Nadelelektrode jeweils basisnah durchtrennt und entfernt. Blutgefäße innerhalb der Adhäsionen werden vor Durchtrennung mit der bipolaren Mikropinzette koaguliert. Bei der *Salpingolyse* besonders wichtig ist die möglichst atraumatische Abpräparation des häufig flächenhaft auf der Ovarialoberfläche fixierten und immobilisierten Eileiterendes bis zur Eintrittsstelle des Lig. suspensorium ovarii. Hierdurch wird die für den Eiauffangmechanismus bedeutsame physiologische Trichterbeweglichkeit wiederhergestellt.

Miteinander verklebte und den Zugang zum Ostium verlegende Eileiterfimbrien, die oft erst dann sichtbar werden, wenn die Trichtermukosa mit Glasstäben unterfahren wird, müssen durchtrennt und evertiert werden. Dieser Operationsschritt wird ebenso mit *Fimbriolyse* bezeichnet, wie die Resektion von Verwachsungssegeln, die ein ansonsten unauffälliges, intakte Trichtermukosa und normale Trichteröffnung aufweisendes Infundibulum teilweise oder vollständig umhüllen. Die laterale Hälfte des Ovars ist sehr oft fest an der Beckenwandserosa fixiert. Der Eierstock sollte zur Wiederherstellung seiner vollen Beweglichkeit vollkommen aus seinem Verwachsungsbett herauspräpariert werden. Die als mechanische Hindernisse bei der Ovulation und Eizellabnahme anzusehenden periovariellen Adhäsionen müssen ebenfalls sorgfältig und vollständig von der Eierstockoberfläche abgelöst werden. Diese Präparationen werden *Ovariolyse* genannt.

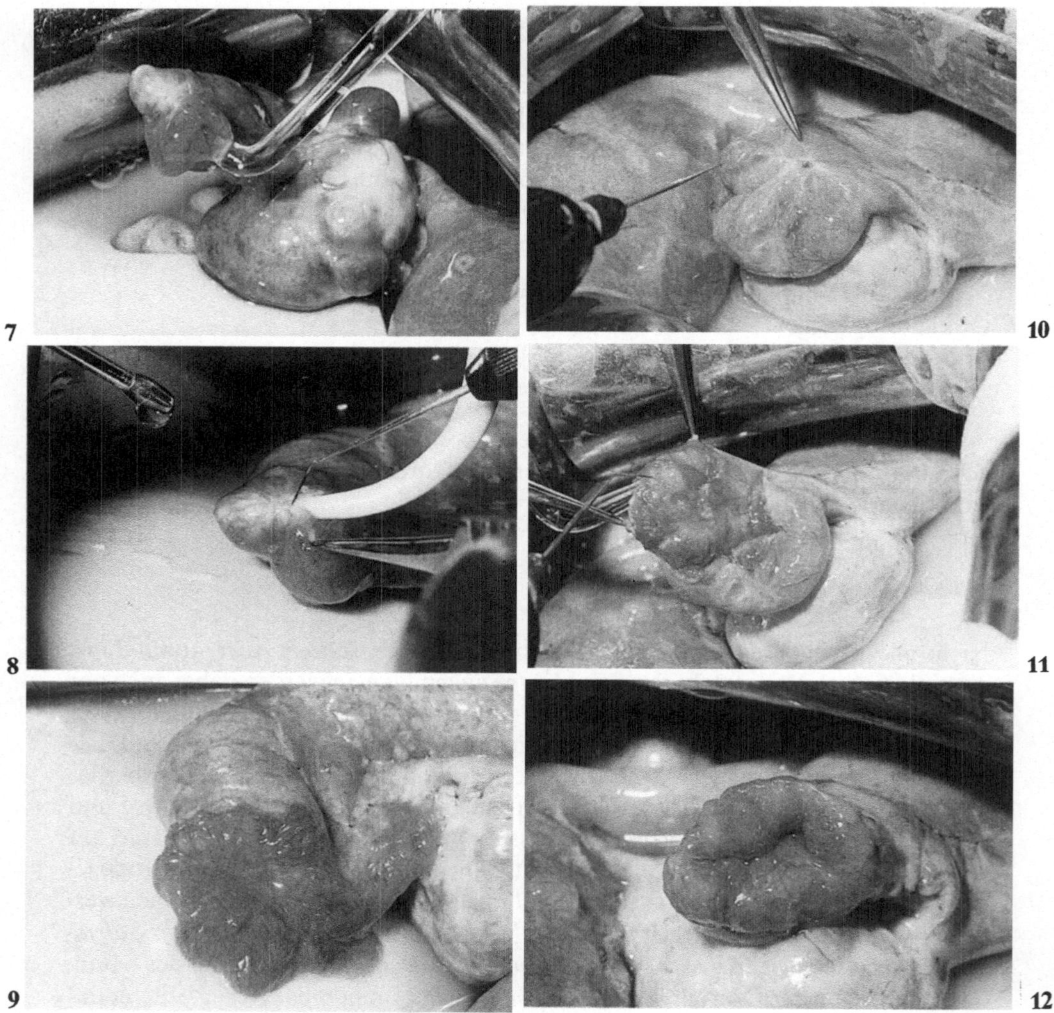

Abb. 7. Mittelgradig fibrotisch verengter Tubentrichter

Abb. 8. Eingehen mit einem Plastikstab in die noch vorhandene Öffnung und Durchtrennung der stenosierenden Narbe mit der unipolaren Nadelelektrode (Fimbrioplastik)

Abb. 9. Endzustand nach Fimbrioplastik

Abb. 10. Beginn einer Salpingostomie. Punktförmiges Eröffnen der Tube in einem Narbenbezirk

Abb. 11. Weiterführung der Salpingostomie durch kleine radiäre Inzisionen von der Tubeninnenseite aus

Abb. 12. Endzustand nach Salpingostomie

Fimbrioplastik (Abb. 7–9)

Postsalpingitische Veränderungen im Trichterbereich reichen je nach Schweregrad von geringgradiger Verengung des Ostiums (Phimose) bis zum kompletten Verschluß mit Ausbildung einer Saktosalpinx. Alle, von einer noch vorhandenen und farbstoffdurchgängigen Öffnung ausgehenden und das Ostium erweiternden Operationsschritte am abdominalen Ende werden als *Fimbrioplastik* klassifiziert. Die Erweiterung erfolgt durch mehrere radiäre Inzisionen der Tubenwand mit der unipolaren Nadelelektrode. Bei den Schnitten wird die Richtung zur Vermeidung von Blutungen und Verletzungen der zumeist noch gut erhaltenen Tubenschleimhaut nicht symmetrisch gewählt, sondern möglichst entlang den unter dem Mikroskop gut sichtbaren gefäß- und mukosafreien Narbenstraßen. Sobald wie möglich werden die Inzisionen durch Umstülpen und Auflegen der Tubenwand auf Glas- oder Plastikstäbe von der Eileiterinnenseite aus weiter fortgeführt. Durch mukoseröse Eversionsnähte mit 8·0-Nylonfäden wird die erweiterte Öffnung in Position gehalten.

Salpingostomie (Abb. 10–12)

Die Eröffnung eines vollständig verschlossenen, farbstoffundurchlässigen Eileiterendes trägt die Bezeichnung *Salpingostomie*. Sie kann am besten punktförmig mit der unipolaren Nadelelektrode an der fast immer vorhandenen narbigen Einziehung im Zentrum der Saktosalpinx begonnen werden. Nach Eingehen mit einem Glasstab in die kleine Öffnung können die erweiternden Inzisionen wie bei der Fimbrioplastik in gefäß- und schleimhautfreien Arealen weiter fortgeführt werden. Das wiederhergestellte Ostium wird ebenfalls mit feinen 8·0-Nyloneversionsnähten gesichert. Wenn die ampullären Endabschnitte durch intraluminale Verwachsungen verlegt oder unterkammert sind, ist die Durchführung einer Salpingostomie in der beschriebenen Weise nicht möglich. In dieser Situation werden die befallenen Abschnitte scheibchenweise in Richtung auf den Uterus reseziert, bis ein frei durchgängiges Lumen erreicht ist. Erst dann läßt sich durch radiäre Inzisionen und mukoseröse Eversionsnähte ein neues Stoma schaffen. Derartige Eingriffe werden von der Salpingostomie als ampulläre oder – falls die Resektion bis in die Pars isthmica fortgeführt werden muß – als isthmische *Salpingoneostomie* unterschieden. Die Eröffnung eines nach Salpingostomie erneut komplett verschlossenen abdominalen Ostiums läßt sich als *Resalpingostomie* von den Primäreingriffen abgrenzen.

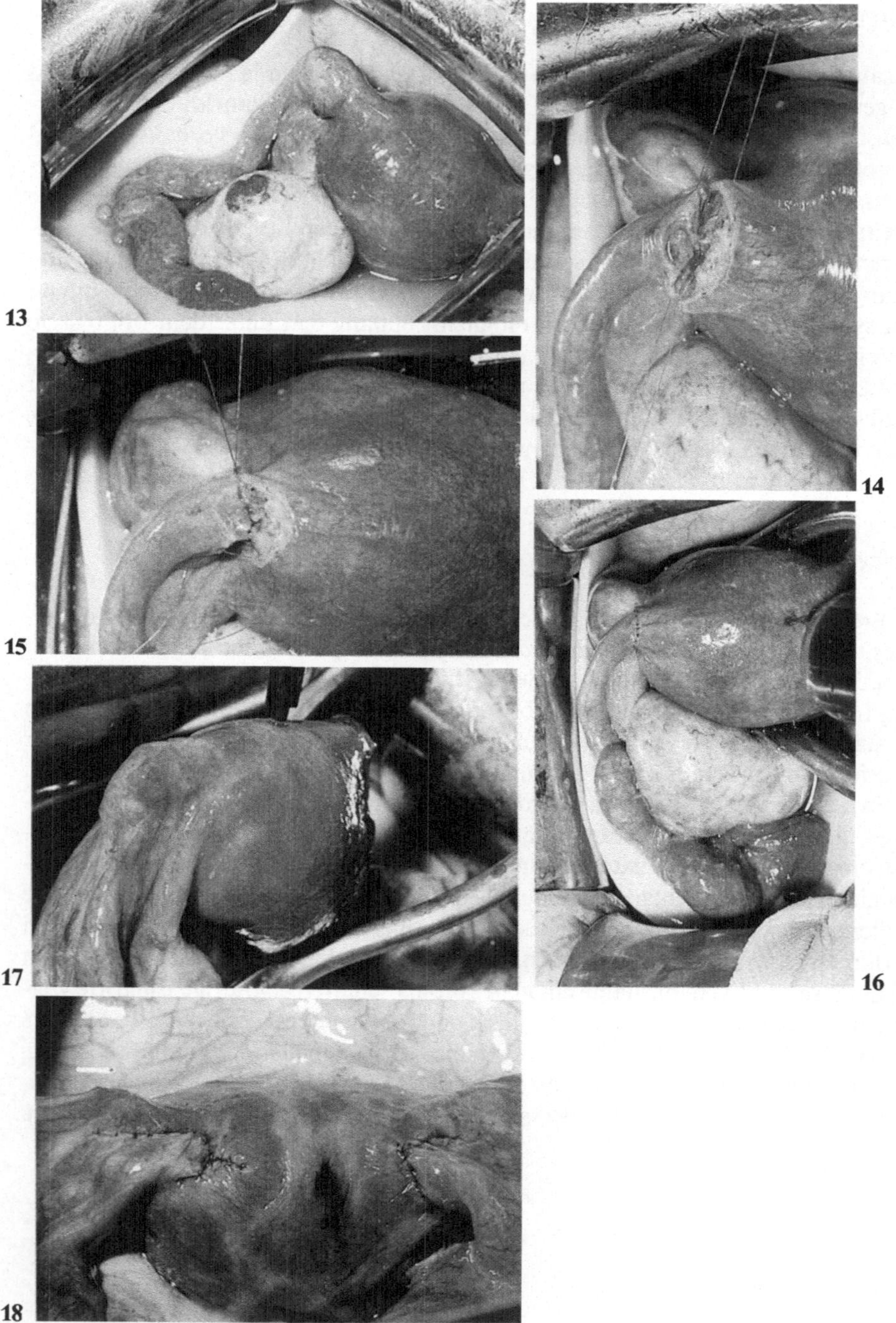

Abb. 13. Knotenförmige Auftreibung im Abgangsbereich der linken Tube mit Verschluß der Lichtung. Histologisch Mischbild von Salpingitis isthmica nodosa und Endometriose

Abb. 14. Zustand nach Resektion des befallenen Tubensegments. Adaptation der Schnittflächen durch Zug an 2 durch die Mesosalpinx geführte 6·0-Vicrylfäden

Anastomosen (Abb. 13–18)

Unter dem Begriff *Anastomose* werden alle rekanalisierenden Eingriffe zusammengefaßt. Obliterationen oder Stenosen der Tubenlichtung kommen im intramuralen, isthmischen und ampullären Tubenabschnitt vor. Die exakte Lokalisation eines Verschlusses läßt sich häufig erst nach Durchtrennung der Tubenwand eindeutig bestimmen, und zwar sowohl mit Hilfe der transfundalen Farbstoffprobe und der retrograden Auffüllung des Eileiters durch den Trichter mit Ringer-Laktatlösung als auch durch das Einführen und Vorschieben eines flexiblen Polyäthylensplintes in die Lichtung.

Sind trotz des bei der transfundalen Chromopertubation nachgewiesenen Passagestopps äußerlich keine Veränderungen an der Tube erkennbar, wird die Wand zunächst nur partiell durchschnitten. Die primäre Durchtrennung erfolgt am besten etwa 1–2 cm vom Uterus entfernt. In seltenen Fällen tritt nach weiterer Durchspülung der Lichtung aus der so geschaffenen Teilöffnung ein nekrotischer Gewebspfropf aus, der als intraluminale Verschlußursache angesehen werden muß. Nach Entfernung des Pfropfes ergibt sich meistens eine einwandfreie Durchgängigkeit. In dieser Situation wird die nur teilweise eröffnete Tube zweischichtig wieder verschlossen. Derartige Eingriffe werden partielle oder explorative Anastomosen genannt. Gelegentlich läßt sich mit dem Splint leicht ein Hindernis überwinden (intraluminale Verwachsung?). Ergibt sich nach dem Zurückziehen des Splintes ein regelrechter Farbstoffaustritt, wird in gleicher Weise verfahren. Der ausbleibende, erschwerte oder spärliche Austritt der Lösung bei leichtem Splinting und das Fehlen sichtbarer Gewebeveränderungen auf den Schnittflächen bei regelrechten Lumenverhältnissen deuten auf einen durch heterotopes Endometrium verursachten Passagestopp oder einen durch Polypen bedingten Ventilverschluß hin. Bei derartigen Befunden empfiehlt sich die vollständige Durchtrennung des Eileiters und scheibchenweise Resektion, bis aus dem Lumen bei leichtem Druck ein glatter Farbstoffstrahl ohne Turbulenzen erscheint.

Liegt nach der Durchtrennung eine unter dem Mikroskop sichtbare Lumenstenose- oder obliteration vor, zeigt sich pathologisch verändertes Gewebe auf den Schnittflächen und verlaufen sowohl die Farbstoffprobe als auch das Splinting negativ, werden sowohl in Richtung auf den Uterus als auch trichterwärts kleine Scheiben der veränderten Wandabschnitte reseziert, bis gesundes Gewebe und farbstoffdurchgängige Lumina erreicht sind. Die Resektion intramuraler Tubenanteile läßt sich dabei nach Umschneidung des intramuralen Stumpfes mit der unipolaren Sonde und Hervorziehen an einem Faden bewerkstelligen, ohne daß übermäßig große Anteile des Myometriums abgetragen werden müssen. Die möglichst

---

◄Abb. 15. Zustand nach Naht der Tunica muscularis mit 8 · 0-Nyloneinzelknopffäden

Abb. 16. Zustand nach Naht der Serosa. Uterusnahe isthmisch-isthmische Anastomose

Abb. 17. Ausgedehnter Befund einer Salpingitis isthmica nodosa mit Befall der intramuralen Abschnitte

Abb. 18. Endzustand nach Durchführung einer kornual-isthmischen Anastomose

vollständige Entfernung erkrankter Eileiterabschnitte ist notwendig, um späteren Reokklusionen vorzubeugen und die Gefahr einer postoperativen Eileiterschwangerschaft zu verringern. Nach Erreichen dieser präparationstechnischen Vorbedingungen werden die beiden Schnittflächen zunächst durch 2 durch die Mesosalpinx geführte 6·0-Vicrylfäden einander genähert, um die End-zu-End-Vereinigung spannungsfrei in 2 Schichten vornehmen zu können.

Die Anastomose beginnt mit der Naht der Tunica muscularis, also der Wiedervereinigung des Muskelrohres. Hierzu werden 8·0-Nyloneinzelknopfnähte verwendet, die nicht durch das Lumen und die Tubenmukosa geführt werden dürfen. Je nach Ausmaß der vorausgegangenen Resektion erkrankter Tubenabschnitte ergeben sich 5 verschiedene Anastomosetypen: die kornual-isthmische und kornual-ampulläre Anastomose, bei der ein isthmischer oder ampullärer Tubenabschnitt mit dem intramuralen Segment wiedervereinigt wird, sowie die isthmisch-isthmische, isthmisch-ampulläre und ampullär-ampulläre Anastomose. Die Rekanalisation des Muskelrohres bei einer isthmisch-isthmischen Anastomose läßt sich bereits mit 4 8·0-Nyloneinzelknopfnähten erreichen. In den größerlumigen ampullären Tubenabschnitten werden allerdings oft 10 oder mehr Nähte benötigt. Bei der Anastomosierung von Eileiterabschnitten mit unterschiedlichen Lichtungsweiten wird die prinzipiell größere und von einer schwächeren Muskellage umgebene Lichtung des peripheren Tubenstumpfes entweder bereits bei der Eröffnung dem Lumen des uterusnahen Stumpfes angeglichen oder – falls dies nicht erreicht wurde – durch raffende U-Nähte der Tunica muscularis verkleinert. Nach Wiedervereinigung der Muskelschicht wird in einer 2. Lage die Serosa ebenfalls mit 8·0-Nyloneinzelknopfnähten verschlossen, nachdem zuvor die 6·0-Vicrylhaltefäden in der Mesosalpinx verknüpft wurden. Die Benutzung eines Splintes ist in den allermeisten Fällen nicht erforderlich. Die beschriebene Anastomosetechnik läßt sich exakt nur unter dem Operationsmikroskop vornehmen. Da unter dem Mikroskop auch die weitgehende Resektion intramuraler Tubenabschnitte mit nachfolgender kornualer Anastomose möglich ist, kann die eileiterverkürzende, blutreiche und mit der Notwendigkeit des späteren Kaiserschnittes belastete tubouterine Implantation in den meisten Fällen vermieden werden.

Tubouterine Implantation

Die Implantation der Tube in das Cavum uteri muß nur ausnahmsweise vorgenommen werden, wenn eine komplette Resektion der intramuralen Wandabschnitte erforderlich war, und eine Anastomose nicht mehr möglich ist. Die *tubouterine Implantation* unterscheidet sich mit Ausnahme der Verwendung mikrochirurgischen Nahtmaterials nicht wesentlich von früher beschriebenen Techniken.

Ergebnisse

Die Individualität der pathologisch-anatomischen Adnexveränderungen macht eine den jeweiligen morphologischen Schäden Rechnung tragende Klassifizierung nahezu unmöglich. Zur Bewertung des Operationserfolges nach mikrochirurgischen Eingriffen ist es daher üblich, eine Einteilung des Gesamtkollektivs nach den durchgeführten rekonstruierenden Operationsschritten vorzunehmen. Zur Ermittlung der Korrelation zwischen Art und Umfang des Eingriffs und der späteren Schwangerschaftsrate wurden die Patientinnen demnach in verschiedene Gruppen eingeteilt:

— nicht operiert, Tube intakt;
— Adhäsiolysen;
— Fimbrioplastik;
— Salpingostomie;
— Anastomosen;
— Anastomose und Fimbrioplastik bzw. Salpingostomie;
— Anastomose/kontralateral Salpingostomie;
— inoperabel.

Unter der hypothetischen Annahme, daß im Falle einer intrauterinen Schwangerschaft die Migration des Keimes durch die weniger geschädigte Tube erfolgt ist, wurde die Patientin bei seitendifferenten Befunden und entsprechend unterschiedlichen Operationsverfahren der Gruppe mit der weniger umfangreichen Korrektur und dem zumeist geringer ausgeprägten Eileiterschaden zugeordnet. Eine Frau beispielsweise, bei der auf der einen Seite lediglich eine Adhäsiolyse vorgenommen wurde, kontralateral dagegen neben einer Adhäsiolyse zusätzlich eine Salpingostomie, wurde in die Gruppe der „Adhäsiolysen" aufgenommen. Patientinnen, bei denen einseitig nur eine Salpingostomie, kontralateral lediglich eine Anastomose notwendig war, wurden in einer Sondergruppe plaziert. Frauen mit zumindest einseitig intakter Tube wurden ebenso wie Patientinnen, bei denen beide oder nur noch der einseitig vorhandene Eileiter sich als inoperabel erwiesen, ebenfalls in eigenen Gruppen aufgeführt. Die postoperativ mitgeteilten Schwangerschaften werden in intakte intrauterine Graviditäten, Aborte und Extrauteringraviditäten unterteilt. Bei den intrauterinen Graviditäten handelt es sich in der Mehrzahl der Fälle um weit fortgeschrittene und mit Lebendgeburten endende Schwangerschaften. Wiederholte Lebendgeburten und intrauterine Graviditäten bleiben unerwähnt.

Tabelle 1. Intrauterine Schwangerschaftsraten pro Jahr nach Korrektur eines erworbenen Tubenschadens

Jahr	Operationen an erkrankten Tuben	Intrauteringravidität
1976	11	7 (63,6%)
1977	24	14 (58,3%)
1978	45	15 (33,3%)
1979	81	26 (32,1%)
1980	129	37 (28,7%)
1981	191	47 (24,6%)
1982	180	29 (16,1%)
1983	149	15 (10,1%)
1984	190	12 (6,3%)

Nach Refertilisierungsoperationen bei zuvor sterilisierten Patientinnen treten die meisten Schwangerschaften innerhalb eines Jahres auf. Demgegenüber konzipieren Patientinnen nach Korrektur erkrankter Eileiter am häufigsten 8–24 Monate post operationem. Diese klinische Beobachtung veranschaulicht Tabelle 1, in der die Schwangerschaftsraten pro Jahr bei den Frauen aufgelistet sind, die sich wegen einer erworbenen tubaren Sterilität einer Fertilitätsoperation unterzogen. Mit zunehmendem zeitlichen Abstand vom Eingriff steigt die Erfolgsquote intrauteriner Graviditäten.

Da erst nach einem 2jährigen postoperativen Zeitintervall die annähernd endgültige Erfolgsrate eingeschätzt werden kann, wurden bei der Ergebnisanalyse von den bis Ende 1984 an unserer Klinik operierten 1195 Patientinnen (Tabelle 2) nur diejenigen berücksichtigt, bei denen bis Ende 1982 eine Fertilitätsoperation vorgenommen wurde.

Tabelle 2. Mikrochirurgische Fertilitätsoperationen an der UFK Düsseldorf 1976 bis 1984

	Erkrankungen	Zustand nach Sterilisation
1976	11	1
1977	24	2
1978	45	15
1979	81	29
1980	129	28
1981	191	35
1982	180	26
1983	149	35
1984	190	24
	1000	195

Bis zu diesem Zeitpunkt wurden insgesamt 797 mikrochirurgische Eingriffe durchgeführt. Bei 136 (17%) Frauen handelte es sich um Refertilisierungen nach vorausgegangener Tubensterilisation, bei den restlichen 661 (83%) Patientinnen wurde eine mikrochirurgische Fertilitätsoperation wegen des Verdachts auf Vorliegen einer Tubenerkrankung vorgenommen.

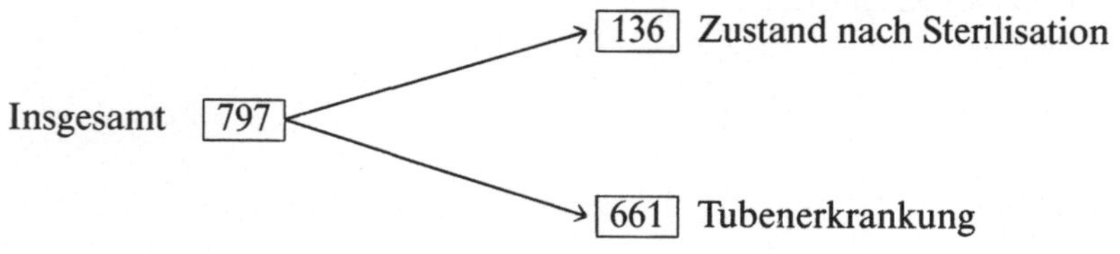

Tabelle 3 zeigt die Ergebnisse bei 136 Refertilisierungsoperationen.

Es ergibt sich insgesamt eine Rate intrauteriner Schwangerschaften von 61%. In dieser Zahl enthalten sind 13 Aborte. 4 weitere Patientinnen erlitten eine Extrauteringravidität. Nach einer mit mikrochirurgischen Techniken durchgeführten Refertilisierungsoperation nach vorausgegangener Sterilisation ist bei jeder 2. Frau mit einer Lebendgeburt zu rechnen. Die mikrochirurgische Refertilisierung bei sterilisierten Patientinnen mit erneutem Kinderwunsch ist allen anderen Verfahren überlegen.

Demgegenüber sind die Erfolgsquoten nach mikrochirurgischen Eingriffen an erkrankten Tuben wesentlich schlechter. Die Tab. 4 vermittelt, daß nur 174 der 661 operierten Patientinnen später intrauterin schwanger wurden.

Bei 19 dieser Frauen endete die Schwangerschaft zudem in einem Abort. Weitere 21 Patientinnen erlitten eine Extrauteringravidität. Nach mikrochirurgischen Eingriffen an erkrankten Tuben ist somit bei etwa einem Viertel der Fälle mit einer Lebendgeburt zu rechnen.

Analysiert man die Ergebnisse im Hinblick auf den Schweregrad der durchgeführten Korrektur, so läßt sich die Erfolgsprognose der einzelnen mikrochirurgischen Eingriffe an erkrankten Tuben konkreter einschätzen. Einen Überblick über die Resultate bei Frauen, bei denen eine Adhäsiolyse, Fimbrioplastik oder Salpingostomie vorgenommen werden mußte, liefert Tabelle 5.

Sie verdeutlicht, daß die Korrektur endständig verschlossener Tuben selbst mit Hilfe mikrochirurgischer Techniken eine schlechte Prognose aufweist. Die Limitierung des Erfolges bei der Eröffnung des ampullär verschlossenen Eileiterendes ist dabei nicht in der angewandten Operationstechnik zu sehen, sondern hängt mit den oft ausgeprägten, wohl als irreversibel anzusehenden allgemeinen Tubenwandschäden (Fibrose, Mukosaabflachung, Zilienverlust) zusammen. Bei nur 39 der 205 Patientinnen, bei denen an der nur noch einseitig vorhandenen Tube bzw. an beiden Eileitern gleichermaßen eine Salpingostomie notwendig war, ist eine intrauterine Gravidität eingetreten. Demgegenüber ist die intrauterine Schwangerschaftsrate bei den Frauen der Adhäsiolysen- und Fimbrioplastikgruppe mit mehr als 30% sehr viel besser.

Relativ gute Resultate sind auch nach Beseitigung uterusnaher Tubenverschlüsse zu erzielen. Wie die Tabelle 6 zeigt, sind von 55 Patientinnen mit zumeist auf die uterusnahen Partien begrenzter Tubenerkrankungen 18 intrauterin gravide geworden. In dieser Gruppe ist die höchste Rate an Extrauteringraviditäten (9,1%) zu verzeichnen.

Tabelle 3. Ergebnisse nach mikrochirurgischer Refertilisierung. (Operationszeitraum 1976–1982)

Anzahl	Intrauterine Gravidität	Aborte	Extrauterine Gravidität
136	83 (61,0%)	13 (9,5%)	4 (2,9%)

Tabelle 4. Gesamtergebnis nach mikrochirurgischer Korrektur erkrankter Tuben. (Operationszeitraum: 1976–1982)

Anzahl	Intrauterine Gravidität	Aborte	Extrauterine Gravidität
661	174 (26,3%)	19 (2,9%)	21 (3,2%)

Tabelle 5. Ergebnisse (Adhäsiolyse, Fimbrioplastik, Salpingostomie). (Operationszeitraum: 1976–1982)

Operations-methode	Anzahl	Intrauterine Gravidität	Aborte	Extrauterine Gravidität
Adhäsiolyse	123	41 (33,3%)	5 (4,1%)	4 (3,3%)
Fimbrioplastik	130	41 (31,5%)	1 (0,8%)	5 (3,8%)
Salpingostomie	205	39 (19,0%)	7 (3,4%)	4 (1,9%)

Tabelle 6. Ergebnisse nach Anastomose und kombinierten Eingriffen (Operationszeitraum 1976–1982)

Operations-methode	Anzahl	Intrauterine Gravidität	Aborte	Extrauterine Gravidität
Anastomose	55	18 (32,7%)	2 (3,6%)	5 (9,1%)
Anastomose *und* Fimbrioplastik bzw. Salpingostomie	40	7 (17,5%)	0	1 (2,5%)
Anastomose, *kontralateral* Fimbrioplastik bzw. Salpingostomie	12	8 (66,7%)	0	1 (8,3%)

Tabelle 7. Ergebnisse bei Patientinnen mit zumindestens einseitig intakter Tube sowie bei Frauen mit inoperablem Situs. (1976–1982)

	Anzahl	Intrauteringravidität	Aborte	Extrauteringravidität
Intakt	54	20 (37,0%)	4 (7,4%)	1 (1,8%)
Inoperabel	41	0	0	0

Ist neben der Beseitigung eines uterusnahen Verschlusses an derselben Tube eine Fimbrioplastik oder Salpingostomie vorgenommen worden, sinken die Chancen auf eine spätere Gravidität wiederum auf unter 20% ab. Kombinierte Eingriffe weisen somit eine ähnlich schlechte Prognose auf wie Salpingostomien. Limitierender Faktor sind auch hier die generell schweren Wandveränderungen.

Bei der Gruppe von Frauen, bei denen auf der einen Seite eine Anastomose, kontralateral dagegen eine Fimbrioplastik bzw. Salpingostomie durchgeführt wurde, ergibt sich eine hohe Erfolgsquote von über 66%. Die Fallzahl dieser Gruppe ist allerdings zu klein, um hieraus definitive Schlüsse ziehen zu können.

Eine doppelseitige tubouterine Implantation oder ein entsprechender Eingriff an einem nur noch einseitig vorhandenen Eileiter, mußte bisher nicht durchgeführt werden. Die wenigen, tatsächlich notwendigen tubouterinen Implantationen wurden sämtlich bei Frauen vorgenommen, an deren kontralateralem Eileiter eine Anastomose, Fimbrioplastik oder Salpingostomie durchgeführt wurde und die somit in die entsprechenden Gruppen aufgenommen wurden. Die Ergebnisse bei den Patientinnen, die entgegen dem Befund der präoperativen Diagnostik intraoperativ entweder einseitig oder doppelseitig intakte Tuben aufwiesen, oder deren Eileiter sich doppelseitig oder einseitig (bei Fehlen der Gegenseite) als inoperabel herausstellten, sind in Tabelle 7 zusammengefaßt.

Dabei stellt sich heraus, daß die Frauen mit zumindest einseitig intakter Tube zu den Patientinnen zählen, die anatomische Besonderheiten aufweisen. Hierzu zählen hypoplastische Tuben (Abb. 19), die sich durch eine starke Schlängelung, eine auffallend dünne Wandung im ampullären Bereich sowie eine Transportverzögerung der Farbstofflösung bei der Chromopertubation auszeichnen. Oft finden sich akzessorische Ostien, Nebentrichter und Hydatiden. Eine ringförmige Einschnürung vor dem Trichter täuscht eine Phimose vor. Das häufig gleichzeitige Vorkommen mit disseminierten Endometrioseherden, multiplen kleinen Ovarialzysten und Corpus-luteum-Insuffizienz weisen auf eine bisher ungeklärte Funktionsstörung hin. Frauen mit einem hypoplastischen Tubensyndrom sind nicht absolut steril. Dies zeigt schon die Erfolgsquote von 37% intrauteriner Schwangerschaften bei den Patientinnen der Gruppe mit intakten Tuben, in der vorwiegend Frauen mit hypoplastischen Eileitern enthalten sind. Die Indikation zu den nicht notwendigen Eingriffen bei diesen Frauen ergab sich aus den Befunden der präoperativen Diagnostik: hypoplastische Eileiter täuschen bei der HSG und/oder Laparoskopie nicht selten uterusnahe Verschlüsse und Saktosalpingen vor.

Bei den Patientinnen mit inoperablen Eileitern sind weder intrauterine noch extrauterine Graviditäten nach der Operation aufgetreten. Die Inoperabilität stellte sich immer erst während des Eingriffs heraus. Dabei handelte es sich entweder um intraluminale Verklebungen der gesamten Ampulle (Abb. 20) oder um den weitgehenden Verlust von Ovarialgewebe z. B. nach Resektion von Zysten. Gelegentlich wurde unerwartet ein sog. „frozen pelvis" oder eine Tuberkulose der Tube angetroffen.

Die hier wiedergegebenen Resultate spiegeln den aktuellen Ergebnisstand an einem nicht selektionierten Kollektiv wider. Mit weiterer Beobachtungszeit ist noch eine geringfügige Verbesserung der Erfolgsquoten zu erwarten, da einige Graviditäten auch noch nach mehreren Jahren eintreten. Das bisher längste Zeitintervall zwischen Operation und Eintritt einer Schwangerschaft betrug mehr als 6 Jahre. Aufgrund dieser Erfahrungen ist bei der mikrochirurgischen Behandlung entzündlich bedingter Tubenerkrankungen definitiv mit einer Erfolgsquote von 30%, bei den Refertilisierungsoperationen nach vorausgegangener Sterilisation mit einer Gesamtrate von mehr als 60% zu rechnen. Die mikrochirurgische Fertilitätsoperation stellt somit die z. Z. erfolgversprechendste Behandlungsmethode bei Vorliegen einer tubarbedingten Sterilität dar. Gegenüber der extrakorporalen Befruchtung bietet sie der Patientin darüber hinaus den psychologisch wichtigen Vorteil, auf natürlichem Wege konzipieren zu können.

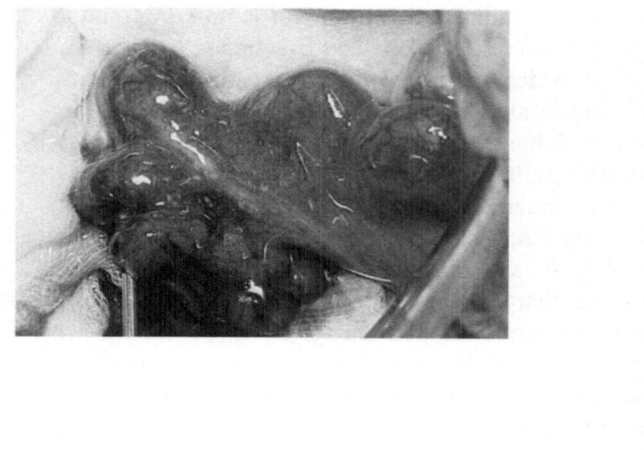

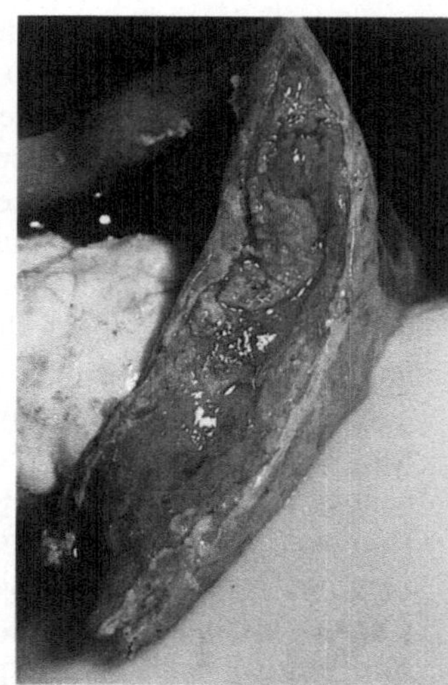

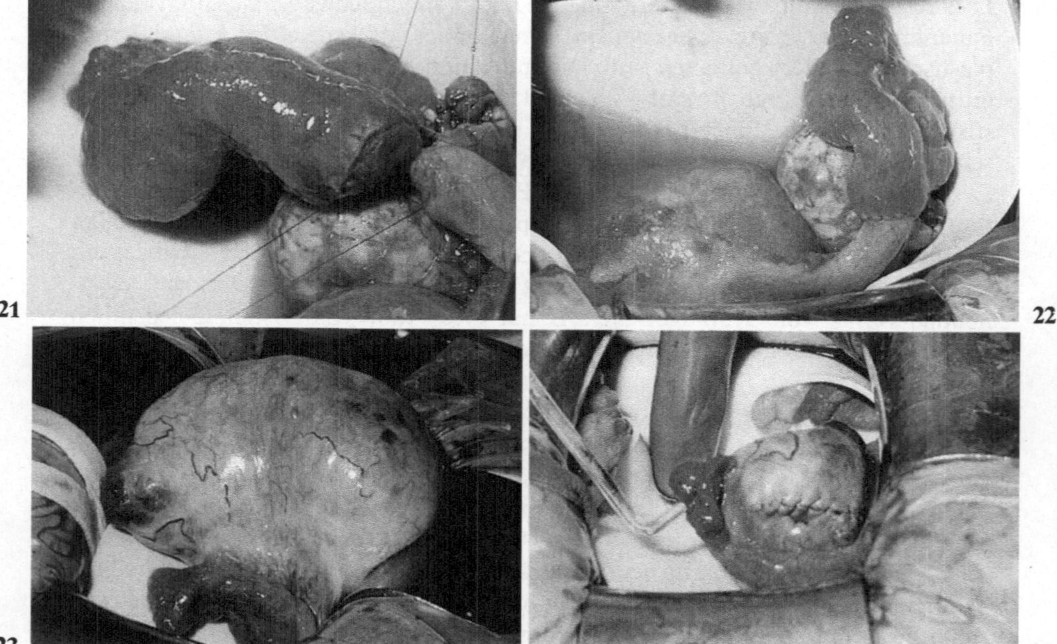

Abb. 19. Hypoplastische Tube mit weitgehendem Verlust der Tunica muscularis im ampullären Abschnitt

Abb. 20. Durch ausgedehnte, die gesamte Ampulle erfassende intraluminale Verwachsungen irreparable Tube

Abb. 21. Tubargravidität. Zustand nach keilförmiger Resektion des die ektope Fruchtanlage tragenden mittleren Tubensegments

Abb. 22. Endzustand nach einzeitiger isthmisch-ampullärer Anastomose

Mikrochirurgie bei Tubargravidität

Die vollständige Entfernung eines graviden Eileiters mit Keilresektion des interstitiellen Abschnittes bietet einen sicheren Schutz vor einem Rezidiv an gleicher Seite. Ist die kontralaterale Tube gesund, steht später einer normal verlaufenden Gravidität nichts im Wege. Bei einem Teil der betroffenen Frauen weist der Eileiter der Gegenseite allerdings gleichermaßen – intraoperativ nicht immer erkennbar – funktionsbeeinträchtigende Veränderungen auf, wird möglicherweise durch den Eingriff selbst geschädigt oder erkrankt zu einem späteren Zeitpunkt. Aus diesen Gründen muß bei einer Patientin, die an einer Tubargravidität erkrankt, nachfolgend nicht nur mit einer konsekutiven sekundären Sterilität gerechnet, sondern darüber hinaus an das erhöhte Risiko einer Fehlnidation in dem noch verbleibenden Eileiter gedacht werden.

Bei einer Patientin mit dringendem Kinderwunsch sollte daher eine Tubargravidität therapeutisch nach einem Konzept angegangen werden, das die Erhaltung der Fertilität am besten gewährleistet. Die Mitherausnahme der kontralateralen Tube zur absoluten Rezidivprophylaxe sollte unterbleiben. Angesichts der Möglichkeiten der In-vitro-Fertilisation ist eine Adnexexstirpation nur noch dann gerechtfertigt, wenn die Extrauteringravidität zur weitgehenden Zerstörung des benachbarten Ovars geführt hat. Eine komplette Salpingektomie sollte nicht von vornherein das Operationsziel sein. Die vollständige Entfernung sollte lediglich den wenigen Fällen vorbehalten bleiben, bei denen entweder eine irreparable Destruktion des gesamten Eileiters vorliegt oder eine bedrohliche Blutung nicht anders beherrscht werden kann.

Mit Hilfe der β-HCG-Bestimmung, Ultrasonographie und Laparoskopie läßt sich die Diagnose einer Eileiterschwangerschaft meist schon zu einer Zeit stellen, in der die Ausdehnung der ektopen Fruchtanlage noch begrenzt und eine Ruptur noch nicht eingetreten ist. In einer derartigen Situation ist – falls die Patientin dies wünscht und bereit ist, ein Rezidiv in Kauf zu nehmen – ein eileitererhaltender Eingriff möglich. Er sollte unter den Rahmenbedingungen einer mikrochirurgischen Fertilitätsoperation und unter Verwendung mikrochirurgischer Instrumentarien und Nahtmaterialien vorgenommen werden. Vergrößernde Geräte sind hierzu nicht erforderlich, solange eine Anastomose umgangen werden kann.

Zur Erhaltung der Tube bzw. gesunder Eileiterabschnitte können folgende Operationsverfahren eingesetzt werden:

— Exprimierung durch den Trichter
— antimesosalpingeale Längsinzision (Tubotomie)
— Tubenteilresektion und Versenkung der ligierten Stümpfe (spätere Rekanalisierung optimal)
— Tubenteilresektion und sofortige Anastomosierung

◄**Abb. 23.** Großes Ovarialmyxom

Abb. 24. Zustand nach Tumorverkleinerung. Verschluß der Ovarialkapsel durch eine fortlaufende 6·0-Vicrylnaht

- Salpingoneostomie
- (laparoskopische Resektion)

Als Zugang in das Abdomen dient normalerweise ein Unterbauchquerschnitt. Einige Operateure propagieren im Frühstadium einer Tubargravidität auch die laparoskopische Entfernung.

Die Entscheidung welche konservierende Methode eingesetzt werden soll, richtet sich nach der Lokalisation und Ausdehnung der Tubargravidität, dem Zustand des kontralateralen Eileiters und danach, ob der Operateur mit mikrochirurgischen Techniken vertraut ist.

Die vorsichtige digitale *Exprimierung* der gesamten Fruchtanlage und der Blutkoagel kann bei trichternahem Sitz gelingen, falls das abdominale Ostium noch geöffnet ist. Persistierende Blutungen lassen sich durch Aufträufeln einer vasokonstriktorischen Lösung oder mit Hilfe der bipolaren Koagulation zum Stillstand bringen. Ist die Darstellung einer Blutungsquelle nicht möglich, kann das Ostium durch eine antimesosalpingeale Längsinzision erweitert werden. Mit diesem, einer Fimbrioplastik entsprechenden Schritt läßt sich das Wundbett besser überschauen und die Blutung definitiv zum Stehen bringen. Die Schnittkanten sollten mit evertierenden mukoserösen Nähten der Stärken 6·0 bzw. 8·0 versorgt werden.

Bei Sitz der Fruchtanlage im Infundibulum mit weitgehender Zerstörung der Wandung und des Trichters, ist eine Resektion des Ampullenendes häufig nicht zu vermeiden und die Durchführung einer *Salpingoneostomie* unumgänglich. Eine derartige Salpingoneostomie hat eine erhebliche Beeinträchtigung des Eiauffangmechanismus zur Folge und sollte daher nur vorgenommen werden, wenn sich operationstechnisch keine Alternative anbietet.

Die *Tubotomie* als organerhaltendes Verfahren eignet sich bei Lokalisation der Schwangerschaftsanlage in Eileitermitte. Die Hämatozele wird durch eine antimesosalpingeale Inzisionsöffnung digital exprimiert, fester haftende Gewebsteile und bereits organisierte Koagel werden mit der Pinzette schonend entfernt. Eine Kurettage sollte wegen der zusätzlichen Schädigungsmöglichkeit der Endosalpinx unterbleiben. Blutstillung erfolgt bipolar oder durch intraluminale Instillationen einer adrenalinhaltigen Lösung. Die längs eröffnete Tubenwand wird mit mikrochirurgischem Nahtmaterial entweder in Einzelknopftechnik oder zweischichtig verschlossen.

Ist eine Blutstillung trotz dieser Maßnahmen nicht möglich, und auch nicht nach Umstechung und Ligatur größerer, zum Implantationsbett führender Gefäße der Mesosalpinx zu erreichen, sollte eine *keilförmige Resektion* des befallenen Tubensegmentes vorgenommen werden (Abb. 21). Die Basis des Keils sollte etwa der Länge der Inzisionsöffnung entsprechen, die Spitze in der Mesosalpinx liegen. Eine Resektion muß auch dann erwogen werden, wenn nach Entfernung des heterotopen Gewebes und der zur Blutstillung gelegentlich unvermeidbaren Traumatisierung größere Wandzerstörungen im Tubeninneren zurückbleiben.

Für den mikrochirurgisch nicht versierten Operateur empfiehlt sich in dieser Lage die Ligatur, Versenkung und sorgfältige Peritonealisierung der Tubenstümpfe – besonders dann, wenn die kontralaterale Adnexe unauffällig erscheint. Falls eine Konzeption ausbleibt, kann die unterbundene Tube später notfalls im Rahmen einer mikrochirurgischen Fertilitätsoperation rekanalisiert werden. Zu diesem Zeitpunkt sind die operationstechnischen Voraussetzungen für eine Anastomosierung und somit die Möglichkeit einer optimalen Funktionswiederherstellung des Eileiters ungleich besser. Ein mit mikrochirurgischen Techniken Vertrauter kann sofort eine zweischichtige isthmisch-ampulläre oder ampullär-ampulläre *Anastomose* vornehmen (Abb. 22). Hierzu ist ein Mikroskop vorteilhaft. Die *Resektion mit sofortiger Anastomosierung* erspart der Patientin unter Umständen einen weiteren Eingriff. Das einzeitige Vorgehen ist daher angebracht, wenn die Patientin bereits mehrfach laparotomiert wurde.

Bei isthmischem Sitz der ektopen Fruchtanlage ist eine Tubotomie nur selten möglich. Häufig erweist sich nicht nur die Blutstillung als schwierig oder unmöglich, auch die sofortige Anastomosierung unter dem Mikroskop birgt wegen des begleitenden Ödems und Hämatoms der isthmischen Eileiterwandung die erhöhte Gefahr einer späteren Reokklusion oder einer rezidivbegünstigenden Stenose in sich. Die Längsinzision in den uterusnahen Abschnitten sollte daher besser unterbleiben und stattdessen die sofortige Resektion des befallenen Tubensegmentes mit Unterbindung und Peritonealisierung der Stümpfe vorgenommen werden. Eine spätere mikrochirurgische Rekanalisierung *(zweizeitige Anastomose)* ist ähnlich erfolgversprechend wie eine Refertilisierung nach Sterilisation, falls die zurückbelassenen Tubenpartien intakt und ausreichend lang sind.

Bei einer interstitiellen Nidation der Fruchtanlage muß der intramurale Abschnitt des Eileiters in Form einer Keilexzision entfernt werden. Der peripher noch gut erhaltene Eileiterabschnitt sollte dabei nicht mit herausgenommen werden. Er läßt sich eventuell zu einem späteren Zeitpunkt implantieren.

Nach Vornahme einer konservierenden Extrauterinoperation sollte an die Möglichkeit einer postoperativen Nachblutung gedacht werden. Durch postoperative Verlaufskontrollen des β-HCG muß sichergestellt sein, daß das ektopische Schwangerschaftsgewebe vollständig reseziert wurde. Darüber hinaus empfiehlt es sich, der Patientin einen 4- bis 6monatigen Schwangerschaftsschutz anzuraten.

Ergebnisse

In der Zeit von 1976 bis 1984 wurden an der UFK Düsseldorf insgesamt 133 Operationen bei Patientinnen mit einer Extrauteringravidität durchgeführt (Tabelle 8).

Seit dieser Zeit wurden bei denjenigen Frauen, die auf die Erhaltung ihrer Fertilität Wert legten, in zunehmendem Maße eileitererhaltende Verfahren angewendet. Während im Jahre 1976 bei nur einer der 11 operierten Patientinnen eine konservierende Methode eingesetzt wurde, konnten 1984 von 15 Patientinnen 13 organerhaltend operiert werden. Bei insgesamt 50 Frauen war ein tubenkonservierender Eingriff entweder wegen ausgedehnter Zerstörung der Tube nicht möglich, wurde ausdrücklich nicht gewünscht oder war aus anderen Gründen wie z. B. erhöhtes Lebensalter nicht sinnvoll. Wie oft die einzelnen organerhaltenden Methoden eingesetzt wurden, geht aus Tabelle 9 hervor.

Bei den 83 Patientinnen war nur 3mal eine Salpingoneostomie erforderlich. Eine Exprimierung des Schwangerschaftsproduktes durch den noch geöffneten Trichter erfolgte 12mal. Die weitaus häufigsten Verfahren waren die antimesosalpingeale Tubotomie - überwiegend im ampullären Tubenabschnitt - sowie die Re-

Tabelle 8. Operationen bei Tubargravidität (UFK Düsseldorf 1976–1984)

Jahr	Insgesamt	Davon konservierend
1976	11	1
1977	7	5
1978	8	4
1979	17	10
1980	15	7
1981	18	12
1982	25	18
1983	17	13
1984	15	13
	133	83

Tabelle 9. Anwendungshäufigkeit der verschiedenen konservierenden Verfahren

1. Exprimierung durch den Trichter	12
2. Antimesosalpingeale Tubotomie	24
3. Tubenteilresektion *ohne* Anastomose	26
4. Resektion *mit* gleichzeitiger Anastomose	18
5. Salpingoneostomie	3
	83

sektion des die Schwangerschaft tragenden Eileitersegmentes mit anschließender Ligatur und Versenkung der Stümpfe. In 18 Fällen wurde nach Resektion eines ampullären Eileitersegmentes sofort die Rekanalisation in Form einer ampullären bzw. isthmisch-ampullären Anastomose angeschlossen.

Bei 46 der 83 Patientinnen erwies sich intraoperativ die kontralaterale Tube als unauffällig. 21mal wurden funktionsbeeinträchtigende Veränderungen an den Adnexen festgestellt. Hierbei handelte es sich überwiegend um perisalpingitische und periovarielle Adhäsionen. Einige dieser Eileiter zeigten daneben mehr oder weniger ausgeprägte Stenosierungen der Trichteröffnung. In 4 Fällen fand sich der kontralaterale Eileiter endständig komplett verschlossen und wurde intraoperativ in diesem Zustand belassen. Bei 16 Frauen war der Eileiter der Gegenseite anläßlich einer vorausgegangenen Salpingektomie – in den meisten Fällen wegen einer Eileitergravidität – entfernt worden. Insgesamt 20 Frauen verfügten somit nach dem Eingriff nur noch über eine funktionstüchtige Adnexe. Bei diesen Patientinnen läßt sich eine Aussage über den Wert der durchgeführten eileitererhaltenden Operationen machen. Wie in Tabelle 10 zusammengestellt, sind insgesamt 4 der nach einem konservierenden Verfahren operierten Patientinnen, deren kontralaterale Tube entweder fehlte oder endständig verschlossen war, intrauterin schwanger geworden.

Zwei Patientinnen brachten ein lebendes Kind zur Welt. Bei einer Patientin führte die Gravidität zum Abort, eine weitere Frau ist z. Z. in einem fortgeschrittenen Schwangerschaftsstadium. Zwei Patientinnen erlitten eine erneute Tubargravi-

Tabelle 10. Ergebnisse bei 20 konservierend operierten Patientinnen mit kontralateral fehlender
(n = 16) oder endständig komplett verschlossener
(n = 4) Tube

Intrauterine Graviditäten:	4
Rezidivextrauteringravidität	2
Postoperative HSG:	
durchgängig:	5
nicht durchgängig:	1
Nicht nachuntersucht, nicht schwanger:	6
LTF:	2

dität an der operierten Seite. Sechs Frauen wurden wegen ausbleibender Schwangerschaft salpinographiert. Dabei erwies sich der operierte Eileiter in 5 Fällen als durchgängig, während bei einer Patientin postoperativ ein Verschluß eingetreten war. Sechs Patientinnen wurden bisher nicht nachuntersucht, von 2 Frauen erhielten wir auf schriftliche Anfragen keine Antwort.

Faßt man die vorliegenden Ergebnisse zusammen, ergibt sich, daß mit einer eileitererhaltenden Operationsmethode die Funktion der Tube bewahrt werden kann. Bei mindestens 11 Frauen zeigte sich postoperativ eine ungestörte Tubenpassage. Normale Schwangerschaften nach einem derartigen Eingriff sind möglich, Rezidive kommen ebenfalls vor.

Die bisher vorliegenden Zahlen hinsichtlich dieses speziellen Patientenkollektivs sind noch zu klein, um eine zuverlässige Prognose über das Auftreten intrauteriner Graviditäten bzw. erneuter Eileiterschwangerschaften nach tubenerhaltenden Eingriffen zu ermöglichen. Ob die Mikrochirurgie bei der konservierenden Behandlung der Tubargravidität einen Fortschritt darstellt, läßt sich bisher ebenfalls nicht entscheiden. Antworten auf die momentan ungelösten Fragen sind zu erhoffen aus einer z. Z. laufenden Studie der Arbeitsgemeinschaft Mikrochirurgie an Frauen, die wegen einer Gravidität an der einseitig existierenden Tube organerhaltend operiert wurden.

Mikrochirurgie bei gutartigen Adnextumoren (Abb. 23 und 24)

Ergibt sich bei einer Patientin in reproduktionsfähigem Alter die Notwendigkeit zur operativen Behandlung eines gutartigen Adnextumors, sollte nach Möglichkeit die Ovarektomie oder Adnexexstirpation vermieden und stattdessen organerhaltend vorgegangen werden. Die konservierende Ovarialchirurgie ist allerdings mit dem Risiko postoperativer Organverklebungen und Adhäsionsentstehungen belastet, die eine mechanische Beeinträchtigung des Ovulationsvorgangs verursachen sowie eine Störung der Eiaufnahmefähigkeit der Tube bewirken können. Dies gilt insbesondere für die in konventioneller Technik vorgenommene Entfernung von Ovarial- und Paraovarialzysten. Aus diesem Grunde empfiehlt es sich, bei notwendigen Eingriffen an den Adnexen junger Frauen, allgemeine mikrochirurgische Prinzipien zu beachten, um durch Minimierung des Operationstraumas die Gefahr funktionsbeeinträchtigender Verklebungen und Verwachsungen zu verringern.

Die Laparotomie sollte wie eine mikrochirurgische Fertilitätsoperation begonnen werden. Gelegentlich ist eine Mobilisierung des den Tumor tragenden Ovars erforderlich – besonders bei Vorliegen von Endometriosezysten. Die mobilisierte Adnexe wird aus dem Becken herausgehoben, der Douglas-Raum austamponiert und eine Silastikplatte unterlegt. In den meisten Fällen kann auf den Mikroskopeinsatz verzichtet werden. Unverzichtbar hingegen ist die Benutzung des elektromikrochirurgischen Instrumentariums sowie die Verwendung mikrochirurgischer Nahtmaterialien. Um einer postoperativen Verklebung des Ampullenendes mit der Eierstockoberfläche vorzubeugen, sollte die Inzision der Ovarialkapsel über dem Tumor in einem vom Tubentrichter möglichst weit entfernten, am besten an der Lateralfläche gelegenen Bereich durchgeführt werden. Es sollte versucht werden, lediglich die bei größeren Tumoren oft sehr dünne Ovarialkapsel zu spalten, ohne dabei die Zystenwand mit zu eröffnen. Die häufig sich gut gegen das Ovarialgewebe abgrenzenden Zysten oder Teratome lassen sich überwiegend leicht aus ihrem Tumorbett in toto ausschälen. Zur Darstellung der Grenze zwischen Zystenwand und Ovarialgewebe empfiehlt es sich, die Ovarialwundränder mit Moskitoklemmen anzuspannen und gleichzeitig die Zyste bzw. den Tumor unter Spannung zu halten. Das komplette Ausschälen der Zystenwand läßt sich vorzugsweise durch überwiegend scharfe Präparation mit Hilfe einer feinen Mikroschere erreichen. Größere, in die Zystenwand einstrahlende Blutgefäße können dabei vor Durchtrennung bipolar koaguliert werden. Ist der Tumor aus seinem Bett vollständig herausgeschält worden, kann die entstandene Wundhöhle mit durchgreifenden 4·0-Dexoneinzelknopfnähten verkleinert werden. Hierdurch kommt es meistens zu einer ausreichenden Blutstillung und gleichzeitig zu einer guten Adaptation der Ovarialwundränder. Der Verschluß der Ovarialrinde sollte mit 8·0- oder 6·0-Einzelknopfnähten bzw. einer entsprechenden fortlaufenden Naht vorgenommen werden. Die Fadenführung bei Einzelknopfnähten kann dabei so gewählt werden, daß die Knoten nach innen weisen. Bei einer fibrotisch verdickten Ovarialrinde empfiehlt sich dabei die Verwendung von scharfen Nadeln. Prinzipiell sollte der freie Schnittrand invaginiert werden, damit abschließend eine glatte Ovarialoberfläche wiederhergestellt ist.

Vor Verschluß des Abdomens sollte solange mit Ringer-Laktatlösung gespült werden, bis die Spülflüssigkeit klar ist. Wie bei Fertilitätsoperationen kann die Patientin Antibiotika und Kortikosteroide erhalten.

Ergebnisse

Bei den von 1976 bis 1984 vorgenommenen mikrochirurgischen Fertilitätsoperationen fand sich in 207 Fällen als Nebenbefund ein präoperativ zumeist nicht diagnostizierter gutartiger Adnextumor. In der überwiegenden Mehrzahl handelte es sich dabei um einfache oder funktionelle Zysten des Ovars. Die weitaus häufigste Form dieser Tumoren stellten Corpus-luteum-Zysten dar. In geringerer Zahl kamen Endometriosezysten, Teratome und andere, gutartige Geschwulstbildungen vor. Nur ausnahmsweise fanden sich größere Paraovarialzysten. Alle Tumoren konnten in toto exstirpiert werden und dabei ein genügend großer Anteil gesunden Ovarialgewebes erhalten werden. Postoperative Laparoskopien bei denjenigen Patientinnen, die 1 Jahr nach dem Eingriff nicht schwanger geworden waren, zeigten in der Mehrzahl der Fälle eine weitgehend verwachsungsfreie Adnexe. Nur in wenigen Fällen war es zur Ausbildung zarter periovarieller Adhäsionen mit gelegentlicher Fixation des Eileiterendes auf dem Ovar gekommen. Aufgrund dieser Erfahrungen sollten Patientinnen, die auf die Erhaltung ihrer Fertilität Wert legen und bei denen sich wegen des Vorliegens eines Adnextumors die Notwendigkeit zu einer Laparotomie ergibt, unter Beachtung mikrochirurgischer Prinzipien operiert werden.

Literatur

Brosens I, Boeckx W, Gordts S, Vasquez G (1980) Funktionserhaltende Operationen bei Ovarialendometriose, Tubenschwangerschaft und Tubenokklusion. Gynäkologe 13: 153–159

Crosignani PG, Rubin BL (1980) Microsurgery in female infertility. Academic Press, London Toronto Sydney

Frantzen CH, Schlößer HW (1984) Mikrochirurgie in der Gynäkologie. Bücherei des Frauenarztes, Bd 15. Enke, Stuttgart

Gomel V (1980) Microsurgical techniques in infertility. Clin Obstet Gynecol 23: 1143–1312

Hepp H, Scheidel P (1982) Operatives Vorgehen bei der Extrauteringravidität. In: Künzel W, Rauskolb R (Hrsg) Gießener gynäkologische Fortbildung 1981. Thieme, Stuttgart New York

Schneider HPG, Schweppe K-W (1983) Rekonstruktive Chirurgie des inneren Genitale der Frau. Elser, Mühlacker

Zander J (1983) Die Sterilität. Fortschritte für das diagnostische und therapeutische Handeln. Urban & Schwarzenberg, München Wien Baltimore

Indikationen für die Lasertechnik in der Gynäkologie – Ergebnisse

S. HEINZL

Einleitung

Seit dem Zweiten Weltkrieg haben in der Elektronik neuartige Geräte und Bauelemente Eingang gefunden. Die Wirkungsweise dieser Geräte beruht auf Atom- oder quantenoptischen Effekten. Eine dieser Entwicklungen ist der Laser. Nach der Erfindung im Jahre 1960 hat es sehr lange gedauert, bis der Laser für wirtschaftliche Anwendungen einsetzbar wurde. Die zynische Feststellung, „der Laser – eine Lösung, die nach einem Problem Ausschau hält", wurde bald eines Besseren belehrt. Heute erstreckt sich die Anwendung auf weite Bereiche der Technik, der Naturwissenschaft und der Medizin (Ineichen 1985).

Physikalische, biophysikalische und apparative Grundlagen

Physikalische Grundlagen

Das Wort Laser ist eine Abkürzung für die englische Bezeichnung „light amplification by stimulated emission of radiation". Dies bedeutet Lichtverstärkung durch erzwungene Strahlungsanregung. Beim Laser handelt es sich um einen Generator für Lichtwellen. Der prinzipielle Aufbau eines Lasers ist in Abb. 1 dargestellt. Durch Zufuhr von Pumpenenergie werden ausreichend Atome oder Moleküle des Lasermaterials bis zur Inversion angeregt. Die entstehende Strahlung durchläuft vielfach

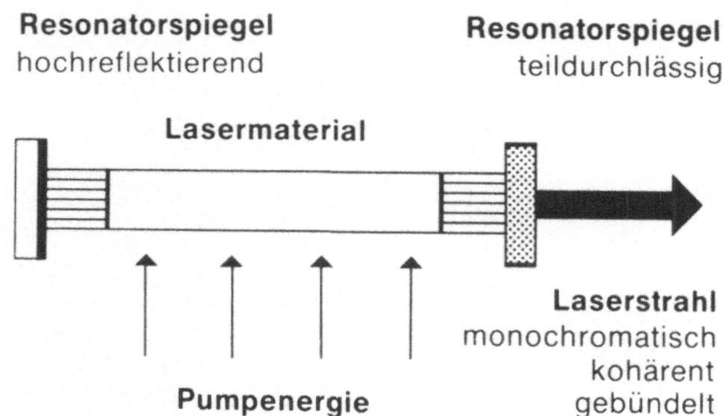

Abb. 1. Schematischer Aufbau eines Lasers. (Nach Hofstetter u. Frank 1979)

Universitäts-Frauenklinik, Kantonsspital Basel, Schanzenstr. 46, CH-4031 Basel zwischen den beiden Resonatorspiegeln das angeregte Lasermaterial und wird mit jedem Durchlauf verstärkt. Ein Teil der Strahlung tritt durch den teildurchlässigen Resonatorspiegel aus. Der ausgekoppelte Laserstrahl hat 3 typische Eigenschaften: Er ist monochromatisch, kohärent und gebündelt. Durch die gute Bündelung des Laserstrahls kann die Energie auf einen winzigen Punkt konzentriert werden, wodurch eine lokale Leistung erreicht wird, welche mit herkömmlichen Energiequellen nicht erreicht werden kann. Mittlerweile gibt es unzählige Lasersysteme. Der Unterschied liegt in dem zur Anwendung gebrachten Lasermaterial, wodurch Laserlichter mit unterschiedlichen Wellenlängen entstehen. Daraus ergeben sich wiederum unterschiedliche Wirkungen und Anwendungen (Dinstl u. Fischer 1981).

Biophysikalische Grundlagen

Die Wirkungen der Laserstrahlung auf biologisches Material nehmen ein breites Spektrum ein, welches vom einfachen Reiz bis zur vollständigen Zerstörung reicht:

— Auslösung von biologischen Reaktionen ohne merkbare Erwärmung
— lokale Gewebserwärmung ohne Schädigung seiner Lebensfähigkeit
— Beeinträchtigung der Enzymtätigkeit
— Wasserentzug und Schrumpfung von Gewebe
— Irreversible Koagulation von Proteinen bei Überschreiten einer bestimmten Temperatur
— Bildung von Schorf und dünnen Kohlenstoffschichten (Karbonisierung)
— Verdampfung (Vaporisierung von Gewebe, Verkochung)

Für chirurgische Zwecke sind die thermischen Wirkungen, nämlich die Koagulation, das Schneiden und das Verdampfen von Bedeutung. Beim Koagulieren kommt es zur Gerinnung von Eiweißstoffen bei entsprechender Temperaturerhöhung, welche durch Wärme, die bei der Absorption von Laserstrahlung entsteht, erreicht wird. Die Koagulation kann sowohl zur Zerstörung von krankhaftem Gewebe als auch zum Verschließen von Gefäßen, also Blutstillung, eingesetzt werden. Beim Schneiden wird das Gewebe durch ein schnelles Verbrennen im fokussierten Strahl durchtrennt. Dabei bildet sich auf jeder Seite ein Schnittgraben mit einer Nekrosezone, die die Blutgefäße versiegelt. Beim Schneiden blutet es daher sehr wenig. Mit dem Laserskalpell ist es möglich, berührungs- und drucklos zu arbeiten. Verdampfen, auch Vaporisieren genannt, ist die völlige Umwandlung von Gewebe in Rauch und Dampf, welche durch die starke Absorption von Laserstrahlung bewirkt wird. So kann krankhaftes Gewebe abgetragen werden, wobei das benachbarte gesunde Gewebe unversehrt erhalten bleibt. Die Nekrosezone beträgt beim CO_2-Laser knapp 0,5 mm. Dies hat den Vorteil, daß die Heilungsphasen meist kurz sind. Die Bildung von postoperativen Ödemen ist in der Laserchirurgie zu vernachlässigen. Dadurch sind die postoperativen Schmerzen selten und gering (Dinstl u. Fischer 1981).

In der operativen Gynäkologie werden sowohl der Neodym-YAG als auch der CO_2-Laser eingesetzt. Welches Lasergerät zum Einsatz kommt, ist davon abhängig, ob man damit koagulieren, schneiden oder vaporisieren will. Dabei ist die Leistung des Lasers und die von ihm emitierte Wellenlänge zu beachten. Dazu kommt noch,

                                                        S. Heinzl

wie stark bei dieser Wellenlänge das Gewebe die auftreffende Strahlung absorbiert, und welcher Anteil von ihr im Gewebe gestreut wird. Neben der Absorption und Streuung können auch noch die Diffusion der Wärme (Wärmeleitung und Wärmetransport) durch strömendes Blut die Wirkung beeinflussen.

Beim CO_2-Laser liegt nun eine starke Absorption vor. Dabei dringt die Strahlung nur wenig ein und wird bereits in einer sehr dünnen Schicht größtenteils in Wärme umgewandelt. Die Temperatur steigt rasch an, und das Gewebe wird schnell verdampft. Dies wird als Oberflächeneffekt bezeichnet. Beim Neodym-YAG-Laser hingegen kommt es zu einer geringen Absorption und großen Streuung. Dabei dringt die Strahlung tiefer ins Gewebe ein und verteilt sich auf größere Volumina. Dies nennt man dann den Volumeneffekt. Diese 2 unterschiedlichen Wirkungsarten sind in Abb.2 schematisch dargestellt. Somit ist es deutlich, daß sich der CO_2-Laser vor allem zum Schneiden und Vaporisieren eignet, der Neodym-YAG-Laser hingegen zum Koagulieren. Dies soll noch durch die in der Tabelle 1 angegebenen mittleren Weglängen des CO_2-, Argon- und Neodym-YAG-Laser verdeutlicht werden. Aufgrund dieser Angaben zeigt es sich, daß der CO_2-Laser scharf schneiden und vaporisieren kann. Mit dem Neodym-YAG-Laser ist nur ein „stumpfer" Schnitt oder eine Koagulation des Gewebes möglich.

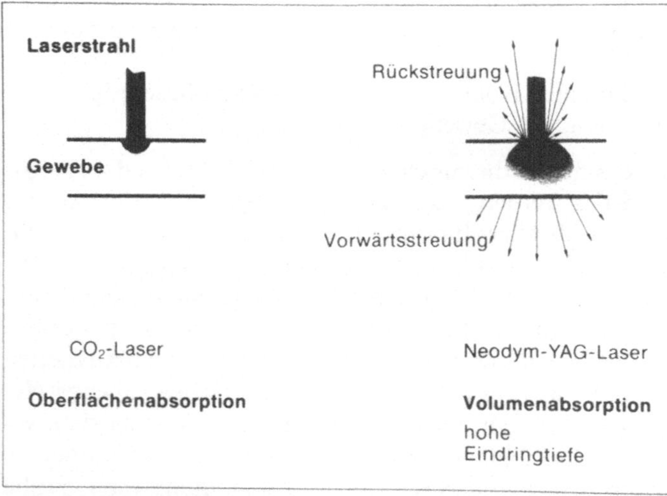

Abb. 2. Gewebedestruktion beim CO_2- und Neodym-YAG-Laser

Tabelle 1. Mittlere Weglänge (Eindringtiefe) bei verschiedenen Laser. (Nach Hofstetter u. Frank 1979)

Lasertyp	Mittlere Weglänge	
	Wasser	Blut
CO_2	0,001 cm	0,001 cm
Neodym-YAG	10,0 cm	0,25 cm
Argon	10000,0 cm	0,003 cm

Apparative Grundlagen

Ein Lasergerät besteht aus 3 Elementen (Abb. 3):

— Regler- und Steuereinheit
— Laserkopf
— optisches Austrittsgerät

Die Regler- und Steuereinheit ist in einer kompakten, fahrbaren Konsole untergebracht. Sie enthält eine Pumpe, ein Kühlsystem sowie Steuer- und Kontrollelemente. Während beim CO_2-Laser ein geschlossenes Kühlsystem vorhanden ist, benötigt der Neodym-YAG-Laser zur Kühlung eine Leitungswasserzufuhr. Der CO_2-Laser braucht zum Betrieb ein spezielles Lasergas. Beim Neodym-YAG-Laser entfällt dies, da das Kristall eine lange Lebensdauer aufweist. Da beide Lasertypen Strahlen im unsichtbaren Infrarotbereich aussenden, benötigen sie als Zielstrahl noch zusätzlich einen Laser im sichtbaren Bereich, welcher konzentrisch zum Therapie-Laser angeordnet ist. Verwendet wird ein Helium-Neon-Laser mit geringer Leistung, der intensives rotes Licht aussendet. Beim CO_2-Laser werden die beiden Strahlen über ein starres Spiegelsystem zum optischen Austrittsgerät geführt. Beim Neodym-YAG-Laser ist die Übertragung der Strahlung durch einen flexiblen fibrooptischen Lichtleiter möglich.

Der Laser kann mit verschiedenen optischen Geräten kombiniert werden. Beim Operationsmikroskop, Kolposkop, Laparoskop und Hysteroskop wird der Strahl mit einem Mikromanipulator im Gesichtsfeld geführt (Abb. 4). Beim sog. Handstück, welches in verschiedensten Ausführungen angeboten wird (Abb. 5), muß der Strahl freihändig geführt werden.

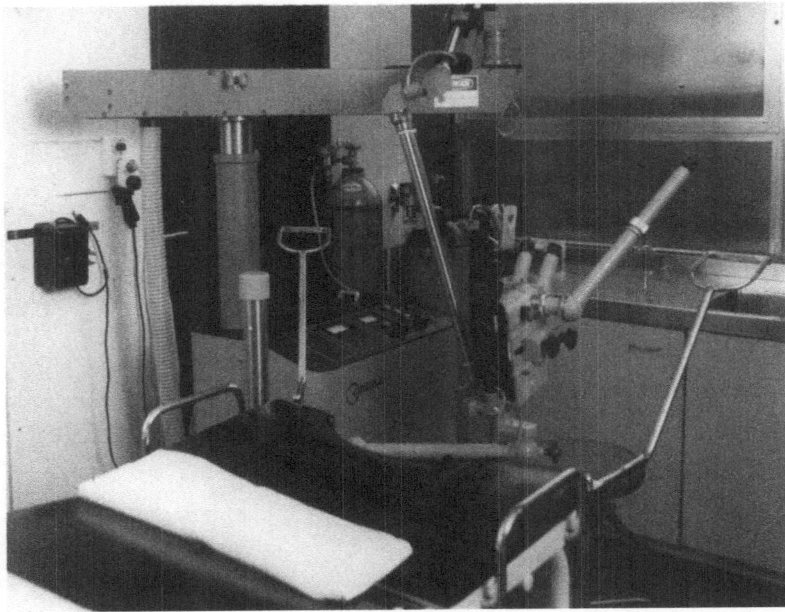

Abb. 3. Lasereinheit mit Kolposkop

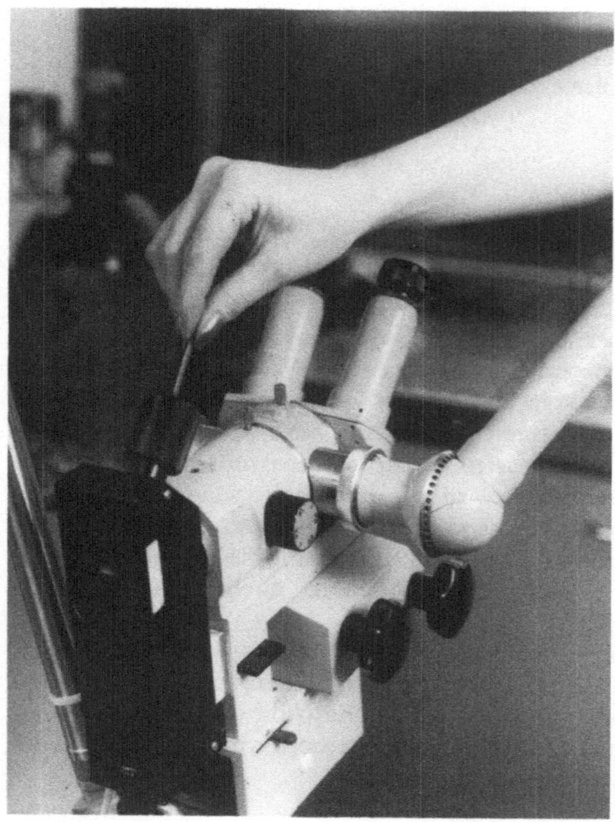

Abb. 4. Mikromanipulator

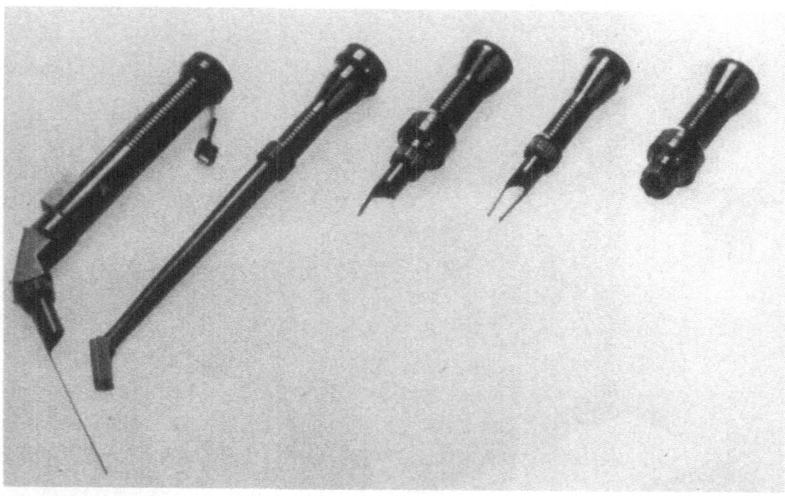

Abb. 5. Verschiedene Handstücke

Anwendungen in der operativen Gynäkologie

In der Frauenheilkunde wurde der Laser erstmals 1973 von Kaplan zur Behandlung von Portioerosionen eingesetzt (Kaplan et al. 1973). In der Zwischenzeit fand der Laser bei verschiedensten Indikationen Anwendung:

— Behandlung von Veränderungen des unteren Genitaltraktes
— mikrochirurgischen Operationen
— hysteroskopischen Operationen
— laparoskopischen Operationen
— makrochirurgischen Operationen

Behandlung von Veränderungen des unteren Genitaltraktes

Folgende Krankheitsbilder können behandelt werden:

— Gutartige Veränderungen
— virale Infektionen: Condylomata acuminata
       Herpes genitalis
       Molluscum contagiosum
— intraepitheliale Neoplasie
— invasive Karzinome (selten und nur palliativ)

Im Rahmen dieser Arbeit kann nur auf die häufigsten Veränderungen, nämlich auf die Condylomata acuminata und prämalignen Veränderungen eingegangen werden.

Condylomata acuminata

Nach neueren Angaben nimmt die Inzidenz an Condylomata acuminata stetig zu und trifft vor allem junge Frauen (Powell 1978). Diese warzenartigen Gebilde können über den ganzen unteren Genitalbereich verteilt sein. Die Größe der Warzen schwankt zwischen mikroskopisch klein und walnußgroß. Oft sind die Klitoris und die Analhaut mitbeteiligt.

Die bisher angewandten Behandlungsmethoden waren alle nicht befriedigend. Bei den chirurgischen konnte man nicht nahe genug an die Nachbarorgane hin operieren, die chemischen sind nur äußerlich, also nicht am Muttermund und in der Scheide anwendbar. Laser eignet sich für diese Indikation, weil es möglich ist, alle Kondylome mit Kolposkop aufzusuchen und selektiv zu zerstören.

Je nach Verbreitung der Kondylome wird der Eingriff in Lokal- oder Allgemeinnarkose durchgeführt. In der Regel werden die Kondylome vaporisiert. Lediglich große Kondylome werden an der Basis abgetrennt, der Grund wird nachher koaguliert. Die Heilung verläuft relativ rasch. Komplikationen treten bei dieser Behandlung sehr selten auf und sind nicht schwerwiegend. Die bisher vorliegenden Ergebnisse sind in Tabelle 2 zusammengefaßt. Sie sind im Vergleich mit anderen Methoden recht gut.

Tabelle 2. Behandlungsergebnisse der Condylomata acuminata nach Lasertherapie

Autor		n	Überwachungs- dauer [Monate]	Versager [%]
Baggish	(1980)	110	-42	5,5
Hahn	(1981)	47	3-42	21,2
Heinzl u. Cao	(1982)	126	3-36	16,6
Calkins et al.	(1982)	90	12-60	16,7
Bellina	(1983)	242	12-96	17,0
Stanhope et al.	(1983)	31	?	10,3
Grundsell et al.	(1984)	78	3-33	9,0
Ferenczy	(1984)	43[a]	9	18,0
Kryger-Baggesen et al.	(1984)	52	8-25	13,0
Scott u. Castro	(1984)	94	13,5	21,2
Eigene Fälle		286	3-66	15,7

[a] Nur Schwangere

Tabelle 3. Intraepitheliale Neoplasia der Vulva (Behandlungsergebnisse)

Autor		Überwachungs- dauer [Monate]	Rezidive [n]
Lobraico	(1981)	8-34	3/6
Baggish u. Dorsey	(1981)	12-30	3/35
Townsend et al.	(1982)	?	2/33
Ferenczy	(1982)[a]	?	14/43
Magrina	(1983)[a]	12-60	3/32
Austin	(1983)[a]	12-48	1/30
Bellina	(1983)	96	0/13
Stanhope et al.	(1983)	?	0/7
Voros	(1984)	24	5/25
Eigene Fälle		6-69	3/16

[a] Zit. in Kelly u. Roberts 1985

Intraepitheliale Neoplasie der Vulva

Eine andere Erkrankung, welche erfolgreich mit dem Laser behandelt werden
kann, ist die intraepitheliale Neoplasie der Vulva. Hier handelt es sich um eine seltenere Veränderung, die dem Therapeuten einige Probleme aufgibt. Die Erkrankung tritt meist multizentrisch auf, oft sind die Nachbarorgane Analhaut, Klitoris,
Harnröhre und Scheide mitbeteiligt (Friedrich et al. 1980).

Die bisherigen Therapien wie Kryochirurgie und Chemotherapie sind von den
Resultaten her unbefriedigend. Die Vulvektomie ist für eine Frau psychisch sehr be-
lastend. Lediglich die sog. Skinning vulvectomy bringt ansprechende Resultate.
Diese Methode ist aber aufwendig.

Mit dem Laser kann die Therapie meist ambulant und ohne große Belastung der
Patientin durchgeführt werden. Sind Nachbarorgane mitbefallen, so können diese

mit dem Laser ohne Probleme mitbehandelt werden. Bei der Therapie wird die Haut bis ca. 2 mm unter das Hautniveau zerstört. Die Umgebung bleibt vollkommen unberührt. Je nach Größe der Destruktionsareale richtet sich die Heilungsdauer. Sie schwankt zwischen 1 und 4 Wochen. An Komplikationen können Sekundärinfekte und Schmerzen auftreten.

Da es sich um eine eher seltenere Erkrankung handelt, sind die vorliegenden Ergebnisse noch klein. Sie sind in Tabelle 3 zusammengefaßt. Beim Vergleich mit anderen nicht invasiven Behandlungsarten schneidet die Lasertherapie deutlich besser ab.

Zervikale intraepitheliale Neoplasie

Das wichtigste Anwendungsgebiet des Lasers ist die zervikale intraepitheliale Neoplasie. Seit der Einführung der Vorsorgeuntersuchung, insbesondere des zytologischen Abstriches, hat dieses Erkrankungsbild enorm zugenommen. Auch hier sind die Frauen immer jünger, was mit dem veränderten Sexualverhalten zu tun hat. Bis Anfang der 70er Jahre war die Konisation oder Hysterektomie die alleinige Behandlungsmethode. Durch die Verbesserung der prätherapeutischen Diagnostik war es möglich, lokal destruierende Therapien wie Elektrokoagulation, Kryochirurgie oder Laser einzuführen.

Es muß aber betont werden, daß die lokal destruierenden Methoden nur eingesetzt werden dürfen, wenn gewisse Vorbedingungen erfüllt sind: Nämlich, die Läsion muß an der Oberfläche lokalisiert sein und einwandfrei diagnostiziert werden können. Weiter soll die Patientin sich noch Kinder wünschen und nachkontrollierbar sein (Heinzl u. Szalmay 1979).

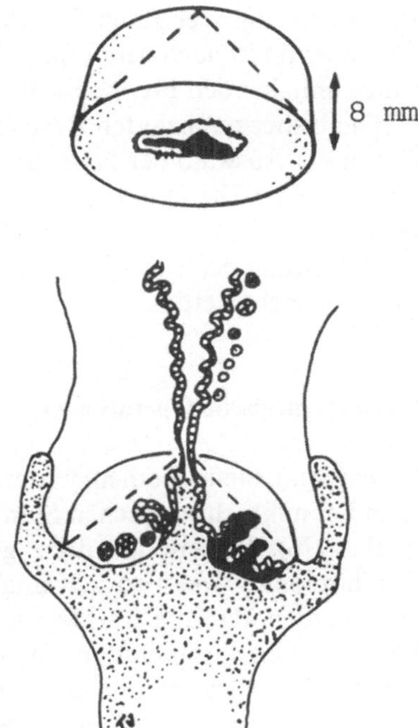

Abb. 6. Destruktion an der Cervix uteri (schematisch)

Tabelle 4. Behandlungsergebnisse der CIN I–III nach CO_2-Lasertherapie

Autor		n	Überwachungs-dauer [Monate]	Versager [%]
Stafl et al.	(1977)	50	3–12	10,0[a]
Carter et al.	(1978)	45	24	8,9[a]
Jordan	(1979)	121	6–24	5,0
Bellina et al.	(1980)	247	6–30	4,2
Masterson et al.	(1981)	230	60	10,0[a]
Benedet et al.	(1981)	179	3–12	18,5[b]
Anderson	(1982)	441	3–36	2,0
Baggish	(1982)	297	6–60	4,0
Popkin	(1983)	138	7	9,4[b]
Townsend	(1983)	100	3–12	11,0[b]
Stanhope et al.	(1983)	137	15–32	9,0
Wright	(1984)	596	6–60	4,4[b]
Burke	(1984)	236	3–36	8,0
Rylander et al.	(1984)	204	12–60	9,0[b]
Jordan	(1985)	711	20	5,0
Eigene Resultate		484	3–66	2,6

[a] Ungenügende Arbeitstiefe
[b] Nur einmalige Behandlung

Aber gerade junge Frauen erfüllen diese Kriterien und können deshalb konservativ behandelt werden. Diesen Frauen kann die Operation, welche nicht ungefährlich ist, erspart werden.

Die Behandlung ist relativ einfach. Der Eingriff wird in der Regel ambulant und ohne Anästhesie durchgeführt. Dabei wird das Gewebe ca. 8 mm zylindrisch abgetragen (Abb. 6). Der Eingriff verläuft meist blutleer, Schmerzen treten selten auf. Die Patientin ist nach dem Eingriff voll arbeitsfähig. Sie ist lediglich durch einen ca. 7 Tage anhaltenden Fluor gestört.

Die bisher publizierten Resultate sind noch recht unterschiedlich. Die Gründe sind in der Auswahl der Patientinnen, in der richtigen Arbeitstiefe und in der Wiederholung der Therapie zu suchen. Insgesamt sind die in Tabelle 4 zusammengefaßten Resultate recht ermutigend. Bei richtiger Auswahl der Fälle und bei richtiger Durchführung der Therapie kann eine therapeutische Sicherheit, ähnlich der Operation, erreicht werden.

Mikrochirurgische Operationen

Tierexperimentelle Studien, v. a. an Kaninchen, haben gezeigt, daß der Laser erfolgreich bei mikrochirurgischen Sterilitätsoperationen eingesetzt werden kann (Klink et al. 1978). Bessere Resultate gegenüber dem Thermokauter konnten bei der Durchtrennung von Verwachsungssträngen gefunden werden. Ebenso konnte gezeigt werden, daß die Rezidivrate niedriger ist und die Heilung schneller erfolgt. Auch konnten die Operationszeiten mit dem Laser deutlich gesenkt werden. Die bei Tierexperimenten gefundenen Vorteile konnten vor allem die Amerikaner Bellina und Baggish sowie der Franzose Bruhat auf den Menschen übertragen (Baggish u.

Chong 1983; Bellina 1983; Bruhat et al. 1979). Sie empfehlen die Anwendung des Lasers bei:

— Adhäsiolyse
— Salpingolyse
— Tubenanastomose
— Tubenimplantation
— Salpingostomie
— Fimbrioplastik

Es muß aber betont werden, daß der Zugang zum kleinen Becken oft schwierig ist. Die in diesen Fällen propagierte Free-hand-Technik ist jedoch nicht ungefährlich, da am spiegelnden Peritoneum Reflexionen möglich sind. Diesbezügliche Komplikationen sind bereits bekannt geworden. Auch liegen mittlerweile Untersuchungen vor, welche die Vorteile der Laserchirurgie bei Sterilitätsoperationen bezweifeln (Pittaway et al. 1983). Selbst Bruhat mußte beim vor kurzem stattgefundenen 3. Internationalen Lasersymposium in Sion feststellen, daß sich die Ergebnisse mit der Laserchirurgie nicht verbessern lassen. Er konnte lediglich kürzere Operationszeiten feststellen (Bruhat 1985). Trotzdem hat aber die Laserchirurgie in diesem Bereich eine weite Verbreitung gefunden.

Hysteroskopische Operationen

Die Hysteroskopie fand bisher fast ausschließlich nur in der Diagnostik Verbreitung. Goldrath hat dann als erster 1981 mit einem Neodym-YAG-Laser versucht, uterine Blutungen zu stillen (Goldrath et al. 1981). Mittlerweile hat er 202 Patientinnen mit recht gutem Erfolg behandelt (Goldrath, zit. in Kelly RW u. Roberts DK 1985). Die israelische Arbeitsgruppe um Tadir hat das Hysteroskop für den CO_2-Laser adaptiert, und gibt folgende Einsichtsmöglichkeiten an (Tadir et al. 1984):

— Stillung einer uterinen Blutung
— Koagulation von Endometrium
— Exzision von Septen, submukösen Myomen, Polypen und Synechien

Sollten sich die bisherigen Ergebnisse auch bei den anderen Untersuchungen bestätigen, so könnte doch einigen Patientinnen dann in bestimmten Situationen durch diese neue Technik eine Operation erspart werden.

Laparoskopische Operationen

Erste Publikationen zur Laseranwendung bei Laparoskopien sind in den letzten 3 Jahren veröffentlicht worden (Daniell u. Brown 1982; Kelly u. Roberts 1983; Keye u. Dixon 1983). Es kommt dabei ein herkömmliches Laparoskop mit Laseraufsatz zur Anwendung. Die bisherigen Anwendungsbereiche waren das Durchtrennen von Verwachsungssträngen und die Koagulation von Endometrioseherden. Bruhat hat sogar versucht, Saktosalpingen mit dem Laser zu eröffnen (Bruhat 1985).

Es muß aber betont werden, daß diese Anwendung noch nicht ganz ausgereift ist. Auch bei Verwendung des sog. Back-stop-Stabes, welcher die Tiefenwirkung begrenzen soll, sind Schädigungen der Nachbarorgane möglich. Weitere Probleme sind die oft notwendigen multiplen Punktionen und die intraabdominale Rauchentwicklung. Ein weiteres Problem stellt der Verlust an intraabdominalem Gas dar. Ebenso ist die Konstanz der Strahlenausrichtung nicht immer gewährleistet. Obwohl die Ergebnisse vor allem von Daniell und Feste recht ermutigend sind, müssen noch einige Fragen geklärt werden. Diese Technik, welche sicherlich über nicht zu vernachlässigende Vorteile verfügen wird, wird aber immer nur sehr geübten Operateuren vorbehalten bleiben.

Makrooperation

Darunter verstehen wir Operationen, bei welchen anstatt des Skalpells der Laserstrahl bei sonst konventioneller Technik als Schneideinstrument benützt wird. In unserem Fach wurden damit folgende Operationen durchgeführt:

- Konisation
- Mastektomie
- Myomektomie
- palliative Tumorreduktionen und
- Vulvektomie

Die Operationen werden meist mit dem Handstück freihändig durchgeführt. Es kann dabei das ganze Gewebe ohne Druck durchtrennt werden. Die Blutung ist vor allem im parenchymatösen Gewebe sehr gering. Postoperativ treten signifikant weniger Infekte und Serome auf. Beim Hautschnitt ist die Heilung allerdings verzögert. Auch muß man Gefäße mit einem Durchmesser über 0,5 mm unterbinden. Weiters hat sich gezeigt, daß die Präparation in der Nähe zu schonender Strukturen gefährlich ist, da die Schnittiefe nicht kontrollierbar ist. Unterschiedliche Strukturen können mit dem Laser nicht gefühlt werden. Auch sind die Operationszeiten, da immer nur kleine Gewebsschichten durchtrennt werden können, verlängert. Echte Vorteile wurden bisher nur bei Konisationen und palliativen Tumorreduktionen gefunden. Der Vorteil bei den Konisationen liegt vor allem darin, daß wegen der geringen Blutung und der geringen postoperativen Komplikationen die Eingriffe ambulant durchgeführt werden können. Bekassy, Larsson und Dorsey haben größere Kollektive operiert (Bekassy et al. 1983; Larsson 1982; Dorsey u. Diggs 1979). Bei allen waren die Blutungskomplikationen signifikant erniedrigt.

Wenn wir die wichtigsten Vor- und Nachteile der Laserchirurgie zusammenfassen, so können folgende Vorteile genannt werden:

- hohe Präzision
- minimale Gewebsschädigung
- Schonung umgebenden Gewebes
- gute Hämostase
- vernachlässigbares postoperatives Ödem
- schnelle Heilung

- feine Narbenbildung
- wenig Komplikationen
- Schmerzarmut

Als Nachteile sind zu nennen:

- Immobilität des Gerätes
- Sicherheitsbestimmungen
- Kosten des Gerätes
- Gefahr der Schädigung der Nachbarorgane (Free-hand-Technik)
- keine histologische Untersuchung bei Koagulation oder Vaporisation

Zukunftsperspektiven

Es ist immer schwierig, zukünftige Entwicklungen vorauszusagen. Meist werden in der Wissenschaft die Zukunftsperspektiven sehr zurückhaltend formuliert. Die Entwicklung geht dann meist stürmischer vor sich. Die bisherige Entwicklung der Lasertechnologie hat dies ebenfalls bewiesen (Ineichen 1985).

Kurzfristig können wir sicherlich handlichere und billigere Geräte erwarten. Ob die Laserklinge Besserungen bringen wird, ist noch unklar. Dabei wird eine aus

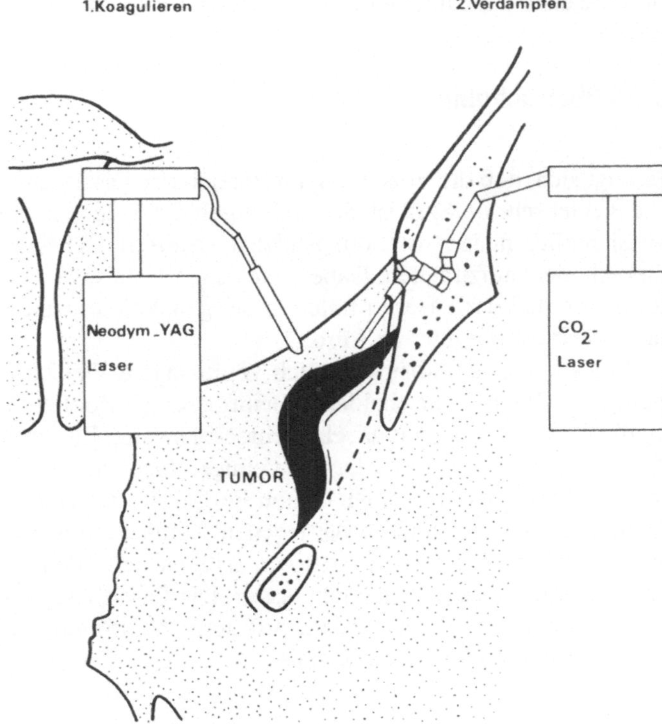

Abb. 7. Anwendungsmöglichkeit eines Kombinationslasers (schematisch)

durchsichtigem Material hergestellte Klinge durch einen flexiblen Lichtleiter mit einem kräftigen Argonlaser verbunden. Die aus der Klinge austretende blau-grüne Strahlung wird vom Blut selektiv absorbiert. Ein noch zu lösendes Problem ist das Anhaften der Klinge am Gewebe.

Auch wird die Superpulstechnik, welche z.T. schon angeboten wird, Verbesserungen bringen. Dabei werden pro Sekunde bis 999 Impulse abgegeben. Die Gewebsschnitte sind deshalb noch feiner und die Nekrosezonen schmäler. Weiter erlaubt ein integrierter Kleincomputer spezifische Gewebsdaten zu berücksichtigen.

Ebenfalls können Kombinationslaser, CO_2- und Neodym-YAG in einem, den Indiationsbereich vergrößern. Es wäre somit möglich, Gewebe zuerst zu koagulieren und dann zu verdampfen. Dies wäre v. a. in der ultraradikalen Karzinomchirurgie von Vorteil. Man könnte an schwer zugänglichen Stellen, wie z. B. bei einem Spinarezidiv, das Tumorgewebe blutungsfrei abtragen (Abb. 7).

Eine weitere Anwendungsmöglichkeit stellt die Fototherapie von Tumorherden mit Farbstofflasern dar (Berns 1984). Dabei wird 24–48 h vorher z. B. Hämatoporphyrinderivat injiziert. Dieser Farbstoff wird selektiv von den Tumorzellen gebunden. Danach werden mit einem entsprechenden Farbstofflaser die Tumorherde bestrahlt, wodurch die Tumorzellen zerstört werden. Auch hier liegen mittlerweile reichlich experimentelle Daten vor, welche sehr vielversprechend sind (Berns 1984).

Eine weitere Entwicklung ist von neuen fibro-optischen Systemen zu erwarten. Durch feine Lichtleiter wäre es möglich, im Lumen der Tube zu operieren (Bellina 1985). Ein anderer Anwendungsbereich wäre die fetale Chirurgie. Hier hat bereits De Vore erste experimentelle Arbeit geliefert (De Vore et al. 1983).

Schlußbetrachtung

Es zeigt sich, daß die Forschung im Bereich der Lasertechnologie auch in unserem Fachgebiet sehr im Fluß ist. Sowohl in naher wie auch in weiterer Zukunft können wir sicherlich neue Anwendungsgebiete erhoffen. Der Siegeszug des Lasers ist sicherlich nicht aufzuhalten. Dabei möchte ich nicht soweit gehen wie Bellina (1985), der meint, daß der Laser in Bälde in der gynäkologischen Praxis dieselbe Stellung habe wie der Computer im Büro.

Eines kann man aber sicherlich voraussagen: Der Laser wird unsere Lebensqualität in Zukunft entscheidend beeinflussen. Sowohl als Wunder in Technik und Medizin, als auch als militärische Schreckenswaffe. Zusammenfassend kann ausgeführt werden, daß sich der Laser in einigen Gebieten der operativen Gynäkologie bereits bewährt hat und einen echten Fortschritt darstellt. Trotzdem sollte die Einführung der Lasertechnik in der eigenen Klinik nach wie vor noch genau überlegt sein. Dabei sollte man sich nicht von reißerischen Titeln in der Tagespresse, oder nur um modisch zu gelten, leiten lassen. Die Lasertherapie sollte weiterhin kritisch und vorsichtig eingesetzt werden. Auf diese Weise kann sie helfen, konventionelle Operationsmethoden zu verbessern.

Literatur

Anderson MC (1982) Treatment of cervical intraepithelial neoplasia with the CO_2 laser: Report of 543 patients. Obstet Gynecol 59: 720

Baggish MS (1980) Carbon dioxide laser treatment for condylomata acuminata veneral infections. Obstet Gynecol 55: 711

Baggish MS (1982) Management of cervical intraepithelial neoplasia by carbon dioxide laser. Obstet Gynecol 60: 378

Baggish MS, Chong AP (1983) Intraabdominal surgery with the CO_2 laser. J Reprod Med 28: 269

Baggish MS, Dorsey JH (1981) CO_2 laser for the treatment of vulvar carcinoma in situ. Obstet Gynecol 57/3: 371

Bekassy Z, Alm P, Gundsell H (1983) Laser miniconization in mild and moderate dysplasia of the uterine cervix. Gynecol Oncol 15: 357

Bellina JH (1983) The use of the carbon dioxide laser in the management of condyloma acuminatum with eight-year follow-up. Am J Obstet Gynecol 147: 375

Bellina JH (1985) Lasers in gynecology. Lasers Surg Med 5: 1

Bellina JH, Ross LF, Voros JI (1980) Colposcopy and the CO_2 laser for treatment of cervical intraepithelial neoplasia: An analysis of seven years' experience. J Reprod Med 28: 147

Benedet JL, Nickerson KG, White GW (1981) Laser therapy for cervical intraepithelial neoplasia. Obstet Gynecol 58: 188

Berns MW (1984) Hematoporphyrin derivate photoradiation. Lasers Surg Med 4: 1

Bruhat MA (1985) Vortrag: Endoscope on laser. 3rd International Swiss Laser Symposium, March 1985, Sion

Bruhat MA, Mage G, Manhes M (1979) Use of the CO_2 laser via laparoscopy. In: Kaplan I (ed) Proceedings of the 3rd International Society for laser surgery. International Society for laser surgery, Tel Aviv, p 275

Burke L (1984) The use of the carbon dioxide laser in the therapy of cervical intraepithelial neoplasia. Am J Obstet Gynecol 144: 337

Calkins JW, Masterson BJ, Magrina JF, Capen CV (1982) Management of condylomata acuminata with the carbon dioxide laser. Obstet Gynecol 59: 105

Carter R, Krantz KE, Hara GS, Lin F, Masterson BJ, Smith SJ (1978) Treatment of cervical intraepithelial neoplasia with the carbon dioxide laser beam. A preliminary report. Am J Obstet Gynecol 131: 831

Daniell JF, Brown DH (1982) Carbon dioxide laser laparoscopy: Initial experience in experimental animals and humans. Obstet Gynecol 59: 761

De Vore GR, Dixon JA, Hobbins J (1983) Fetoscope-directed neodymium-YAG laser: A potential tool for fetal surgery. Am J Obstet Gynecol 145: 379

Dinstl K, Fischer PL (1981) Der Laser. Springer, Berlin Heidelberg New York

Dorsey JH, Diggs ES (1979) Microsurgical conization of the cervix by carbon dioxide laser. Obstet Gynecol 54: 565

Ferenczy A (1984) Treating genital condyloma during pregnancy with the carbon dioxide laser. Am J Obstet Gynecol 148: 9

Friedrich EG, Wilkinson EJ, Fu YS (1980) Carcinoma in situ of the vulva: A continuing challenge. Am J Obstet Gynecol 136: 830

Goldrath M, Futter T, Segal S (1981) Laser photo-vaporization of endometrium for the treatment of menorrhagia. Am J Obstet Gynecol 140: 14

Gundsell H, Larsson G, Bekassy Z (1984) Treatment of condylomata acuminata with the carbon dioxide laser. Br J Obstet Gynaecol 91: 193

Hahn GA (1981) Carbon dioxide laser surgery in treatment of condyloma. Am J Obstet Gynecol 141: 1000

Heinzl S, Szalmay G (1979) Vorbedingungen zur lokalen konservativen Behandlung der zervikalen intraepithelialen Neoplasie. Gynäkol Rundsch [Suppl 2] 19: 141

Heinzl S, Cao Z (1982) Die Behandlung der Condylomata acuminata mit CO_2-Laser. Gynäkol Rundsch [Suppl 3]: 22: 81

Hofstetter A, Frank F (1979) Der Neodym-YAG-Laser in der Urologie. Roche, Basel

Ineichen B (1985) Der Laser – eine Lösung, die nach einem Problem Ausschau hält. EC-Woche 10: 9

Jordan J (1985) Treatment of CIN. In: Bender HG (ed) Cancer of the uterine cervix. Fischer, Stuttgart

Jordan JA, Mylotte MJ (1979) Treatment of premalignant disease of the cervix. Coloscopy training course in Birmingham

Kaplan J, Goldmann J, Ger R (1973) The treatment of erosions of the uterine cervix by means of the CO_2 laser. Obstet Gynecol 41: 795

Kelly RW, Roberts DK (1983) CO_2 laser laparoscopy: A potential alternative to danazol in the treatment of stage I and II endometriosis. J Reprod Med 28: 638

Kelly WR, Roberts DK (1985) Laser surgery in gynecology and obstetrics. Castle House, London

Keye WR, Dixon J (1983) Photocoagulation of endometriosis by the argon laser through the laparoscope. Obstet Gynecol 62: 383

Klink F, Grosspietzsch R, Klitzing LV et al. (1978) Animal in-vivo studies and invitro experiments with human tubes for end-to-end anastomotic operation by a CO_2 laser technique. Fertil Steril 30: 100

Kryger-Baggesen N, Larsen JF, Pedersen PH (1984) CO_2 laser treatment of condylomata acuminata. Acta Obstet Gynecol Scand 63: 341

Larsson G, Alm P, Grundsell H (1982) Laser conization versus cold knife conization. Surg Gynecol Obstet 154: 59

Lobraico RV (1981) The use of the CO_2 laser in vulvovaginal neoplasie. In: Bellina J (ed) Gynecologic laser surgery. Plenum, New York London

Masterson BJ, Krantz KE, Calkins JW, Magrina JF, Carter RP (1981) The carbon dioxide laser in cervical intraepithelial neoplasia. A five-year experience in treating 230 patients. Am J Obstet Gynecol 139: 565

Pittaway DE, Maxson WS, Daniell JF (1983) A comparison of the CO_2 laser and electrocautery on postoperative intraperitoneal adhesion formation in rabbits. Fertil Steril 40: 366

Popkin DR (1983) Treatment of cervical intraepithelial neoplasia with the carbon dioxide laser. Am J Obstet Gynecol 145: 177

Powell LC (1978) Condyloma acuminata: Recent advances in development, carcinogenesis and treatment. Clin Obstet Gynecol 21: 1061

Rylander E, Isberg A, Joelsson J (1984) Laser vaporization of cervical intraepithelial neoplasia. Acta Obstet Gynecol Scand [Suppl] 125: 33

Scott RS, Castro DJ (1984) Treatment of condyloma acuminata with carbon dioxide laser. Lasers Surg Med 4: 157

Stafl A, Wilkinson EJ, Mattingly RJ (1977) Laser treatment of cervical and vaginal neoplasia. Am J Obstet Gynecol 128: 128

Stanhope CR, Phibbs GD, Stuart GC, Reid R (1983) Carbon dioxide laser surgery. Obstet Gynecol 61/5: 624

Tadir Y, Reif J, Dagan J (1984) Hysteroscope for CO_2 laser application. Lasers Surg Med 4: 153

Townsend DE (1983) Cryotherapy and CO_2 laser management of cervical intraepithelial neoplasia: A controlled comparison. Obstet Gynecol 61: 75

Townsend DE, Levine RU, Richart RM, Christopher PC, Petrilli ES (1982) Management of vulvar intraepithelial neoplasia by carbon dioxide laser. Obstet Gynecol 60: 49

Wright VC (1984) Laser surgery for cervical intracapithelial neoplasia. Acta Obstet Gynecol Scand [Suppl] 125: 17

Operative Therapie der Harninkontinenz

L. Beck

Einleitung

Die operative Therapie der Streßharninkontinenz beschäftigt unser Fach seit der
Entwicklung der operativen Gynäkologie. Pathologische Zustände im Bereich des
Genitale können zu Störungen im Bereich der unteren harnableitenden Wege mit
Störung der Blasenfüllung und Blasenentleerung führen. In über 50% der Fälle mit
einem Deszensus ist eine Streßharninkontinenz verbunden. Doch ist seit langem bekannt, daß das Ausmaß der Senkung nicht mit dem Schweregrad der Harninkontinenz einhergeht. Die Harninkontinenz hat zahlreiche Ursachen und stellt ein mul-
tifaktorielles Problem dar.

Vorbemerkung zur Diagnostik

Der Harnblasenverschluß wird unter Ruhebedingungen durch den Tonus des funktionellen Abschnittes der Harnröhre auf einer Strecke von 2–2,5 cm herbeigeführt.
Blasennah findet sich der glattmuskuläre ringförmig verlaufende Anteil des
M. sphincter urethrae internus; im mittleren Anteil überwiegt die quergestreifte annähernd ringförmig verlaufende Muskulatur, der M. sphincter urethrae externus.
Der Harnröhrenverschlußdruck (das Harnröhrendruckprofil in Ruhe) wird durch
die ringförmig verlaufende Muskulatur, die elastischen Bindegewebsfasern und
schließlich durch den subepithelialen Gefäßplexus herbeigeführt. Man kann davon
ausgehen, daß etwa die Hälfte des Harnröhrenverschlußdruckes durch die quergestreifte Muskulatur der Harnröhre und die quergestreifte Beckenbodenmuskulatur
erfolgt. Der willkürlich herbeigeführte Verschluß ist bei den einzelnen Frauen individuell ausgebildet, da die Beckenbodenmuskulatur unterschiedlich trainiert ist.
Eine weitere Abhängigkeit des Blasenverschlusses besteht vom Alter, insbesondere
der Postmenopause und von Lageveränderungen, v. a. einem Deszensus der vorderen Scheidenwand und von Voroperationen, die wegen eines Deszensus oder Inkontinenz durchgeführt wurden.

Die Diagnostik der Streßharninkontinenz ist trotz aller Fortschritte auf dem Gebiet der Urodynamik und der Röntgendiagnostik noch unbefriedigend. Die Anamnese ergibt keine ausreichend sichere Differenzierung hinsichtlich einer Streßharninkontinenz und einer blasenbedingten Urgeinkontinenz. Die Zystometrie mit

Universitäts-Frauenklinik, Moorenstr. 5, D-4000 Düsseldorf 1

gleichzeitiger Druckschreibung des abdominalen (rektalen) Druckes im Liegen und im Stehen unter Belastung und bei zunehmender Blasenfüllung ist für die Diagnostik der Urgeinkontinenz unerläßlich. Die Objektivierung einer Streßharninkontinenz erfolgt nur über die simultane Druckschreibung in Harnröhre und Harnblase bei gleichzeitiger Provokation, wobei eine Streßharninkontinenz vorliegt, wenn der Druck der Harnblase den Verschlußdruck der Harnröhre erreicht.

Durch die urodynamischen Untersuchungen ist es uns bisher nicht möglich, zwischen einer leichten und einer schweren Streßharninkontinenz zu unterscheiden. Eine sichere Quantifizierung, die auch hinsichtlich der Beurteilung eines Behandlungserfolges wichtig wäre, gibt es noch nicht.

Die Röntgenuntersuchungen ergeben Einblick in die topographischen Veränderungen v. a. beim Deszensus nach Belastung und geben Aufschluß über die Schwere der Lageveränderungen, die jedoch nicht mit dem Schweregrad der Harninkontinenz einhergeht. Dennoch ist es für das operative Vorgehen wichtig zu wissen, welche urodynamischen Befunde durch eine Inkontinenzoperation sich ändern und den operativen Erfolg, nämlich die Kontinenz, wieder herbeiführen. So wissen wir, daß bei einer Colporrhaphia anterior der Harnröhrenverschlußdruck in Ruhe in der Regel um 10–20% vermindert wird. Bei Vorliegen einer hypotonen Urethra würde daher eine vordere Plastik zu einer weiteren Verschlechterung des urethralen Druckprofiles führen. Diese Beobachtung zeigt sich auch bei einer Nachkontrolle der von uns operierten Fälle mit vaginaler Uterusexstirpation und vorderer und hinterer Plastik, die präoperativ und ein halbes Jahr oder später postoperativ untersucht wurden und bei denen sich nach der Operation ein Inkontinenzrezidiv einstellte. Mit wenigen Ausnahmen lag der urethrale Verschlußdruck in diesen Fällen unter 40 cm Wassersäule, während die von einer Streßinkontinenz geheilten Fälle mit wenigen Ausnahmen alle einen Harnröhrenverschlußdruck in Ruhe über 40 cm Wassersäule zeigten. So ist es naheliegend, bei einem präoperativ niedrigen Blasenverschlußdruck keine Diaphragmaplastik, sondern kombinierte bzw. abdominale Inkontinenzoperationen durchzuführen.

Vaginale Verfahren

Die *Colporrhaphia anterior* führen wir bei Fällen mit Inkontinenz und Deszensus durch, in der Regel kombiniert mit einer vaginalen Uterusexstirpation und einer Colporrhaphia posterior mit Raffung der hinteren Levatoren. Wir stellen uns vor, daß die Kontinenz dadurch erreicht wird, daß die blasennahe Hälfte der Urethra wieder in den abdominalen Druckbereich zurückverlagert und hierdurch der Druck in der Harnröhre den Harnblasendruck übersteigt. Nachuntersuchungen haben gezeigt, daß die Raffung des Diaphragma urogenitale zunächst postoperativ zu guten Ergebnissen führt, im Laufe von Monaten oder Jahren aber die operativ herbeigeführte Festigkeit nachgibt und ein Deszensusrezidiv mit Harninkontinenz wieder eintreten kann. Dies gilt besonders für Fälle mit schwachausgebildetem Bindegewebe im Bereich des Beckenbodens und einer nicht trainierten quergestreiften Beckenbodenmuskulatur. Gut ausgebildet kann der Harnröhrenverschluß auch dann

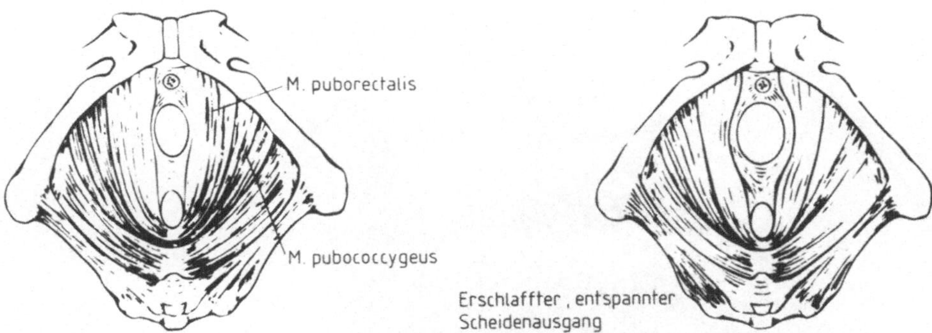

Abb. 1. M. levator ani aus der Sicht von unten und seine Verbindung zur Harnröhre, Scheide und Rektum

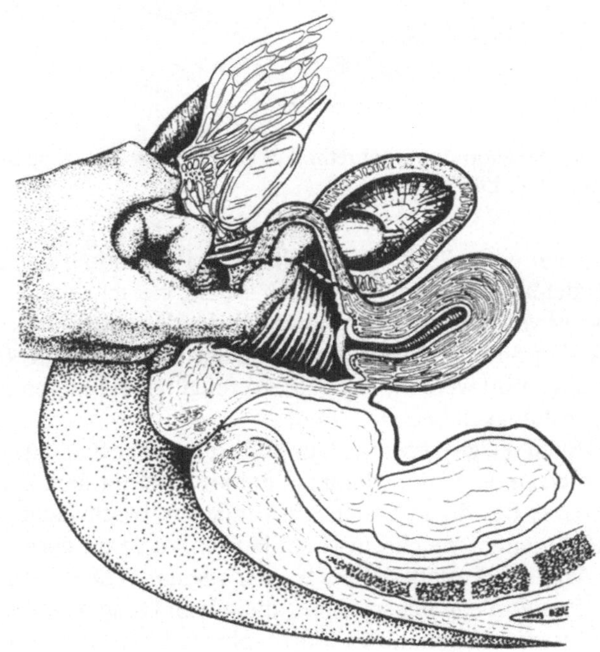

Abb. 2. Hochdrücken der lateralen Fornixwand durch den Operateur oder Assistenten zur Erleichterung der abdominalen Präparation. (Aus: Stanton u. Tanagho 1980)

noch aufrecht erhalten werden, wenn die Harnröhre wieder tiefer tritt und das obere Drittel der Harnröhre einen verminderten Verschlußdruck aufzeigt.

Zur Vermeidung eines Deszensusrezidivs ist die ventrale Levatorplastik bei Fällen mit großer Zystozele und nachgiebigem Bindegewebe empfohlen worden. Dies ist ein seit Jahren bekanntes Verfahren, das in der letzten Zeit wieder von Lahodny besonders ausgearbeitet wurde. Dabei werden die medialen Anteile des M. levator ani (M. puborectalis) (Abb. 1) dargestellt und nach der Diaphragmaplastik mit Einzelknopfnähten gerafft, so daß eine 2. Schicht über der gerafften Fascia vesicovaginalis zu liegen kommt.

Eine ausgedehnte ventrale Levatorplastik hat allerdings zur Folge, daß der mediale Levatormuskel soweit angespannt ist, daß eine hintere Levatorraffung im

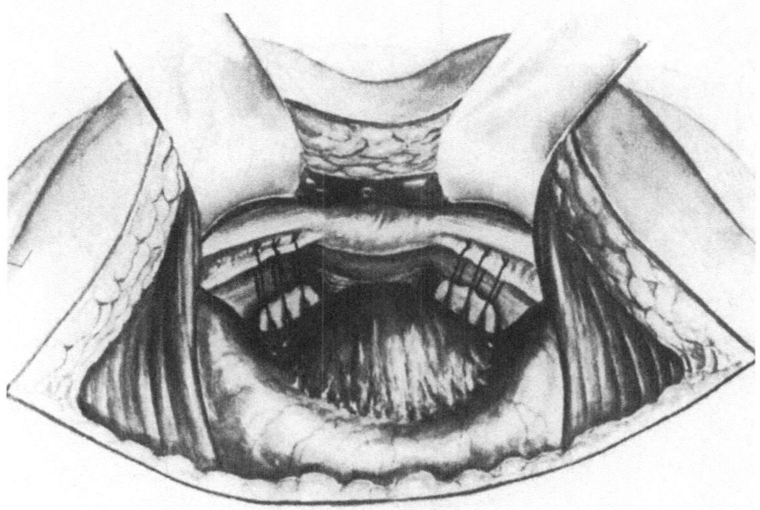

Abb. 3. Fixation des paraurethralen Gewebes an das Cooper-Ligament nach Burch. (Aus: Kaiser et al. 1984)

Rahmen einer Beckenbodenplastik bei Erhaltung der Kohabitationsfähigkeit gefährdet bzw. nicht mehr möglich ist. Bei gleichzeitigem Vorkommen eines Deszensus der vorderen und der hinteren Scheidenwand sollte auf die hintere Levatorplastik aber nicht verzichtet werden. Die vordere Levatorplastik darf dann nur so weit durchgeführt werden, daß keine Verengung im unteren Scheidendrittel die Kohabitationsfähigkeit beeinträchtigt.

Auch die gleichzeitige Durchführung einer Schlinge (Fasciae oder Lyodura) zusätzlich zu der Colporrhaphia anterior wird mit dem Ziel durchgeführt, ein vorhersehbares Rezidiv in Fällen von Bindegewebsschwäche, übergewichtigen Patienten und Patienten mit chronischem Husten, zu verhindern.

Weitere Besonderheiten bei der vaginalen Deszensus- und Inkontinenzoperation: Zur Vorbeugung einer postoperativen Douglasozele im Gefolge einer vaginalen Uterusexstirpation mit Colporrhaphia anterior und posterior ist es bei einer großen Douglasozele angezeigt, im Rahmen der vaginalen Uterusexstirpation die Ligg. sacrouterina nach Ausschneiden eines entsprechenden Abschnittes der hinteren Scheidenwand wieder miteinander zu vereinigen. Die Colporrhaphia posterior mit Raffung des rektovaginalen Bindegewebes soll bis in den Douglas reichen und Anschluß an die Nahtreihe der gerafften Ligg. sacrouterina erhalten.

Abdominale Inkontinenzoperationen

Bei den abdominalen Inkontinenzoperationen ist es das Ziel, das paraurethrale Gewebe vom Cavum Retzii aus zu fassen und nach kranial im Bereich des Schambogens zu fixieren, so daß die Harnröhre im oberen Drittel wieder in den abdomina-

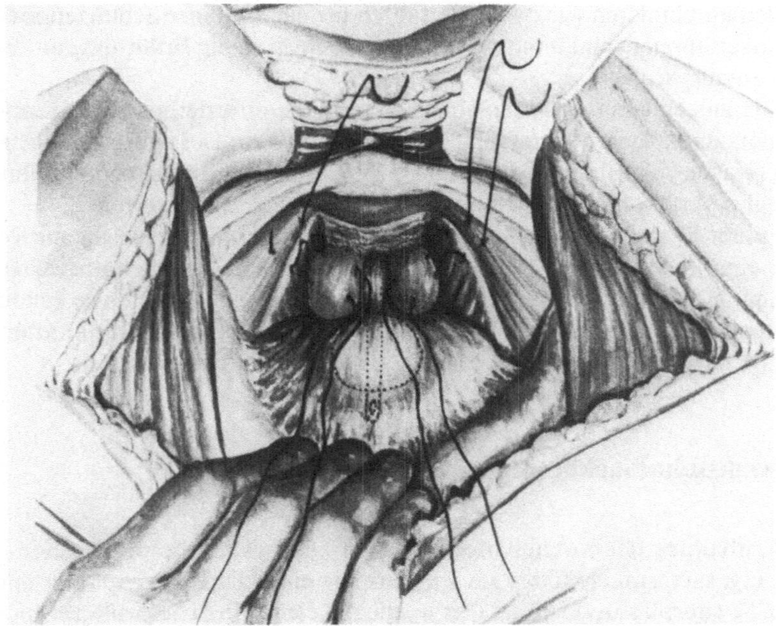

Abb. 4. Fixation des paraurethralen Gewebes an der Faszie des M. obturatorius nach Hirsch. (Aus: Kaiser et al. 1984)

len Druckbereich gelangt. (Abb. 2) Bei dem Verfahren nach Marshall-Marchetti-Krantz wird das paraurethrale Gewebe retropubisch am Periost oder dem Symphysenknorpel fixiert, so daß auch die Urethra retropubisch fixiert ist.

Bei der Modifikation nach Burch wird das paraurethrale Gewebe an dem Cooper-Ligament fixiert. (Abb. 3) Die Urethra wird ebenfalls nach oben angehoben, bleibt aber beweglicher und wird nicht an der Hinterwand der Symphyse starr fixiert.

Eine andere Modifikation besteht darin, das paraurethrale Gewebe an der Faszie des M. obturator mit Einzelknopfnähten zu verbinden. (Abb. 4 nach Hirsch)

Das urethrale Druckprofil wird durch die genannten Operationen nicht herabgesetzt.

Bei der Modifikation nach Symmonds-Lee, bei der der Übergang der Harnblase zur Harnröhre von oben durch Einzelknopfnähte noch gerafft werden kann, kann man davon ausgehen, daß das urethrale Druckprofil ansteigt.

Wahl des Operationsverfahrens

Ausschlaggebend ist der klinische Befund, das urethrale Druckprofil in Ruhe und der Ausschluß einer Urgeinkontinenz. Bei einem ausgeprägten Deszensus mit Inkontinenz und abgeschlossenem Familienplan führen wir wie früher die vaginale Uterusexstirpation mit Colporrhaphia anterior und posterior durch. In seltenen

Fällen kombinieren wir dieses Verfahren primär mit einer Schlingenoperation. Mit dem Verfahren nach Lahodny haben wir noch zu wenig Erfahrung, um Empfehlungen auszusprechen.

Ist aus anderen Gründen eine Laparotomie erforderlich (Uterus myomatosus, Adnextumor, Appendektomie u. a.) und liegt nur ein Deszensus mäßigen bis mittleren Grades vor, führen wir auch bei einer primären Kontinenzoperation ein abdominales Verfahren nach Symmonds-Lee oder nach Burch durch.

Einer Rezidivinkontinenzoperation ist eine sorgfältige Diagnostik voranzustellen, einschließlich der Urethrozystometrie und einer röntgenologischen Untersuchung. Je nach dem klinischen Befund bevorzugen wir abdominale Inkontinenzverfahren, in Einzelfällen auch eine erneute vaginale Colporrhaphie kombiniert mit einer Schlingenoperation mit Fascia lata oder Bauchdeckenfaszie.

Scheidenblindsackprolaps

Bei Erhaltung der Kohabitationsfähigkeit kann das Ende der Scheide im Bereich des Lig. sacrospinale fixiert und gleichzeitig eine Diaphragmaplastik und eine hintere Levatorplastik durchgeführt werden. Reicht die Scheidenlänge nicht aus, um sie weit genug sakralwärts zu fixieren, bevorzugen wir eine abdominale Fixation des Scheidenendes kombiniert mit einer retropubischen Suspension nach Burch oder einer paraurethralen Fixation nach Symmonds.

Bei älteren Frauen mit Scheidenblindsackprolaps, die auf eine Kohabitationsfähigkeit der Scheide keinen Wert mehr legen, kann eine partielle Kolpektomie mit Raffung der zur Verfügung stehenden Strukturen erfolgen, wobei der Scheidenblindsackprolaps wie die Inkontinenz beseitigt werden (Abb. 5).

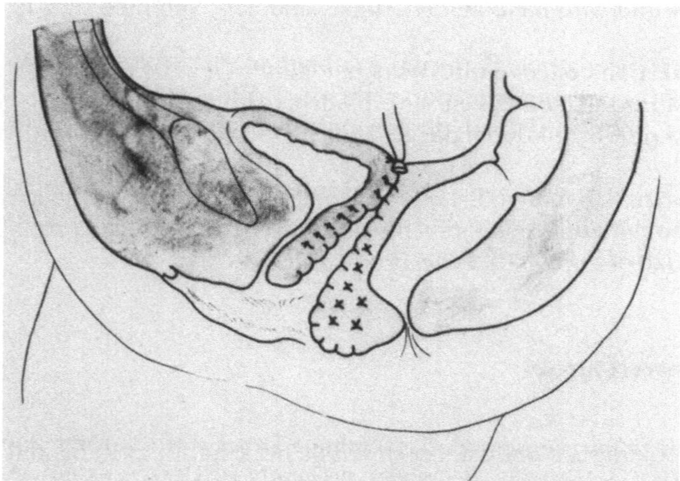

Abb. 5. Partielle Kolpektomie mit Raffung des paraurethralen und paravesikalen Gewebes bei Verzicht auf Kohabitationsmöglichkeit. (Aus: Petri 1983)

Nachbehandlung

Für die Nachbehandlung in der Klinik oder poststationär durch niedergelassene Kollegen sind Beckenbodenübungen für die Erhaltung der Harninkontinenz von großer Bedeutung. Hierdurch wird der M. sphincter urethrae externus mit samt der quergestreiften Beckenbodenmuskulatur in seiner Funktion gebessert. Die Frauen werden hierdurch wieder in die Lage versetzt, bei plötzlich auftretendem Harndrang den Harn solange zurück zu halten, bis die Möglichkeit einer Miktion gegeben ist. Kombiniert mit einer intensiven Beckenbodengymnastik erfolgt ein Blasentraining zur Regulierung der Miktion, da viele Frauen mit Inkontinenzbeschwerden schlechte Miktionsgewohnheiten angeben; sie entleeren die Blase zu häufig, um hierdurch einen unwillkürlichen Harndrang zu vermeiden oder diesem zuvorzukommen. Blasenentleerungen alle 1–2 h werden auch bei normalem zystometrischen Befund angegeben. In diesen Fällen ist ein Blasentraining mit Regulierung und Verlängerung der Miktionszeiten erfolgreich. Die Erfolge sind weniger gut bei gleichzeitig bestehender Urgeinkontinenz. In diesen Fällen ist die zusätzliche Anwendung von Medikamenten zur Beeinflussung von M. detrusor vesicae angezeigt, vor allem Parasympathikolytika wie Buscopan, Spasuret oder Spasmo-Urogenin. Ist das Ingangkommen der Miktion nach einer Operation erschwert, liegt häufig eine Blasen-Urethra-Dyssynergie vor. Der Blasenausgang kann sich zu Beginn der Miktion nicht entspannen; der Harnröhrendruck bleibt hoch und die Miktion kommt nicht in Gang. Eine Behandlung mit α-Rezeptorenblocker wie Dibenzyran mit der Aufforderung, gleichzeitig die quergestreifte Beckenbodenmuskulatur zu entspannen, können das Ingangkommen der Miktion und das restharnfreie Entleeren nach der Operation begünstigen. Es ist zu raten, die Anwendung von Medikamenten zur Beeinflussung der Blase und des Blasenausganges nach urodynamischer Diagnosestellung anzuwenden. Eine suprapubische Ableitung erleichtert das Ingangkommen der Miktion; wir führen es bei den abdominalen Inkontinenzoperationen einschließlich der Schlingenoperation durch, aber auch bei den vaginalen Inkontinenzoperationen, bei denen wir befürchten, daß Blasenentleerungsstörungen auftreten.

Literatur

Beck L (1985) Gynäkologische Urologie. In: Käser O, Friedberg V, Ober KG, Thomsen K, Zander J (Hrsg) Gynäkologie und Geburtshilfe, Band 3. Thieme, Stuttgart
Faber P (1984) Die operative Behandlung der Streßinkontinenz der Frau. Habilitationsschrift
Käser O, Iklé FA, Hirsch HA (1984) Atlas der gynäkologischen Operationen. Thieme, Stuttgart
Petri E (1983) Gynäkologische Urologie. Thieme, Stuttgart
Stanton SL and Tanagho EA (1980) Surgery of Female Incontinence. Springer, Berlin Heidelberg New York

Inkontinenz: Vesikale und urethrale Fisteln*

R. E. SYMMONDS

Es wird häufig behauptet, daß ein Gynäkologe, der für die Korrektur urogenitaler Fisteln Erfahrungen sammeln möchte, in ein Entwicklungsland reisen sollte. Möglicherweise stimmt diese Aussage im Hinblick auf geburtshilfliche Fisteln, die in den Vereinigten Staaten nahezu verschwunden sind; demgegenüber müssen aber Fisteln, die durch Operationen und Bestrahlungen verursacht wurden, als ein Übel einer wohlhabenden Gesellschaft betrachtet werden, einer Gesellschaft, die sich eine große Anzahl elektiver Operationen und adäquate Behandlung maligner Genitalerkrankungen leisten kann. Operation oder Bestrahlung oder beides zusammen sind heute in den USA für 95% der Fisteln verantwortlich.

Da auf dem Gebiet der urogenitalen Fisteln keine kontrollierten, randomisierten Studien durchgeführt wurden und weil auch kein geeignetes Tiermodell existiert, bleiben die genauen Ursachen und die besten Behandlungsmethoden umstritten. Deswegen erfordert eine Diskussion von Fisteln und ihrer Behandlung notwendigerweise das Einbringen persönlicher Schilderungen, so unwissenschaftlich dies auch sein mag.

Die Entstehung von Fisteln könnte großenteils vermieden werden, wenn Läsionen des Harntraktes erkannt werden. Eine Läsion, die behandelt wurde, wird selten zur Ausbildung einer Fistel führen. Harnblase und Ureteren sind die „gutartigsten" Gewebe, mit denen es der Chirurg zu tun hat; wenn Läsionen nicht übersehen und promt therapiert werden und wenn danach eine Zeit lang für entsprechende Blasenentleerung gesorgt wird, werden sich Harnblase und Ureteren trotz des Operationstraumas nahezu „regenerieren".

Ätiologische Faktoren

Während der letzten drei Jahrzehnte wurden mehr als 800 Patientinnen mit urogenitalen Fisteln an die Mayo-Klinik überwiesen, wobei die Anzahl mit ca. 25–30 Fällen pro Jahr unverändert blieb (Symmonds 1979). Nur 5% der Fisteln waren durch geburtshilfliche Traumata entstanden, 10% traten nach Bestrahlungstherapie auf, und 85% standen in Zusammenhang mit Operationen im Becken (Abb. 1). Fisteln

---

* Dieses Manuskript basiert auf dem Originalartikel, erschienen in Clin Obstet Gynecol 27: 499–514 (June), 1984. Mit Genehmigung von Harper und Row

Emeritus member, Department of Obstetrics and Gynecology, Mayo Clinic and Mayo Foundation; Emeritus Professor of Obstetrics and Gynecology, Mayo Medical School; Rochester, MN 55905, USA

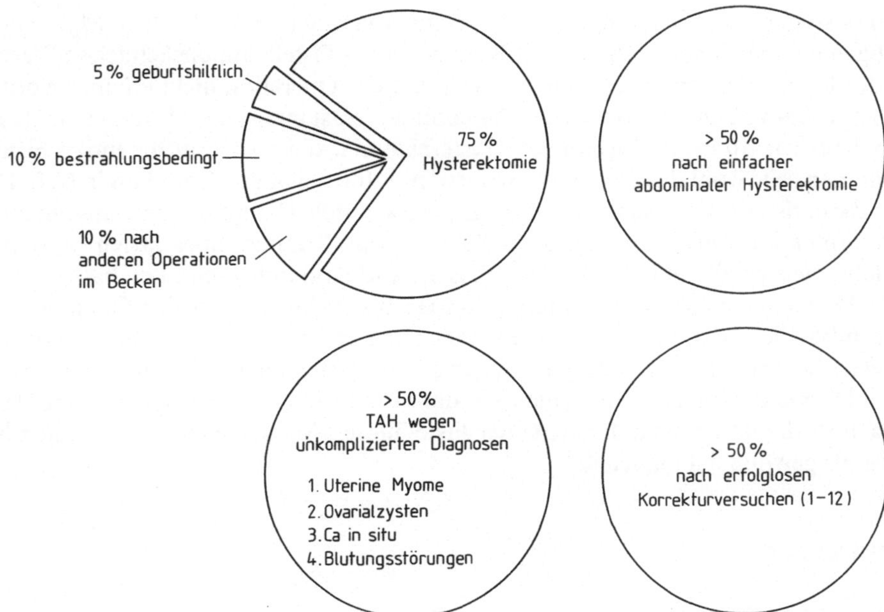

Abb. 1. Ätiologische Faktoren von mehr als 800 urogenitalen Fisteln: Hysterektomie war in 75% die Ursache; in mehr als 50% einfache totale abdominelle Hysterektomie (TAH) wegen unkomplizierter Diagnosen (Aus Symmonds 1979)

nach chirurgischen Eingriffen im Becken stellen kein kleines, einfaches Problem dar: 10% dieser Fisteln waren multipel (bis zu 5 Mündungen), 10% betrafen einen oder beide Ureteren und die Harnblase, 10% waren „komplex" (intestinale oder ureterale Fisteln zusätzlich zu vesikovaginalen), und 52% der Patientinnen hatten zwischen einem und 12 erfolglosen Therapieversuchen (auswärts unternommen) hinter sich.

Von allen statistischen Angaben aus dieser großen Serie urogenitaler Fisteln ist eine besonders auffallend: 75% der mehr als 800 Fisteln traten nach einer Hysterektomie auf, davon mehr als 50% nach einfacher totaler abdominaler oder vaginaler Hysterektomie: Ebenso beeindruckend war die Beobachtung, daß bei den meisten Patientinnen die Hysterektomie wegen einer vermeintlich einfachen Diagnose (z. B. uterine Myome, Prolaps, menstruelle Dysfunktion, Carcinoma in situ oder gutartige Ovarialzysten) vorgenommen worden war (Abb. 1). Nur selten erwähnten die einweisenden Ärzte Diagnosen wie Endometriose, entzündliche Beckenerkrankungen oder invasive Karzinome, die häufiger kompliziertere operative Präparation erfordern und voraussichtlich die Intaktheit des Harntraktes gefährden. Bei schwierigen Operationen besteht vielleicht größere Aufmerksamkeit und Besorgnis, und der Operateur wird um so sorgfältiger benachbarte Strukturen identifizieren und dadurch eventuell vorhandene Läsionen an Blase oder Harnleitern erkennen und korrigieren.

Wann treten Fisteln nach Operationen zuerst in Erscheinung? Diese Frage ist möglicherweise auch von ätiologischer Bedeutung. Bei Patientinnen, die dem Autor überwiesen wurden, traten die Fisteln anamnestisch gewöhnlich während der ersten

10 postoperativen Tage auf, viele davon innerhalb der ersten 24–48 h. Man würde allgemein annehmen, daß diese früh auftretenden Fisteln auf tatsächlichen Blasen- oder Ureterenläsionen beruhen, die während der Operation nicht erkannt worden waren. Bei nahezu ebenso vielen Patientinnen entstanden die Fisteln erstmals innerhalb von 10 bis 30 Tagen nach Hysterektomie; diese spät auftretenden Fisteln könnten sehr wohl das Ergebnis einer anderen Intensität des Trauma sein (z. B. Demuskularisierung, Devaskularisierung, Druck durch Hämatome mit anschließender Infektion und Nekrose), oder vielleicht das Resultat einer falsch plazierten Naht, die sich allmählich durch die Blasenwand hindurchgeschnitten hat.

Wirklich „späte" Fistelbildung, 30 Tage bis 25 Jahre nach der Operation, ist grundsätzlich Bestrahlungsfolge, mit oder ohne anschließende Operation. Von solchen allein durch Bestrahlung hervorgerufenen Fisteln erschien nahezu ein Viertel 5 oder mehr Jahre nach der Therapie; das längste Intervall betrug 25 Jahre. Demnach ist die tatsächliche Inzidenz der Fistelbildung wahrscheinlich wesentlich höher als gewöhnlich mitgeteilt.

Prävention

Der initiale Schritt bei allen Operationen im Becken sollte die Darstellung der Ureteren sein, zunächst oberhalb der Ebene der Beckenerkrankung und dann in ihrem gesamten Verlauf innerhalb des Beckens (Symmonds 1979; 1981) Dieser Schritt erfordert auf jeder Seite nur wenige Sekunden, und die Routinedarstellung der Ureteren bei allen unkomplizierten Operationen wird die Identifikation erleichtern, wenn schwierige und kritische Situationen angetroffen werden.

Von größerer Wichtigkeit ist eine großzügige Mobilisierung der Blase von Zervix und oberem Vaginalanteil da vesikovaginale Fisteln bei weitem die häufigste Erscheinungsform darstellen. Die Blase muß vom Fornix vaginae nach lateral und kaudal abpräpariert werden, immer bis mindestens 1 cm unterhalb der geplanten Resektionslinie. Die Mobilisierung der Blase muß vollendet sein, bevor der Uterus entfernt wird; die zusätzliche Präparation in der entsprechenden Faszienebene wird erschwert, sobald der kranialwärtige Zug am Uterus nicht mehr möglich ist. Übermäßiges stumpfes Präparieren der Blase, wodurch die Muskularis beschädigt wird, muß vermieden werden. Die scharfe Präparation wird am besten ausgeführt, indem das vordere Peritoneum und die Blasenwand unter Verwendung langer Pinzetten von der Zervix abgehoben wird, während ein kranialer Gegenzug auf den Uterus ausgeübt wird.

Zug und Gegenzug (der Schlüssel zu allen „unblutigen" Präparationen in den richtigen Faszienspaltebenen) erlauben gewöhnlich die genaue Darstellung der netzförmigen Gewebsfläche zwischen Zervix, Vagina und Blasenwand. Falls die richtige Ebene wegen vorangegangener chirurgisch bedingter Narbenbildung nicht zu identifizieren ist (z. B. nach Kaiserschnitt), kann die übermäßige Traumatisierung der hinteren Blasenwand durch eine gezielte anteriore extraperitoneale Zystotomie vermieden werden. Zumindest wird dieses Vorgehen die Erkennung einer übermäßigen Traumatisierung oder tatsächlichen Perforation der posterioren Blasenwand durch direkte Inspektion des Blaseninneren ermöglichen, Ort der häufigsten Fistelbildung (knapp oberhalb der Plica interureterica).

Diagnose

Dauerndes Nässen, Reizungen und offenbares Urinträufeln bald nach einer Hysterektomie gibt der Patientin, ihrer Familie und ihrem Arzt Anlaß zur Besorgnis. Häufig wird frühzeitiges oder sofortiges Eingreifen erbeten (oder gefordert), und der Gynäkologe wird gedrängt, eine erneute Operation in Betracht zu ziehen. Panikartige, voreilige Intervention kann in solchen Situationen das Problem wesentlich verschlimmern. Mit Sicherheit ist die Fistelregion ödematös und zu einem gewissen Grad infiziert, möglicherweise kompliziert durch Hämatome, Gewebsdestruktion und Nahtmaterial; jede operative Intervention zu diesem Zeitpunkt kann zusätzliches Gewebe beschädigen und eine Vergrößerung der Fistel verursachen. Selbst eine einfache vaginale Spekulumuntersuchung könnte die brüchigen Gewebe auseinanderdrängen und zusätzlichen Schaden anrichten; in ähnlicher Weise wird eine zystoskopische Untersuchung wenig nützlich sein.

Das einfache Einlegen eines lockeren Wattetampons in den unteren Teil der Vagina und die Instillation von Methylenblau mittels eines transurethralen Katheters in die Blase bestätigen im allgemeinen die Diagnose eines Urinlecks durch eine vesikovaginale Fistel. Falls der Tampon nicht durch das Methylenblau verfärbt wird, kann die Existenz einer Vesikovaginalfistel relativ sicher ausgeschlossen werden.

Ein i. v.-Pyelogramm sollte durchgeführt werden, um sicherzugehen, daß keine ureterale Obstruktion vorliegt – ein häufiger Befund bei Ureterfisteln. Danach wird die intravenöse Gabe von Indigokarmin recht prompt zu einer Verfärbung des Vaginaltampons führen, falls eine Ureterfistel vorliegt. Wenn die Diagnose einer ureterovaginalen Fistel durch diese Methode bestätigt werden kann, wird die zystoskopische Bewertung unumgänglich, und es sollte versucht werden, einen Ureterenkatheter in den betroffenen Ureter einzuführen. Etwa 30% der ureterovaginalen Fisteln heilen spontan, mit oder ohne Anwendung eines Ureterenkatheters. Wenn der Ureter nicht hochgradig stenosiert ist und für die Nieren keine Gefahr besteht, ist eine operative Korrektur der Fistel nicht dringend und kann hinausgeschoben werden, bis die Bedingungen optimal sind.

Falls bei der Patientin bald nach der Hysterektomie eine vesikovaginale Fistel auftritt, kann zu diesem frühen Zeitpunkt durch eine zystoskopische Untersuchung ebenfalls nichts erreicht werden als eine Verschlimmerung der Fistel. Ein großkalibriger Verweilkatheter sollte eingelegt werden, um prompte Drainage und Entleerung der Blase zu gewährleisten; Sog am Katheter ist nicht nötig. Vielleicht 15–20% der vesikovaginalen Fisteln heilen spontan unter langfristiger Katheterdrainage der Harnblase (4–6 Wochen). Wenn innerhalb von 6 Wochen keine Spontanheilung der Fistel eintritt, wird die Wahrscheinlichkeit einer solchen Heilung gering; deshalb sollte der Katheter entfernt werden, um Infektionen des Harntraktes zu verhindern. Nach Entfernung des Katheters wird sich jede Harninfektion schnell verlieren als Folge der raschen Harndrainage über die Fistel und spontaner Entleerungen.

Trotzdem kann ein Ansäuern des Urins durch Methaminmandelat notwendig werden, um die Entstehung vaginaler Konkremente und labialer Inkrustationen zu verhindern.

Wahl des Zeitpunktes für den Fistelverschluß

Erwägungen über den endgültigen Verschluß der Fistel sollten 2–4 Monate hinausgeschoben werden, abhängig von der Qualität der Gewebe, der Art der zur Fistelbildung führenden Operation und den Verhältnissen, die die Operation nötig machten (z. B. Infektion oder Malignität).

Bemühungen, der Patientin etwa mit einem Ballonkatheter das Leben zu erleichtern, sollten unterlassen werden, da solche Katheter nur verkalkte Ablagerungen und Infektionen begünstigen, die die Situation verschlimmern und die eventuelle operative Therapie hinauszögern.

Von denjenigen Fistelpatientinnen, die der Autor behandelte, waren 52% vor der Überweisung zwischen 1- und 12mal erfolglos operativ behandelt worden. Fistelverschlüsse mißlingen aus vielerlei Gründen. Die häufigste Ursache ist voreiliges operatives Eingreifen, oft innerhalb von 10–15 Tagen nach der verursachenden Operation und im ungesunden Gewebe durchgeführt. Eine andere Ursache besteht darin, daß versäumt wurde, das Narbengewebe von Vaginal- und Blasenwänden ausreichend zu exzidieren. Ein weiterer Grund für Mißerfolge ist der Verschluß der Blasenwand unter Spannung. Wenn versäumt wird, Toträume zu beseitigen, was Ansammlung von „Nährmedium" und Infektion zur Folge hat, ist dies eine weitere Ursache für ein Mißlingen. Diese Mißerfolgsgründe stellen grundsätzlich ein Maß für operative „Ängstlichkeit" dar: unzureichende Präparation und Mobilisierung, ungenügende Darstellung und unsorgfältige Korrektur.

In den Vereinigten Staaten entstehen geburtshilfliche Fisteln eher durch Zangenverletzungen als durch Drucknekrosen und verschleppte Geburten, die in unterprivilegierten Ländern die ätiologischen Faktoren sind. Da solche geburtshilflichen Fisteln normales, mobiles Gewebe mit guter Blutversorgung betreffen, können die meisten verschlossen werden, sobald sie entdeckt werden (am besten sofort), oder einige Stunden nach der Verletzung. Überraschenderweise entstehen einige geburtshilfliche Fisteln im sauberen, mobilen Gewebe erst 2 oder 3 Tage bis zu einer Woche nach der Verletzung; die Korrektur kann häufig gleich vorgenommen werden.

Der Korrekturzeitpunkt wird für Patientinnen, deren Fisteln nach operativen Eingriffen aufgetreten sind, anders gewählt als für solche, die bald nach einer erfolglos unternommenen Fistelverschlußoperation vorgestellt werden. Jedoch sind gewöhnlich 3–4 Monate erforderlich, damit die Gewebe „sich säubern" können, ihre Ödeme abbauen, neue Gefäße bilden und geschmeidig werden können. Während dieser Wartezeit sollte alles sichtbare nicht absorbierbare Nahtmaterial entfernt und jede Infektion des Harntraktes behandelt werden; Östrogentherapie kann indiziert sein, um die Qualität der Gewebe zu verbessern. Die Verabreichung von Kortisonpräparaten kann die Auflösung von Ödemen und Fibrosen beschleunigen und das Zeitintervall vor der Fistelkorrektur verkürzen. Kortison kann jedoch ebenso die Heilung hinauszögern, deshalb wird die Anwendung nicht befürwortet.

Es ist schwierig, genau zu bestimmen, wann Bestrahlungsfisteln und Nekrosen ihre Entwicklung abgeschlossen haben oder wann die Gewebe in einem für die Korrektur geeigneten Zustand sind. In der Regel sollte die Korrektur mindestens für 1 Jahr hinausgeschoben werden, in manchen Fällen für 2 oder 3 Jahre, bevor man sicher sein kann, daß das verwendete Gewebe lebensfähig bleibt.

Zugang beim Fistelverschluß

Die langdauernden Diskussionen über den besten Zugangsweg (transvaginal, transvesikal oder transperitoneal) für die operative Korrektur einer Fistel sind rein akademisch. Es wurden zu viele Schlüsse gezogen aus kleinen Patientenserien und aus sehr begrenzten Erfahrungen mit relativ unkomplizierten Fisteln. Mit zunehmender Erfahrung wird bald klar, daß der Operateur alle Techniken kennen und beherrschen muß, und daß gelegentlich alle 3 Zugangswege verwendet werden müssen, um jene individuell angemessene Therapie zu gewährleisten, die bei der Korrektur komplizierter und komplexer Fisteln so bedeutsam ist.

Offensichtlich ist der vaginale Zugang der einfachste, sicherste und – vom Standpunkt der Patientin aus – auch der angenehmste. Es zeugt von mangelndem Urteilsvermögen, einen abdominellen, transvesikalen Zugang zu befürworten, um Fisteln zu verschließen, die ein weites, einfach darzustellendes und mobiles Scheidengewölbe betreffen, und es ist noch schlimmer, wenn dieser Zugang im Falle einer Fistel der unteren Vaginalvorderwand, des Blasenhalses oder des suburethralen Bereiches vorgeschlagen wird. Es ist naheliegend, daß diese Bereiche viel besser zugänglich sind und viel exakter korrigiert werden können bei Wahl des vaginalen Zugangsweges. Eine Vorgeschichte mit multiplen operativen Mißerfolgen, sowohl auf transvesikalem als auch auf transvaginalem Weg, steht einer erfolgreichen vaginalen Korrektur nicht entgegen. Auf der anderen Seite sollte ein Gynäkologe mit einer Vorliebe für den transvaginalen Zugang im Falle einer fixierten Fistel hoch oben im Scheidengewölbe nicht auf einer vaginalen Korrektur bestehen. Wenn die Präparation nicht optimal gelungen ist, resultiert ein ungenauer Fistelverschluß und ein in der Nähe befindlicher Ureter oder ein schlecht dargestelltes, adhärentes Darmsegment könnte gefährdet sein. Ganz sicher sollte für die Korrektur der meisten komplexen Fisteln ein abdomineller (oder sogar kombiniert abdominovaginaler) Zugang in Betracht gezogen werden – für solche, die die Ureteren miteinbeziehen und möglicherweise teilweise obstruieren ebenso wie für solche mit einer entero- oder rektovaginalen Komponente.

Zusätzlich wird (oder soll) der richtige Weg, eine bestimmte Fistel zu therapieren, auch mit dem Operateur, seiner Ausbildung und Erfahrung auf dem Gebiet der Korrektur urogenitaler Fisteln variieren. Der kompetente Operateur, ob Gynäkologe, Urologe oder Allgemeinchirurg, sollte mit allen Techniken und Methoden der Fisteltherapie vertraut sein und selektiv den vaginalen, abdominellen oder kombinierten Zugangsweg benützen, je nach den Erfordernissen. Die für eine Patientin getroffene Wahl eines Zugangweges muß garantieren, daß gewisse operative Ziele erreicht werden; diese bleiben dieselben, ob der Arzt nun die Fistel auf transvaginalem, transvesikalem oder transperitonealem Weg korrigiert.

Operationsziele

Die Operationsziele beinhalten: 1.) großzügige Mobilisation aller betroffenen Organe ohne Verletzung benachbarter Strukturen; 2.) Exzision allen Narbengewebes, auch wenn sich dadurch die Größe der Fistel verdoppeln oder vervierfachen sollte, um die Voraussetzungen einer „frischen Blasenverletzung" zu schaffen; 3.) spannungsfreien schichtweisen Verschluß der Harnblase und der Vagina, um eine großflächige Apposition von lebensfähigem, vaskularisiertem, gesundem Gewebe zu erhalten; 4.) eine sehr sorgfältige, nichttraumatisierende Technik unter Verwendung feiner, nichtquetschender Instrumente, Setzen der Nähte ohne Gewebsabschnürung (vermeide Matratzennähte, Achternähte und Tabaksbeutelnähte), Verwendung von feinem 3-0 oder 4-0 Catgut oder vergleichbarem absorbierbarem Nahtmaterial; und 5.) die Chancen einer Infektion auf ein Minimum zu beschränken, nicht durch Vertrauen in Antibiotikagaben, sondern dadurch, daß man nur minimale Gewebsnekrosen entstehen läßt und für die Beseitigung von Toträumen, vollständige Blutstillung und komplette postoperative Blasendrainage sorgt.

Zu einem gewissen Ausmaß sind diese Operationsziele eine Zusammenstellung von Informationen aus den Publikationen von Sims (1852), Kelly (1906), Latzko (1942), O'Conor et al. (1973), Moir (1967), Russell (1970), Counseller (1954), Falk und Tancer (1969) und vieler anderer; ihre Vorschläge wurden mit den Ansichten des Autors verknüpft (Massee et al. 1964; Symmonds 1976; Symmonds und Hill 1978), die sich im Laufe der Jahre entwickelt haben. Wie diese Ziele am besten erreicht werden, ist eine Frage des individuellen chirurgischen Urteilsvermögens.

Operative Behandlung

Vesikovaginale Fisteln

Bei entsprechender präoperativer Vorbereitung und guter postoperativer Blasendrainage ist die in Abb. 2 dargestellte Technik außerordentlich erfolgversprechend. Eine vertikale Inzision, beginnend in einiger Entfernung vom Fistelrand, gestattet die Identifizierung und breite Präparation der Spaltebenen zwischen Blase und Vagina. Die Fistelöffnung wird weit lateral der Hauptvernarbung umschnitten, welche die Wände von Blase und Vagina miteinander verbacken hat; gesundes, elastisches Gewebe muß für eine spannungsfreie Adaptation zur Verfügung stehen. Bei solchen Fisteln, die sich hoch oben im Scheidengewölbe befinden, verläuft der Blasenverschluß meist quer oder leicht schräg (Abb. 2a, b). Die 1. Reihe absorbierbarer Nähte, ob fortlaufend oder einzeln geknüpft, soll das Blasenepithel einstülpen und auf beiden Seiten relativ weit über den Defekt hinaus reichen. Die 2. Nahtreihe sollte so plaziert werden, daß sie weit jenseits der Enden der ersten Nahtreihe anfängt und aufhört. Zusätzlich soll diese Nahtreihe dazu dienen, Toträume zu beseitigen. Um eine Abschnürung des Gewebes zu vermeiden, sollte man kein Gewebe miteinbeziehen, das bereits mit der 1. Nahtreihe erfaßt worden ist. Zu diesem Zeitpunkt sollten Spülung und Aufdehnung der Blase mit Methylenblau einen wasserdichten Verschluß beweisen; falls nicht, sollten zusätzliche Nähte strategisch plaziert werden (Abb. 2b, c).

In der Regel wurde während der Mobilisierung der Douglas-Raum eröffnet. Peritoneum von der hinteren Blasenwand oder das Peritoneum des Douglas-Raumes kann sehr vorteilhaft dazu verwendet werden, den Wundverschluß zu verstärken und ihn vom Verschluß der vaginalen Inzision abzutrennen (Abb. 2d). Wenn ein pe-

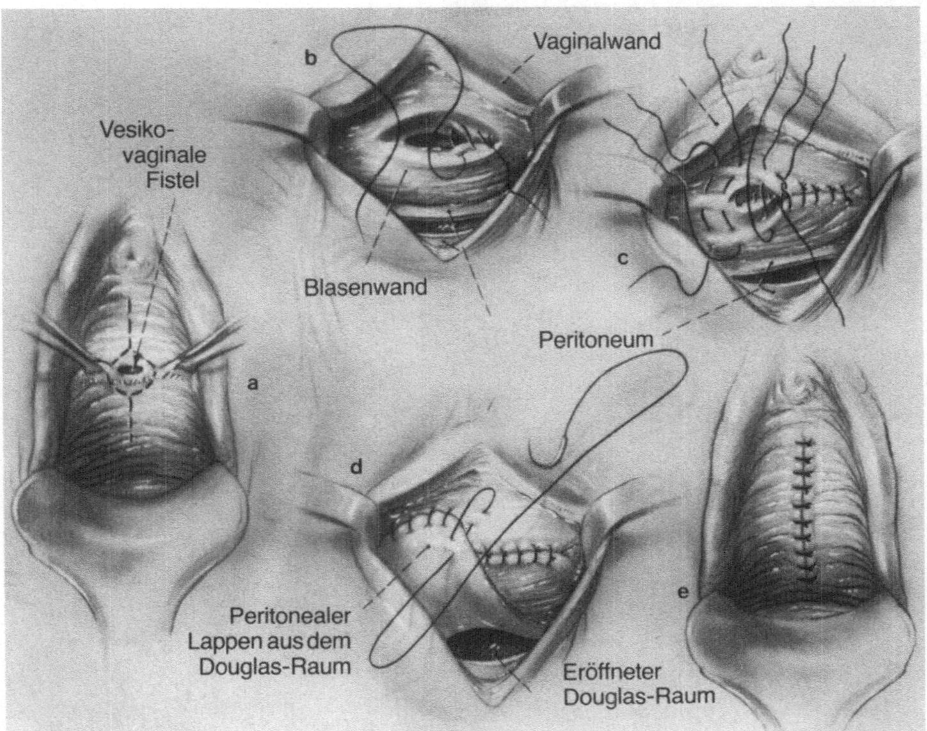

Abb. 2a–e. Zur konventionellen Therapie vesikovaginaler Fisteln gehört weitere Auftrennung der Vaginalwände, Exzision allen Narbengewebes, breite Adaptation lebensfähiger vaskularisierter Gewebe und spannungsfreier Verschluß von Blasen- und Vaginalwänden. (Aus Symmonds 1962; wiedergegeben mit Genehmigung des Gynecology-Obstetrics Guide, herausgegeben und urheberrechtlich geschützt durch Commerce Clearing House, Inc., Chicago, Illinois 60646. Der Guide wird nicht mehr von Commerce Clearing House, Inc. herausgegeben)

ritonealer Lappen nicht leicht verfügbar ist, kann eine in der Nähe befindliche Appendix epiploica des Kolon (oder ein Teil des anliegenden Omentum) unter die Blasennaht interponiert werden; bei Fisteln im oberen Scheidengewölbe ist diese Methode wesentlich einfacher anzuwenden als ein labialer Lappen (nach Martius 1956) und ebenso effektiv. Wann immer möglich, wird die Vagina in entgegengesetzter Richtung verschlossen (vertikal), so daß die Nahtreihen nicht übereinander liegen (Abb. 2e). In der Mayo-Klinik-Serie von über 800 Fisteln war diese eher konventionelle Korrekturmethode bei 99% der Patientinnen mit „einfachen" vesikovaginalen Fisteln nach Hysterektomie erfolgreich; insgesamt betrug die Erfolgsrate 89%, wenn die Patientinnen mit urethrovaginalen, komplexen und bestrahlungsbedingten Fisteln miteinbezogen werden.

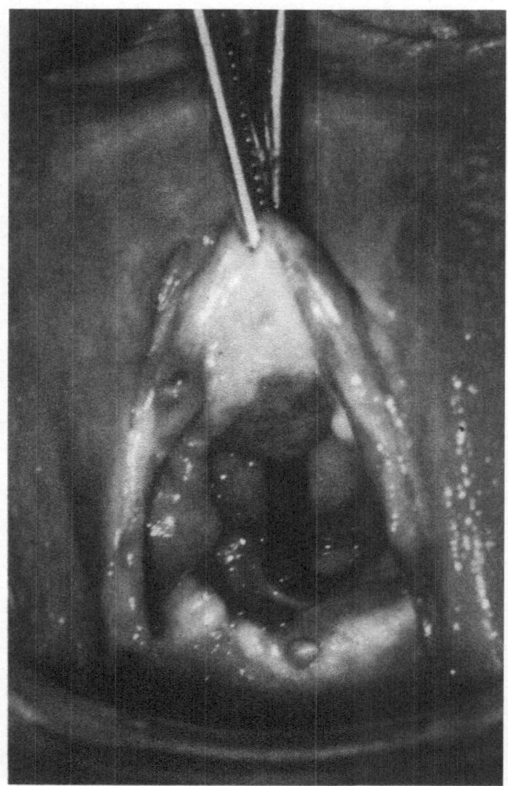

Abb. 3. Die proximale Hälfte des Urethragrundes und Blasenhalses betreffende Fistel

Tabelle 1. Ursachen für Urethradestruktionen bei 50 Fistelpatientinnen (1959–1975). (Aus Symmonds u. Hill 1978. Mit Genehmigung der CV Mosby Company)

Ursache		Anzahl der Fälle
Kongenital		4
Hypospadie	1	
Epispadie	2	
kurze Urethra	1	
Geburtshilfliches Trauma		4
Verletzung (Autounfall)		1
Bestrahlungsdefekt		1
Operativ		40
anteriore Kolporrhaphie mit oder ohne vaginale Hysterektomie	27	
Therapie bei Urethradivertikel	11	
transurethrale Blasenhalsresektion oder Elektrokauterisation	2	
Gesamt		50

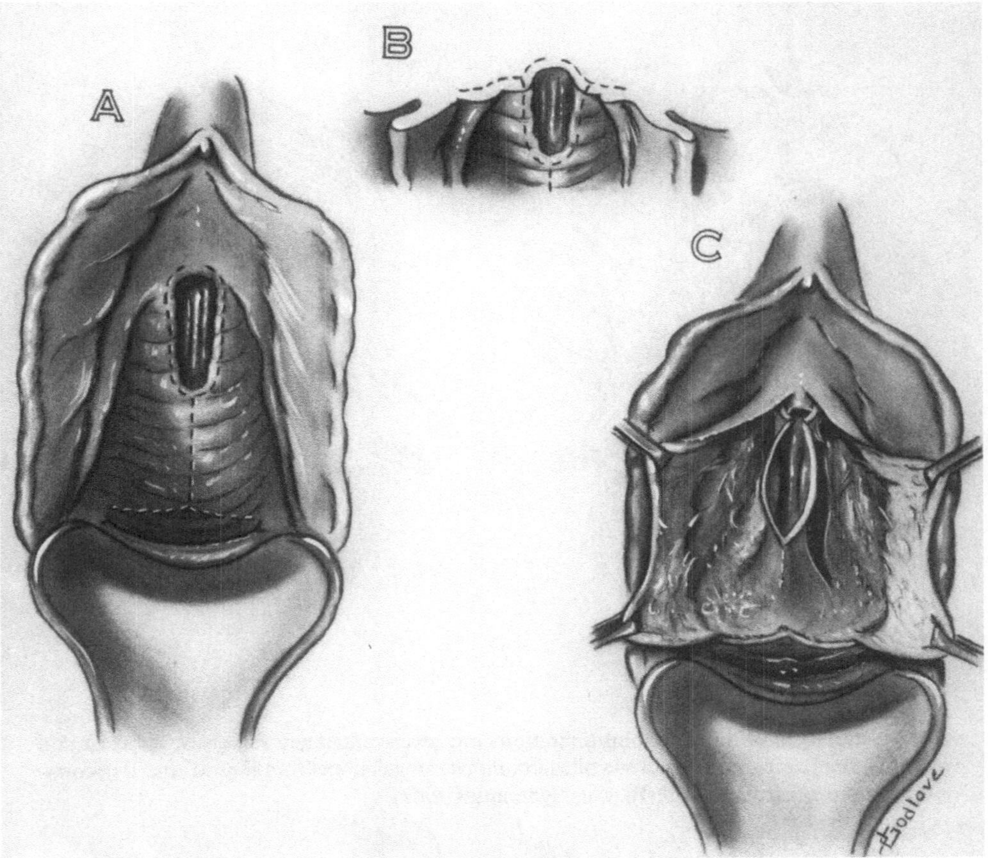

Abb. 4 A-C. Technik der Mobilisierung des Urethragrundes und Blasendaches. (Aus Symmonds 1969)

Urethrovaginale Fisteln

Fisteln von Urethra und Blasenhals müssen, wenn sie Symptome machen und Inkontinenz verursachen, etwas anders behandelt werden als solche, die in der Blase selbst liegen. Der Wundverschluß muß sowohl in der Urethra als auch in den vaginalen Wänden longitudinal verlaufen. Die operative Korrektur solcher Fisteln betrifft weniger Gewebe, erfordert weniger Mobilisierung und bietet wesentlich geringere Möglichkeiten für Irrtümer. Am störendsten ist das Problem der andauernden Urininkontinenz, obwohl die Kontinuität der Urethra erfolgreich wiederhergestellt wurde. Die Inkontinenz ist eine Folge der Destruktion glatter Muskulatur, der Narbenbildung und von störenden Einwirkungen auf die „Sphinktertätigkeit". Diese Komplikation kann im allgemeinen durch vollständiges Freilegen von vorderer Vaginalwand, Urethra und Blasenhals, selbst bei sehr kleinen Fisteln, verhindert werden. Zusätzlich zum Verschluß der Fistel sollten Urethra und Blasenhals in ihrer gesamten Länge gedoppelt werden. Wenn die Vaginalwände extrem vernarbt, dünn oder devaskularisiert sind, oder wenn die Wunde nach Verschluß unter Spannung

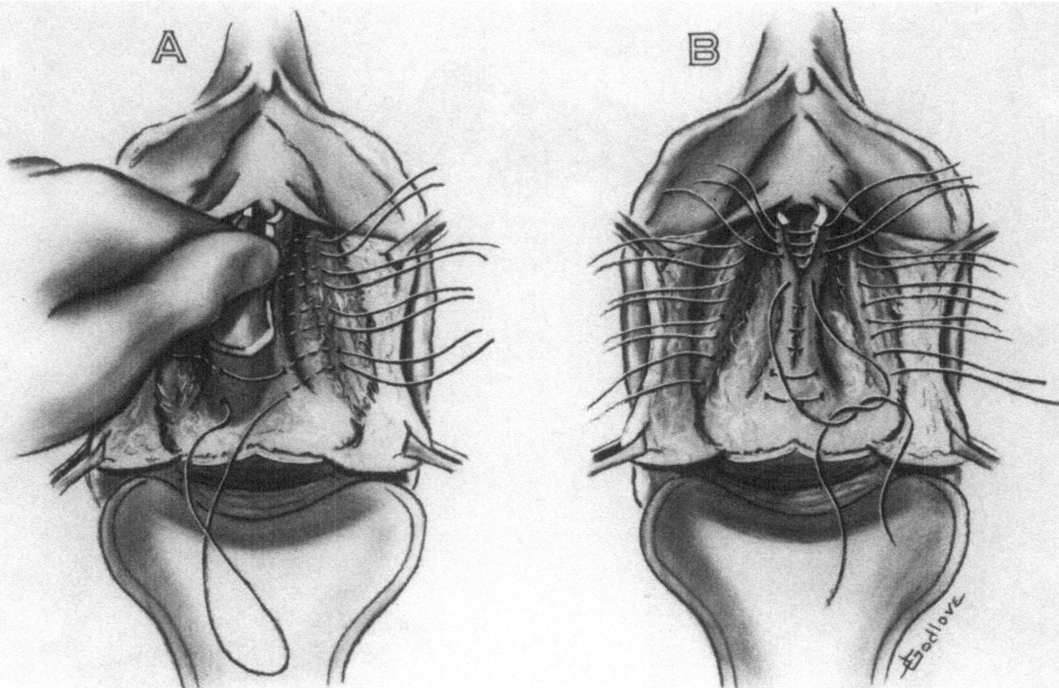

Abb. 5 A, B. Technik der Urethrapräparation und zweischichtigen Rekonstruktion. Initial werden Fadenpaare im Stützgewebe plaziert und lateral gehalten (**A**) während eine kleinlumige Urethra rekonstruiert wird (**B**). (Aus Symmonds 1969)

steht, sollte man einen Bulkokavernosus-Lappen interponieren (Martius 1956) oder einen myokutanen labialen Lappen mobilisieren, um die untere Vaginalvorderwand zu rekonstruieren (Symmonds 1969).

Die schwierigsten und herausforderndsten Fistelarten, die dem Operateur begegnen, sind solche mit einem durchgehenden Verlust von 75% oder mehr des Urethragrundes und Blasenhalses (Abb. 3). In einem früheren Bericht über 50 Patientinnen mit Verlust des Urethragrundes waren 80% der Verluste Resultate operativer Maßnahmen (z. B. anteriore Kolporrhaphie) (Tabelle 1). Insgesamt 94 erfolglose operative Bemühungen wurden unternommen, um die Urethra wiederherzustellen (Symmonds und Hill 1978). Bei der operativen Therapie muß eine intakte und kontraktile Neourethra aus irgendeinem glatten Muskel gebildet werden, der im Urethra„dach" verblieben ist; zusätzlich muß, da die untere Vaginalvorderwand größtenteils oder ganz verloren oder nach früheren Operationen großflächig vernarbt ist, neues und gut vaskularisiertes Gewebe zur Verfügung stehen, um den Verschluß der Vaginalwand unterhalb der Urethrawunde spannungsfrei zu gewährleisten.

Die zur Rekonstruktion der Urethra vorgeschlagene Technik wurde bereits im Detail vorgestellt und kann hier kurz wiederholt werden (Symmonds 1969; Symmonds und Hill 1978).

In die Vaginalvorderwand wird ein medianer Schnitt gemacht. Der Schnitt wird dann verlängert und um die Ränder des Urethradefektes weitergeführt. Nach late-

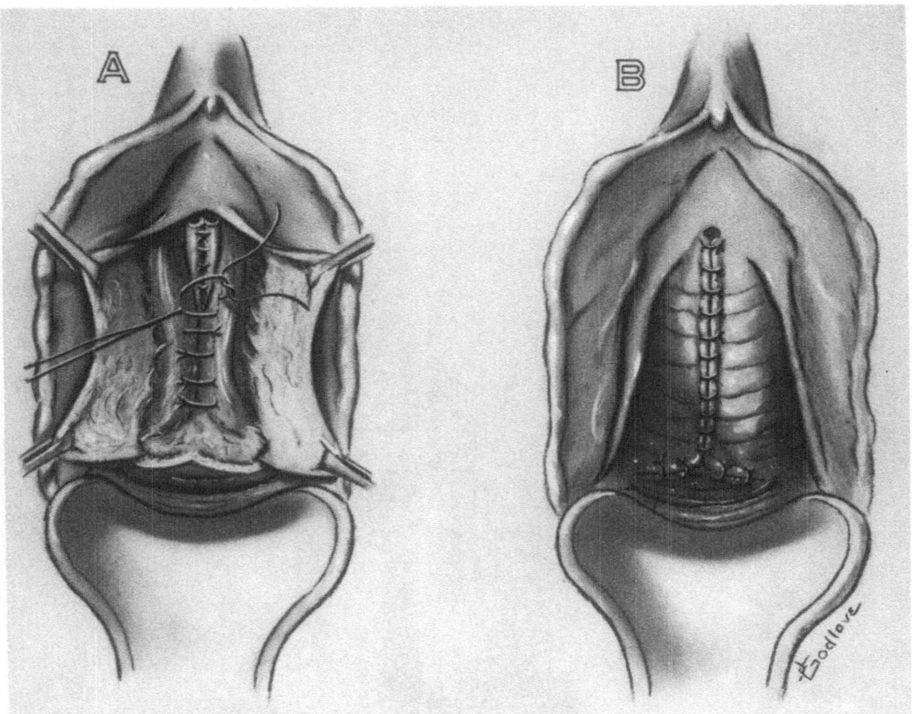

Abb. 6A, B. Technik der Blasenhals- und Urethradoppelung und des Verschlusses der Vagina. (Aus Symmonds 1969)

ral wird freipräpariert, und die verbleibenden Urethraränder werden nur soweit mobilisiert, um eine spannungsfreie, exakte Adaptation des Urethraepithels zu ermöglichen (Abb. 4). Damit man bei größeren Defekten, die den Verlust des Blasenhalses und eines Großteils des Trigonum beinhalten, ausreichende Entspannung erzielt, ist es wichtig, bis in den retropubischen Raum hinauf zu präparieren, sowohl in posteriore wie auch in laterale Richtung. Das gesamte Trigonum, die unteren Ureterensegmente und der proximale Anteil der Urethra müssen vollständig mobilisiert werden.

Als „erster" Schritt der Rekonstruktion wird die „zweite" Nahtreihe paarweise in das Stützgewebe lateral der Urethra gelegt. Die Fäden werden erst später geknotet. In ähnlicher Weise werden die doppelungsbildenden Nähte zu diesem Zeitpunkt am Blasenhals gelegt (Abb. 5a). Die Anlage dieser paarigen Nähte vor dem eigentlichen Verschluß des Urethragrundes gestattet es dem Operateur, größere, stabilere Stützgewebsmengen zu fassen, ohne befürchten zu müssen, dabei die Urethra mitzufassen. Zusätzlich sichert das Einführen eines Fingers in den offenen Blasenhals die exakte Identifikation der Ureteren während der straffen Doppelung des Blasenhalses. Danach werden die Ränder der Harnröhre mit Einzelnähten aus feinem Catgut (4-0) akkurat adaptiert (Abb. 5b). Die zu Anfang gelegte „zweite Reihe" paariger Nähte kann nun geknüpft werden. Schließlich wird die vaginale Mukosa in der Medianlinie mit absorbierbarem Nahtmaterial (Polyglykol, 4-0), adaptiert (Abb. 6).

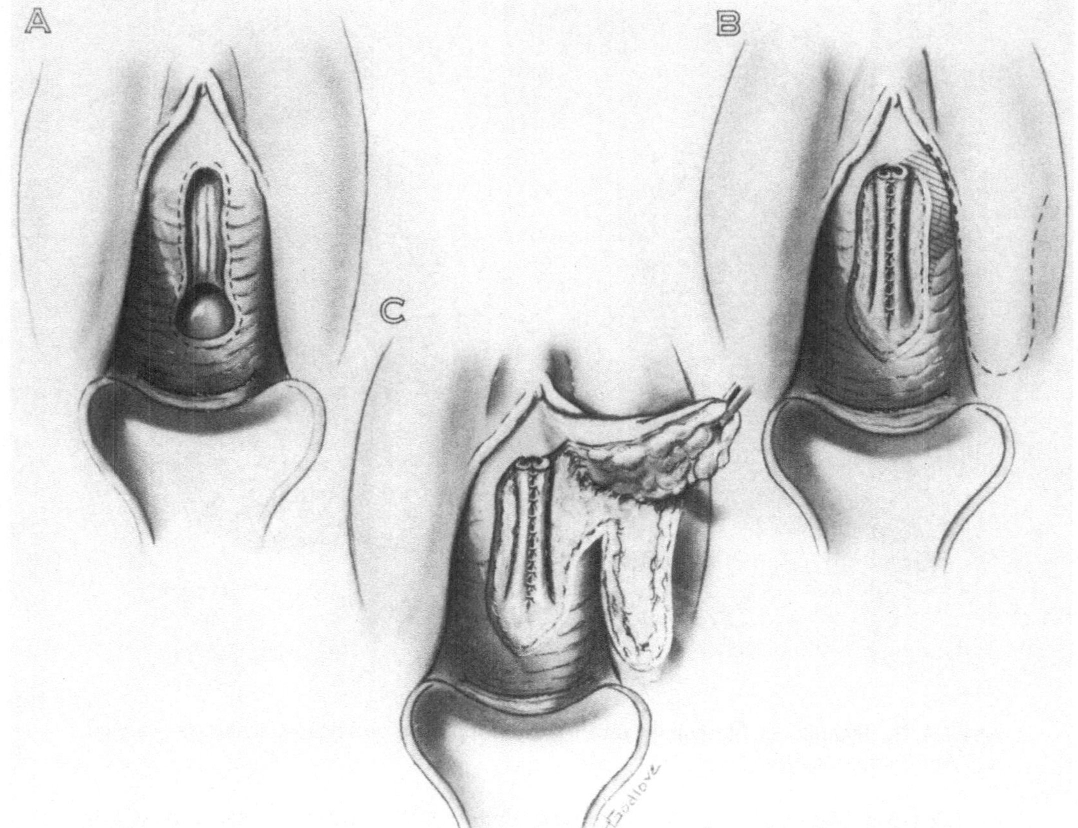

Abb. 7 A–C. Technik der Mobilisierung eines myokutanen Lappens (Labialhaut mit darunterliegendem Binde- und Fettgewebe und M. bulbocavernosus)

Unglücklicherweise wird bei vielen Patientinnen evident, daß die primäre Rekonstruktion der vorderen Vaginalwand bestenfalls vorläufige Erfolge bringen kann. Bei den Frauen, die entweder mehrere erfolglose Therapieversuche oder frühere Bestrahlungen hinter sich haben, sind die Gewebe dicht fibrosiert und retrahiert. Wenn die urethralen Defekte größer sind, der Blasenhals klafft oder auch prolabiert ist, kann der untere Teil der vorderen Vaginalwand zur Hälfte oder zu 2 Dritteln fehlen oder fast ganz durch gefäßloses Narbengewebe ersetzt sein. In dieser Situation ist es unvermeidlich, daß der primäre Verschluß der vorderen Vaginalwand unter Spannung steht. Die Vaginalnaht wird bald auseinanderweichen, und diese Dehiszenz führt unweigerlich zu einer Zerreißung der darunterliegenden Rekonstruktionsstelle an der Urethra. Zwar können seitliche Entlastungsschnitte angebracht werden, doch führen diese manchmal nur zur weiteren Devaskularisierung der vaginalen Lappen.

In manchen Fällen kann eine bessere Spannungsfreiheit durch komplette Mobilisation der lateral-anterioren Vaginalwand auf einer Seite erzielt werden. Diesem Schritt folgt die Präparation eines Martius-Lappens (aus M. bulbocavernosus), um

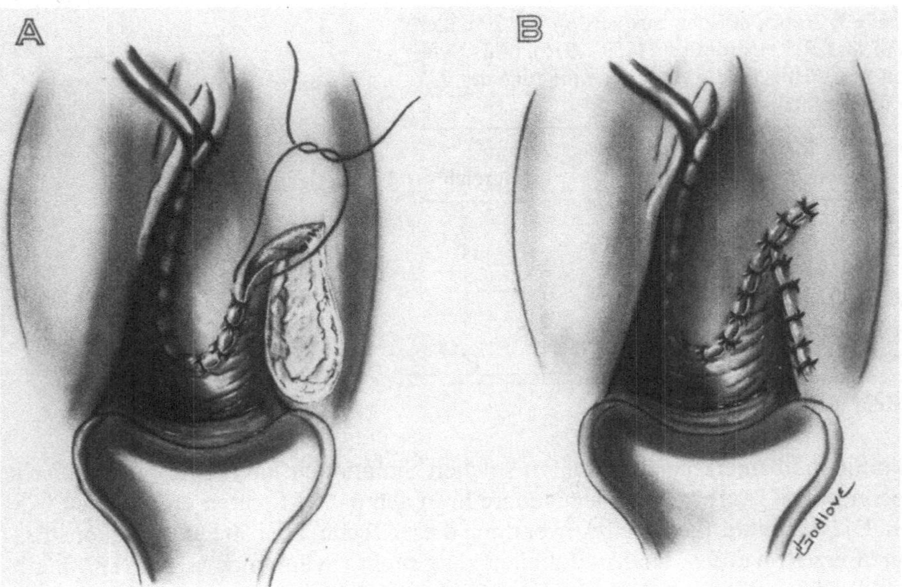

Abb. 8 A, B. Lage des myokutanen Labiallappens. Die Naht beginnt am urethralen Meatus und wird nach posterior fortgesetzt, was die Resektion von überschüssigem Gewebe und genaues Decken der Defekte ermöglicht. (Aus Symmonds 1969)

Tabelle 2. Resultate von 50 Urethrarekonstruktionen (Aus Symmonds u. Hill 1978. Mit Genehmigung der CV Mosby Company)

Ergebnis	Jahre nach Operationen				Patientinnen	
	1–5	6–10	11–15	>15	[Anzahl]	[%]
Geheilt	20	7	9	1	37	74,0
Gebessert (75–90%)	1	1	1	1	4	8,0
Gebessert (50–75%)	2	1	0	0	3	6,0
Unverändert	2	1	3	0	6	12,0
Gesamt	25	10	13	2	50	100,0

die Toträume aufzufüllen, und zur Interposition zwischen urethrale und vaginale Nähte (Martius 1956). Wenn große Teile der unteren Vaginalvorderwand fehlen oder durch exzessives Narbengewebe ersetzt sind, sollte die Wand mit einem labialen Hautlappen vollständig rekonstruiert werden. Zu diesem Lappen gehört das darunterliegende Binde- und Fettgewebe und der M. bulbocavernosus – ein „myocutaner" Lappen (Abb. 7 und 8). Der Hautlappen sorgt für bessere Spannungsfreiheit und befriedigende Wiederherstellung eines Großteils oder der vollständigen Vaginalvorderwand und verhindert außerdem eine vaginale Stenosierung und ermöglicht die Erhaltung einer besseren vaginalen Funktion (Symmonds 1976).

Obwohl die Operation adäquate Blasenhals- und Urethradoppelung erbrachte, zu befriedigender Elevation und Stützung der Urethra führte und eine anatomisch intakt scheinende Urethra schuf, kann sich mit der Zeit eine persistierende Urin-

Tabelle 3. Retropubische Suspension bei 20 Fällen urethraler Rekonstruktion (1959–1975). (Aus Symmonds u. Hill 1978. Mit Genehmigung der CV Mosby Company)

Zeitpunkt der Suspension	Anzahl der Fälle	davon erfolgreich[a]
Sofort	5	3
Später	15	11
< 6 Monate	3	2
6–12 Monate	7	5
1–4 Jahre	5	4
Gesamt	20	14

[a] Mehr als 75%ige Besserung.

inkontinenz bemerkbar machen. In solchen Situationen kann eine retropubische „secondstage"-Aufhängung der Neourethra nach 6–12 Monaten erforderlich werden. Die Resultate, die durch Anwendung dieser Technik bei 50 Urethrarekonstruktionen erzeilt wurden, sind in Tabelle 2 dargestellt (Symmonds u. Hill 1978). Obwohl vielleicht eine relativ ungenaue Methode der Auswertung verwendet wurde, galten die Patientinnen als „geheilt", wenn die Symptome „dauernder Urinverlust" und „Streßinkontinenz" unter Kontrolle und perineale Vorlagen nicht erforderlich waren. Etwas häufigerer Harndrang, Urge-Inkontinenz und gelegentliche Infektionen des Harntraktes mögen weiterhin bestanden haben – Symptome, die jedoch (zumindest aufgrund der Anamnese) auch schon vor dem zur Fistel führenden Operation bestanden hatten.

Von diesen 50 Patientinnen wiesen 41 (82%) gute bis ausgezeichnete Ergebnisse bei der Urethrarekonstruktion auf. Bei 6 Patientinnen wurden durch die Operation der Zustand nicht signifikant gebessert. Bei diesen war in 4 Fällen die Operation „inkomplett" gewesen. Von diesen 4 Patientinnen ist eine mit einer intakt erscheinenden Urethra nicht, wie empfohlen, zu einer erneuten Kontrolle und einer möglichen retropubischen „second-stage"-Aufhängung wieder erschienen. Bei 2 weiteren Patientinnen wurde die Harnröhrenkorrektur zeitversetzt etwa 2 Wochen nach der Operation vorgenommen; bei beiden lag ein *primärer* Verschluß der vorderen Vaginalwand vor – ein Fehler in der chirurgischen Beurteilung. Keine von ihnen stellte sich, wie empfohlen, zur Zweitkorrektur unter Verwendung eines myokutanen Labiallappens wieder vor. Eine weitere Patientin wies anfänglich gute Korrekturergebnisse auf und hatte gute Urinkontrolle. Unglücklicherweise entwickelte sich 2 Jahre nach der Urethrarekonstruktion ein urethrales Divertikel, nach dessen Exzision die Inkontinenz rezidivierte. Die 2 verbleibenden Patientinnen hatten trotz scheinbar hervorragender anatomischer Resultate eine persistierende Inkontinenz; die retropubische „second-stage"-Aufhängung erbrachte nicht den gewünschten Erfolg.

Bei 20 Patientinnen war zusätzlich zur Urethrarekonstruktion eine retropubische Suspension nötig (Symmonds u. Hill 1978) (Tabelle 3). Seit dem früheren Teil dieser Studie wurde die gleichzeitige Urethrarekonstruktion mit retropubischer Suspension vermieden, da 1. sofortige Suspension möglicherweise zur Ruptur oder Schwächung der suburethralen Wundnähte beitrug oder die Blutversorgung des

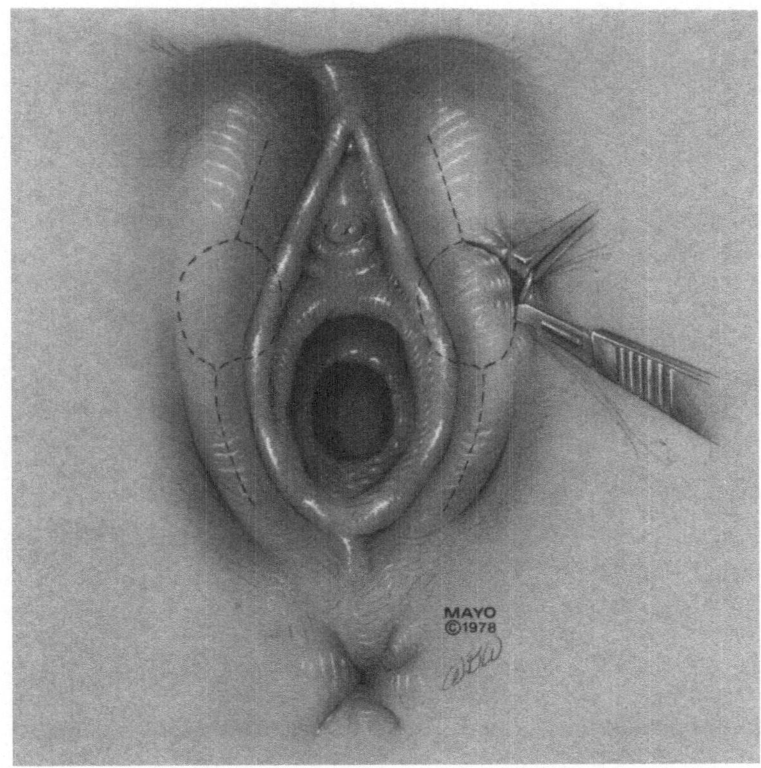

Abb. 9. Entnahme von runden Hautlappen mitsamt dem darunterliegenden M. bulbocavernosus medial der Haargrenze. (Mit Genehmigung der Mayo-Foundation)

Myokutanlappens beeinträchtigte und 2. es unmöglich schien, genaue Voraussagen zu treffen oder solche Patientinnen auszuwählen, bei denen tatsächlich eine zusätzliche Suspension erforderlich sein würde. Eine spätere Suspension (mehr als 6 Monate) für Patientinnen, die sie benötigen, wäre zu bevorzugen.

Bedauerlicherweise ist es nicht möglich, Qualität, Quantität oder Funktion der glatten Muskeln im „Dach" der Urethra oder des Detrusors bei solchen Patientinnen zu bestimmen oder zu messen, bei denen Urethragrund und Blasenhals fehlen. Urodynamische Untersuchungen sind verständlicherweise nicht möglich, und selbst die Zystoskopie ist schwierig, da die Undichtigkeit eine adäquate Blasendehnung verhindert. Wo die rekonstruktiven Bemühungen eine fibrotische, nichtkontraktile Urethra betreffen oder ergeben (nur noch ein starres Rohr), kann es sein, daß selbst eine nachfolgende Suspension zu keinem befriedigenden Ergebnis führt.

Welches Resultat im Einzelfall erreicht wird, kann nicht vorhergesagt werden. Übertrieben enthusiastische Versprechungen sollten vermieden werden, da keine Operation neue glatte Muskulatur reproduzieren oder für eine „neue Blase und Harnröhre" sorgen kann.

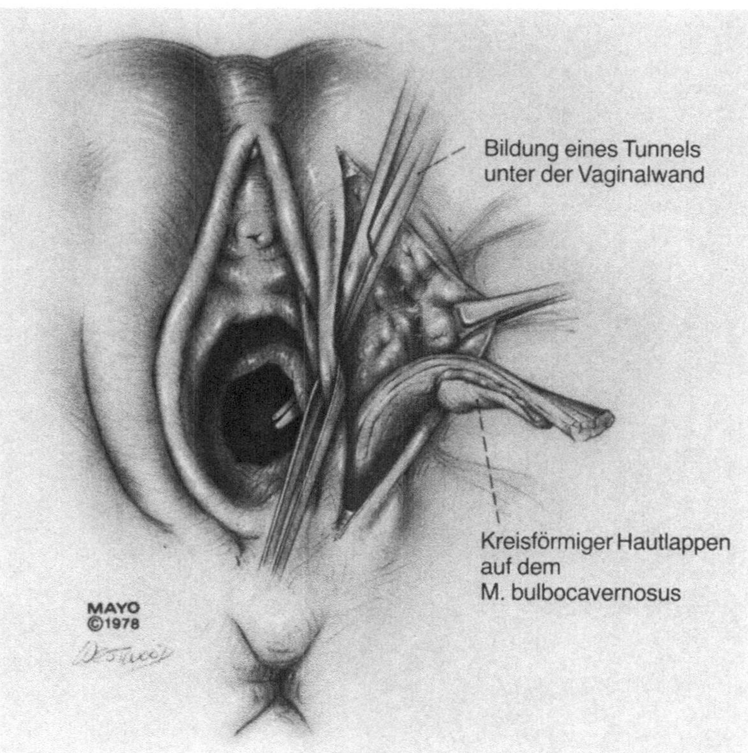

Abb. 10. Gestielter bulbokavernöser Lappen mit anhängender Haut nach Art von Martius getunnelt unter der lateralen Vaginalwand. (Mit Genehmigung der Mayo-Foundation)

Bestrahlungsinduzierte Fisteln

Wegen der Fibrose, Fixation und Devaskularisation bieten die nach Bestrahlung entstandenen Fisteln das schwierigste therapeutische Problem. Die operativen Prinzipien sind die gleichen wie für Fisteln anderer Ätiologie, aber sie sind sehr kompliziert in der Durchführung. Bestrahlungsfisteln sind meist sehr groß, und ihre Korrektur erfordert die verschiedensten Techniken, einschließlich Ureteroneozystostomie, Sigmoid- oder Ileum-„patch"-Conduits, um die distalen Ureteren und das Trigonum vesicae zu substituieren, vaginale und labiale Hautlappen, oder Kombinationen dieser Prozeduren.

Aus Platzgründen ist eine ausführliche Diskussion der verschiedenen anspruchsvollen Techniken nicht möglich, die bei der Korrektur von Bestrahlungsfisteln verwendet werden können. Als Nebenprodukt der Erfahrungen des Autors bei der Verwendung labialer myokutaner gestielter Lappen fanden wir jedoch (Symmonds 1969; Symmonds und Hill 1978), daß bulbokavernöse Stiellappen (vom Martius-Typ) mit einem abhängenden Hautlappen als „onlay"-Transplantat für große Bestrahlungsdefekte an Blase oder Rektum verwendet werden können. Dabei ist zu beachten, daß der Hautlappen aus dem medialen, unbehaarten Teil der Labien entnommen wird, um das Wachstum von Haaren an der Transplantations-

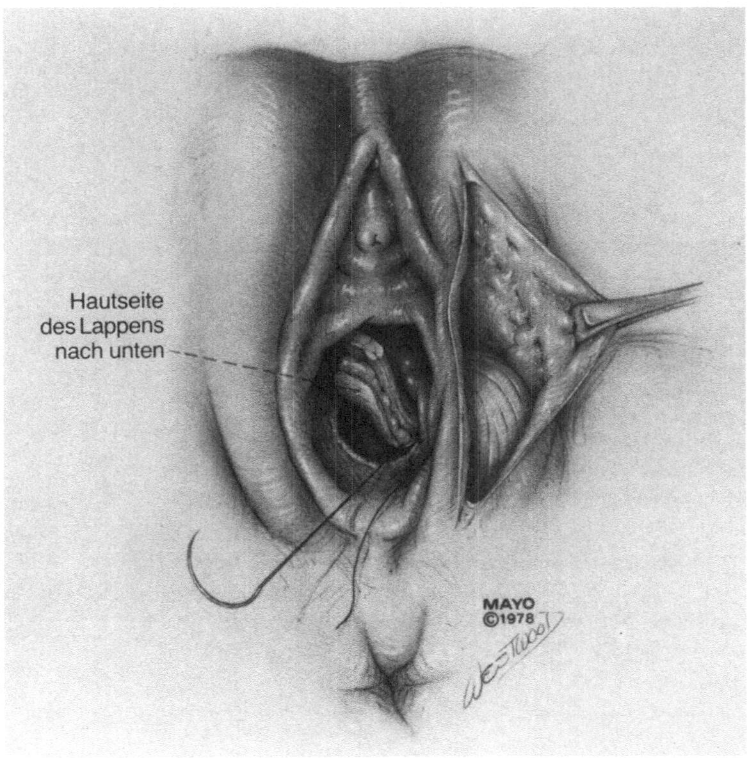

Abb. 11. Die Fistelränder wurden exzidiert, der Hautlappen wird für die Befestigung an Blasen- oder Rektumwand mit der Hautseite nach oben/ventral (Blasenfistel) oder nach unten/dorsal (rektovaginale Fistel) gewendet. (Mit Genehmigung der Mayo-Foundation)

stelle zu verhindern, weil es sonst zu Dyspareunie oder zur Bildung von Blasensteinen kommen könnte.

Der Hautlappen kann unter der lateralen Vaginalwand hindurchgeführt werden und für seine Befestigung an Blasen- oder Rektumwand und -epithel entweder mit der Haut nach oben (bei Vesikalfisteln) oder nach unten (bei Rektovaginalfisteln) gewendet werden (Abb. 9–11).

Ein zweiter, ähnlicher Hautlappen, von der Gegenseite entnommen, kann mit der Hautseite nach außen an die Vaginalwände transplantiert werden, um die Kontinuität des Vaginalepithels wiederherzustellen und um die Korrekturstelle zusätzlich zu stabilisieren (Abb. 12). Zwischen beide Lappen sollte eine einzelne Saugdrainage eingelegt werden (Abb. 13). Durch diese Technik wird der Verschluß mancher großer fibrotischer und fixierter Fisteln insofern wesentlich vereinfacht, als daß Präparation und Mobilisierung der Blasen- oder Rektumwand nur in geringem Maße erforderlich sind und auf diese Weise eine Traumatisierung vermieden wird, die andernfalls zur weiteren Devaskularisierung dieser bereits gefährdeten Bezirke führen könnte. Es ist lediglich vonnöten, die verdickten Ränder der Fistel zu exzidieren und das umgebende Vaginalepithel oberflächlich zu entfernen. Diese Methode schafft genügend Platz für die gutvaskularisierten neuen Gewebe (M. bulbo-

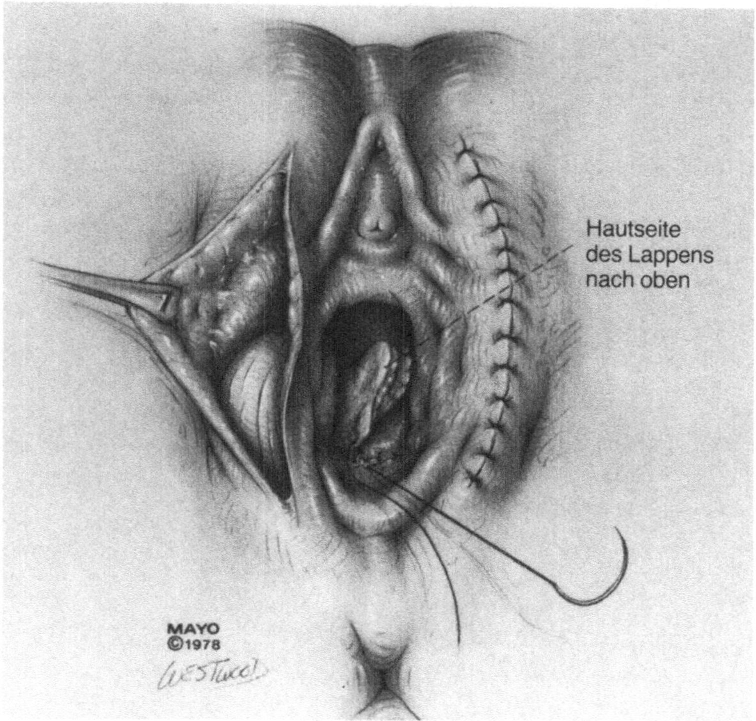

Abb. 12. Ein ähnlicher myokutaner Lappen, auf der Gegenseite entnommen und mit der Hautseite nach ventral gewendet, um die Ränder der Vaginalwand miteinander zu verbinden. (Mit Genehmigung der Mayo-Foundation)

cavernosus) und für die Befestigung der beiden Hauttransplantate an das Epithel von Harnblase (oder Rektum) und Vagina.

Durch diese Technik wurde bei mehreren Patientinnen, die sich mit großen, voroperierten Bestrahlungsfisteln vorstellten, die Intaktheit von Blase (oder Rektum) wiederhergestellt. Bedauerlicherweise kann sogar die Funktion einer intakten vorbestrahlten Blase unzulänglich sein. Das Fassungsvermögen der fibrotischen und kontrahierten Blase kann unzureichend sein oder in den folgenden Jahren immer geringer werden. Unter gewissen Umständen kann die Urinableitung nach außen (Ileumconduit) effektiver sein als selbst eine erfolgreiche Fistelkorrektur; dies zu entscheiden, erfordert erfahrenes chirurgisches Urteilsvermögen.

Postoperative Behandlung

Die geglückte operative Korrektur einer urogenitalen Fistel kann als Folge inadäquater postoperativer Behandlung und unzulänglicher Beobachtung der Patientin zunichte gemacht werden. Von größter Wichtigkeit ist eine zuverlässige Methode der postoperativen Blasendrainage. Dafür sollte ein großkalibriger transurethraler

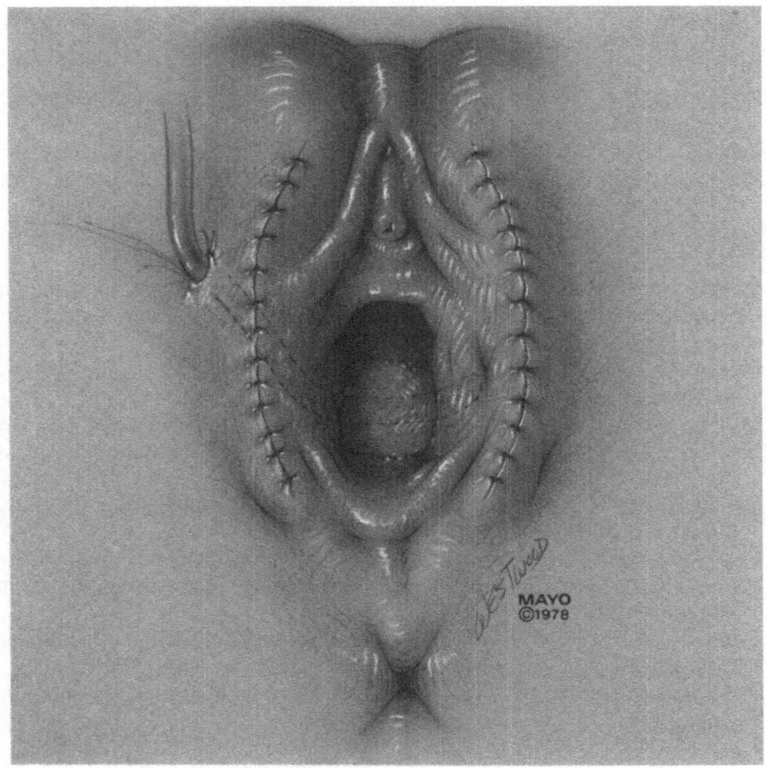

Abb. 13. Die Schnitte wurden vernäht. Eine Saugdrainage zwischen den beiden gestielten Lappen sorgt für Sekretabfluß und verhindert die Ausbildung von Toträumen. (Mit Genehmigung der Mayo-Foundation)

oder suprapubischer Katheter verwendet werden. Englumige suprapubische Katheter, die leicht verstopfen, sollten für Patientinnen, bei denen eine größere Fistel operiert wurde, nicht verwendet werden.

Bei Fisteln, die Urethra, Blasenhals oder den unteren Teil des Trigonum betreffen und bei komplexen Fisteln (multipel oder nach Bestrahlung), sollte *kein* urethraler Verweilkatheter verwendet werden, weil dadurch Spannung, Zug oder Reizung auf die Naht ausgeübt wird. Hier ist eine wirksame Methode der suprapubischen Blasendrainage entscheidend. Es ist Praxis des Autors, 7–60 Tage lang für Katheterdrainage zu sorgen, je nach Ursache der Fistel und Art der operativen Therapie. Es liegt nahe, daß die längere Zeitspanne nach der Korrektur komplexer, vor allem bestrahlungsinduzierter Fisteln erforderlich sein wird, da jede Dehnung der Blase die bereits prekäre Blutversorgung weiter gefährden könnte.

Auch wenn der Verdacht besteht, daß die Patientin wieder Urin verliert, sollte die vaginale Untersuchung mindestens 4 Wochen lang absolut untersagt bleiben. Daraus kann nur Schaden entstehen, und exakte oder nutzbringende Informationen werden durch das Einführen eines Fingers oder Spekulums in die Vagina nicht erlangt. Desgleichen sollte Kohabitation 6 Wochen lang untersagt werden, da hierdurch eine brüchige Naht aufgerissen werden und eine Rezidivfistel entstehen könnte.

Literatur

Counseller VS (1954) Vesicovaginal fistula. In: Lewis' practice of surgery, vol 10. WF Prior Company, Hagerstown, Maryland, pp 1-17

Falk HC, Tancer ML (1969) Urethrovesicovaginal fistula. Obstet Gynecol 33: 422-431

Kelly HA (1906) The suprapubic route in operating for vesical fistulae. Trans Am Gynecol Soc 31: 225-247

Latzko W (1942) Postoperative vesicovaginal fistulas: genesis and therapy. Am J Surg 58: 211-228

Martius H (1956) Gynecological operations, with emphasis on topographic anatomy. (English translation revised and edited by McCall ML, Bolten KA.) Little, Brown & Company, Boston, p 327

Massee JS, Welch JS, Pratt JH, Symmonds RE (1964) Management of urinary-vaginal fistula: ten-year survey. JAMA 190: 902-906

Moir JC (1967) The vesico-vaginal fistula, 2nd edn. Baillière, Tindall & Cassell, London

O'Conor VJ Jr, Sokol JK, Bulkley GJ, Nanninga JB (1973) Suprapubic closure of vesicovaginal fistula. J Urol 109: 51-54

Russell CS (1970) The management of vesicovaginal fistulae (excluding those resulting from radiation damage). Int J Gynaecol Obstet 8: 1-13

Sims JM (1852) On the treatment of vesico-vaginal fistula. Am J Med Sci 23: 59-82

Symmonds RE (1962) Incontinence. In: Gynecologic-obstetrics guide. Commerce Clearing House, Chicago, p 821

Symmonds RE (1969) Loss of the urethral floor with total urinary incontinence: a technique for urethral reconstruction. Am J Obstet Gynecol 103: 665-676

Symmonds RE (1976) Ureteral injuries associated with gynecologic surgery: prevention and management. Clin Obstet Gynecol 19: 623-644

Symmonds RE (1979) Prevention and management of genitourinary fistula. J Contin Educ Obstet Gynecol 21: 13-24

Symmonds RE (1981) Urologic injuries: ureter. In: Schaefer G, Graber EA (eds) Complications in obstetric and gynecologic surgery: prevention, diagnosis, and treatment. Harper & Row, Publishers, Hagerstown, Maryland, pp 412-429

Symmonds RE, Hill LM (1978) Loss of the urethra: a report on 50 patients. Am J Obstet Gynecol 130: 130-138

Vesikovaginale Fisteln; Operation nach Latzko

O. KÄSER

Vesikovaginale Fisteln (vvF) können auf verschiedenen Wegen und mit verschiedenen Techniken operiert werden. Für den Gynäkologen ist der vaginale Zugang naheliegend, zumindest für unkomplizierte Fisteln. Zwischen 1953 und 1984 wurden von mir 95 vvF operiert. 71mal waren es einfache, und 24mal komplizierte, kombinierte oder sehr ausgedehnte, oft strahlen- (mit-) bedingte Fisteln. Die große Mehrzahl der Patientinnen wurde uns zugewiesen.
In der Gruppe der komplizierten Fisteln kamen verschiedene Techniken zur Anwendung. In der Regel wurde der suprapubische intravesikale Weg gewählt und das Fistelgebiet mit gesundem Gewebe unterpolstert. In der Gruppe der 71 unkomplizierten Fisteln wurden 23 nach Füth oder Sims und 48 nach Latzko operiert (Latzko 1942). Von diesen 48 vvF traten 10 nach abdominaler Zervixkrebsoperation mit oder ohne Nachbestrahlung (9), bzw. einer Sigmakarzinomoperation mit Segmentresektion der Blase (1) auf. 2 weitere waren Folge einer Strahlentherapie bei Zervixkarzinom und 36 ereigneten sich nach vaginaler oder abdominaler Uterusexstirpation. Bei 19 Frauen waren eine oder mehrere Fisteloperationen vorausgegangen. Die Fistelgröße betrug wenige Millimeter bis zu 2 cm.

In 2 Fällen wurde die Latzko-Technik erfolgreich auch bei hochsitzender Rektovaginalfistel angewendet. Die Vorteile der Latzko-Operation sind 1. die einfache Technik, 2. die geringe Verkürzung der Vagina, und 3. die hohe Erfolgsrate. Sogar bei akzidenteller Überdehnung der Blase ist das Versagerrisiko gering.

Timing der Operation

Überwiegend wird eine Wartezeit von 6–12 Wochen oder von 6 Monaten oder mehr für Strahlenfisteln gefordert. Allerdings wurde auch über Erfolge von Frühoperationen berichtet (Krupp 1984, persönl. Mitteilung). Wichtiger als die Zeitspanne ist aber der Zustand der Fistel. Die Fistelränder sollten reizlos und die Urininfektion sollte abgeheilt sein. Bei postmenopausalen Frauen ist eine Östrogentherapie indiziert. Mit der ebenfalls vorgeschlagenen perioperativen Kortisonbehandlung (Krupp 1984, persönl. Mitteilung) haben wir keine Erfahrung. Vor der Operation muß der Zustand der Harnwege genau untersucht werden.

Birmannsgasse 12, CH-4055 Basel

Technik

Die Latzko-Technik basiert auf der Beobachtung, daß die Vagina einen virtuellen Raum bildet, wobei die Vorderwand auf der Hinterwand liegt. Die meisten vvF liegen hoch oben in der Vorderwand. Wird die Umgebung der Fistel deepithelisiert, so können die korrespondierenden Wundflächen der Vorder- und Hinterwand spannungslos vereinigt werden.

Ist der Zugang schwierig, so schafft eine Episiotomie Platz. Um das Operationsgebiet zugänglich zu machen, kann die Fistel mit 4 Allis-Klemmen oder Haltefäden oder noch einfacher, durch einen in die Fistelöffnung eingeführten Ballonkatheter vorgezogen werden. Bei kleiner Fistel kann der Ballon retrograd mit einer transurethral eingeführten Sonde in die Blase gezogen werden.

Die Fistel wird dann zirkulär im Abstand von 1–1,5 cm – hinten etwas mehr – umschnitten. Der umschnittene Bezirk wird dann in 4 Quadranten unterteilt, von denen das Epithel sukzessive bis zur Fistelöffnung entfernt wird. Bei dieser oberflächlichen Präparation ist die Blutung gering. Gewöhnlich genügt eine warme Kompresse zur Blutstillung. Bei narbigem Fistelgebiet erleichtert das Unterspritzen mit physiologischer Kochsalzlösung die Arbeit. Vasokonstriktorische Mittel haben wir wegen der Möglichkeit einer ungünstigen Beeinflussung der Wundheilung nicht verwendet. Die Wunde wird dann mit 1 bis 2 Nahtreihen – 4–5 extramuköse, atraumatische synthetische und resorbierbare Nähte der Stärke 3-0 – geschlossen und die Vaginalhaut darüber vernäht (resorbierbare Nähte 0 bis 2-0). Diese Naht erfolgt in der Regel in querer, bei kurzer Vagina in sagittaler Richtung.

Der suprapubische oder transurethrale Blasenkatheter bleibt meistens 6 Tage liegen. Das stundenweise Abklemmen beginnt am 5. Tag. Das Ingangkommen der Miktion bereitet keine Schwierigkeiten. Eine antibakterielle Prophylaxe wird fortgesetzt, solange der Katheter liegt. Die Patientin wird i. allg. nach 1 Woche entlassen mit dem Hinweis, daß Kohabitationen während 3 Monaten nicht erlaubt sind.

Ergebnisse

Von den 48 Operationen waren 45 erfolgreich, 3 Frauen mußten ein 2. Mal operiert werden; 2 nach Latzko und 1 – es handelte sich um eine Strahlenfistel – auf abdominellem Weg. Am Schluß waren alle Patientinnen trocken (Tabelle 1).

Tabelle 1. Ergebnisse der Latzko-Operation (n = 48)

1. Operation erfolgreich	45	(94%)
2. Operation erfolgreich	2	(6%)
3. Operation (suprapubisch) erfolgreich	1	

Literatur

Latzko W (1942) Postoperative vesico vaginal fustulas. Genesis and therapy. Am J Surg 58: 211

Wie radikal soll das Mammakarzinom operiert werden?

V. FRIEDBERG

Über kein Karzinom liegen so viele Publikationen mit scheinbar voneinander abweichenden Ergebnissen vor, wie über die Therapie des operablen Mammakarzinoms. Daher sind auch die Meinungen über die beste Primärbehandlung des Mammakarzinoms so vielfältig, daß es jedem Referenten schwer fallen muß, auch nur einigermaßen objektiv über die von den verschiedenen Kliniken empfohlenen Behandlungsmaßnahmen zu berichten. Bekanntlich reicht die Palette der Behandlungsmöglichkeiten eines Mammakarzinoms von der ausgedehnten Radikalität einer Operation nach Rotter-Halstedt, wodurch eine weitgehend vollständige Entfernung der extrathorakalen Lymphabflußgebiete möglich ist, bis zu einer fast operativen Resignation, bei der nur noch der Tumor selbst entfernt wird, während die Sanierung der übrigen Mamma und der regionalen Lymphabflußgebiete der Strahlentherapie überlassen bleiben. Zwischen diesen beiden Extremen kann der Operateur heute alle Varianten wählen, und er wird auch entsprechende Studien und Statistiken vorweisen können, die sein Vorgehen rechtfertigen.

Durch die Vielfalt der Meinungen wird daher jeder Beitrag zu diesem Thema mehr oder weniger subjektiv geprägt von der Einstellung des Vortragenden zu diesen Problemen und ich darf Sie bitten, auch meine Stellungnahme nicht als die allgemein gültige und akzeptierte Ansicht zu diesem Thema anzusehen. Unsere Auffassung mag sogar in den Augen vieler Kollegen ziemlich einseitig erscheinen und es ist möglich, daß wir in Mainz eines Tages unseren Standpunkt wieder revidieren müssen. Vielleicht bin ich aber geprägt worden von einem meiner früheren Lehrer, der erst nach einer chirurgischen Ausbildung Gynäkologe wurde, so daß er schon in den 40er Jahren an der Mainzer Frauenklinik Mammakarzinome nach der damals allgemein üblichen Methode von Rotter-Halstedt sehr radikal operierte, also zu einer Zeit, als die meisten Frauenkliniken sich mit der Therapie des Mammakarzinoms noch nicht befaßt haben. Zum anderen wurde unsere operative Primärtherapie des Mammakarzinoms durch unsere Histologen beeinflußt, die seit Jahren sehr subtil die Operationspräparate aufarbeiten und auswerten und uns an Hand ihrer Befunde immer wieder das Problem der Tumormultizentrizität in der befallenen Brust und die Beziehung zwischen Tumorgröße und metastatischem Lymphknotenbefall deutlich machen. Schließlich sehen wir heute auch immer häufiger Fälle, bei denen an einer anderen Klinik bei kleinen Karzinomen konservativ operiert wurde und die dann nach einigen Jahren mit großen Lymphknotenmetastasen in der Axilla zur operativen Rezidivbehandlung in unsere Klinik kommen. Eine Re-

Klinik und Poliklinik für Geburtshilfe und Frauenkrankheiten, Langenbeckstr. 1, D-6500 Mainz 1

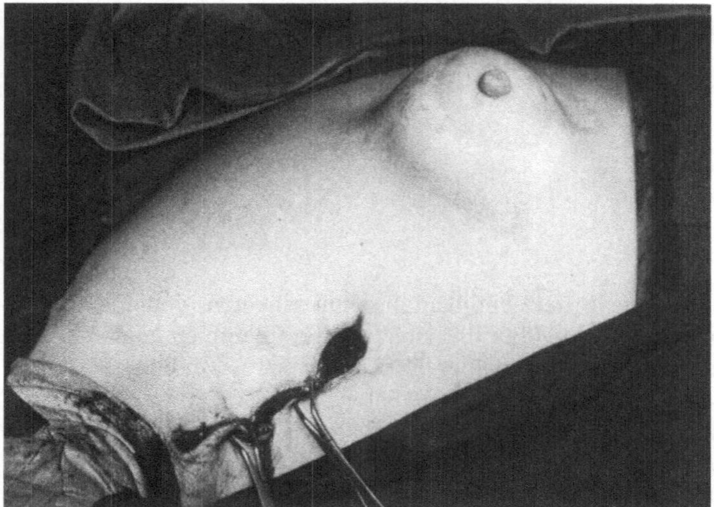

Abb. 1. Zustand nach subkutaner Mastektomie mit Einlage einer präpektoralen Silikonprothese und Entfernung der axillären Lymphknoten der unteren Etage

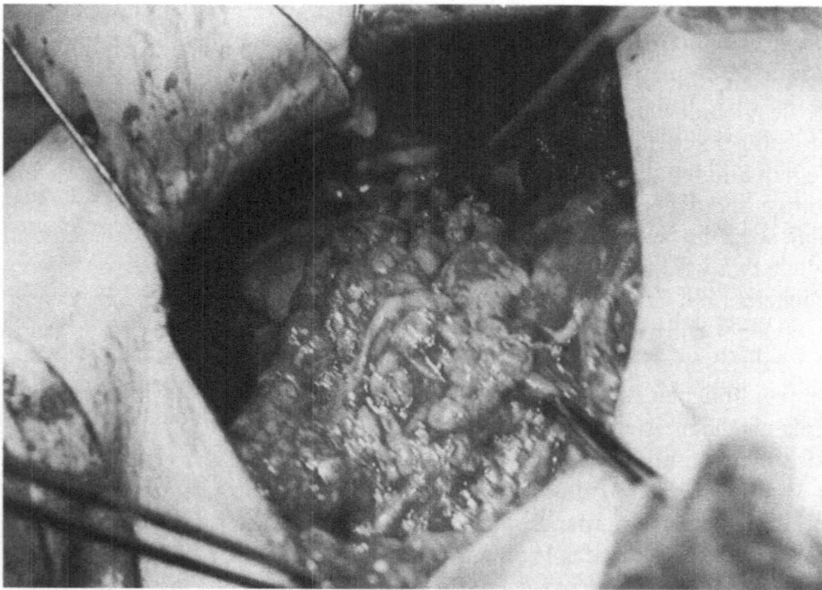

Abb. 2. Faustgroße Tumormetastasen in der Axilla

zidivoperation, vor allem nach einer intensiven Strahlentherapie, kann aber häufig sehr schwierig sein. Hierzu ein Fallbeispiel (Abb. 1–3):

Bei einer Patientin wurde an einer auswärtigen großen Frauenklinik wegen eines 1 cm großen Primärtumors nur eine subkutane Mastektomie mit Entfernung der Lymphknoten aus der 1. Etage vorgenommen, anschließend erfolgte eine Strahlentherapie. Dabei waren die 6

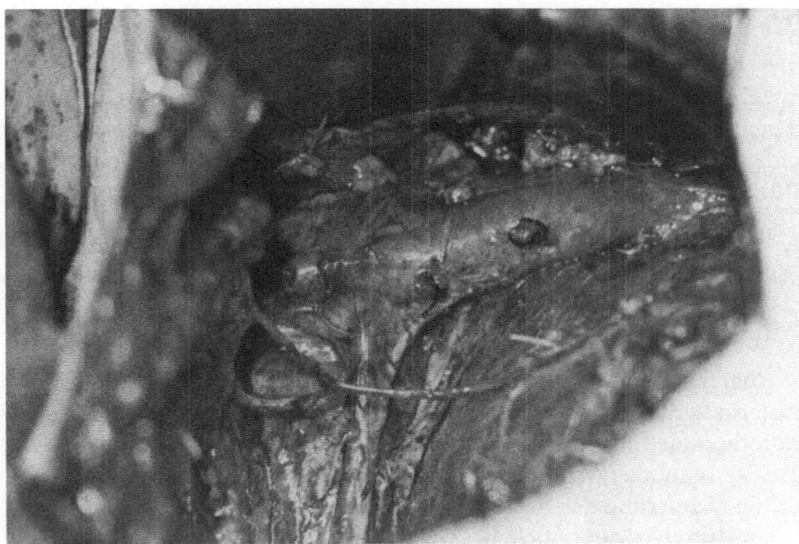

Abb. 3. Zustand nach Ausräumung der gesamten axillären und infraklavikulären Lymphknotenmetastasen

entfernten bzw. histologisch untersuchten Lymphknoten negativ befundet worden. Wegen eines großen Lymphknotenpaketes, dessen Ausläufer bis in das Subklaviagefäßbündel reichte, wurde sie bei uns 3 Jahre später nachoperiert, wobei wir aus dem axillären Bereich nochmals 14 Lymphknoten entfernten, von denen 12 metastatisch befallen waren, die 8 infraklavikulären Lymphknoten waren alle karzinomatös. Dies ist sicher kein guter Verlauf!

Aus den oben genannten Gründen ist es vielleicht verständlich, daß wir in Mainz der Verschiebung zu Operationsverfahren geringerer Radikalität, wie sie z. T. mit großem Enthusiasmus heute empfohlen werden, mit großer Skepsis gegenüberstehen. Da es sich aber gezeigt hat, daß man beim Mammakarzinom über eine Heilung erst nach 10 – ja sogar erst nach 15 Jahren – berichten kann, können wir heute nicht beweisen, ob unser relativ radikales Vorgehen richtig ist, oder ob wir in der großen Palette von möglichen Primärtherapien des Mammakarzinoms nur *ein* Extrem vertreten, das sich möglicherweise in einigen Jahren als nicht richtig erweist. Ich habe aber zumindest im Augenblick noch Bedenken gegenüber einer eingeschränkten Radikalität bei der Therapie des Mammakarzinoms, und ich befürchte, daß sich eines Tages der Weg vieler Kliniken, auch bei relativ großen Tumoren brusterhaltende Operationen, evtl. mit eingeschränkter Lymphonodektomie durchzuführen, als ein Irrweg erweisen wird. Ich will versuchen, in meinem Referat dies mit Zahlen zu belegen, die uns aus der Literatur vorliegen und unsere eigenen Befunde der letzten Jahre einfügen.

Die Mastektomie

Obwohl die Konzeption einer Multizentrizität des Brustkrebses heute allgemein anerkannt ist, werden immer häufiger bei 2 cm großen, an manchen Kliniken auch bei 3 cm großen Tumoren verschiedene Formen der brusterhaltenden Operation durchgeführt:

— Tylektomie, mit einer mehr oder weniger großen Sicherheitsmanschette;
— die Segmentresektion;
— die Quadrantenresektion, und schließlich
— die subkutane Mastektomie.

Übereinstimmung herrscht aber wohl allgemein darüber, daß bei diesen sog. brusterhaltenden Formen der operativen Primärtherapie in den meisten Fällen eine Radiotherapie folgen muß, obwohl man ziemlich sicher weiß, daß wahrscheinlich 30% der Mammakarzinome nicht ausreichend strahlensensibel sind, um eine vollständige Sanierung der Restbrust zu erzielen (Calle u. Pilleron 1979).

Umstritten ist aber noch, bei welchen Tumorformen und bei welcher Tumorgröße und welchen Malignitätsgraden man gehäuft mit multizentrischen, nichtinfiltrierenden und infiltrierenden Karzinomen in der Restbrust rechnen muß, d.h. wie hoch das Risiko ist, daß auch bei kleineren Tumoren karzinomatöse Herde bzw. ihre Vorstufen in der Restbrust verbleiben, aus denen häufig erst nach 5 oder 10 Jahren sich wieder ein Karzinom entwickelt. So haben z. B. die Untersuchungen von Gallager u. Martin aus dem Jahre 1970 und von Rosen et al. aus dem Jahre 1975 gezeigt, daß bei fast der Hälfte ihrer Patienten mit einem infiltrierenden Karzinom im Mastektomiebereich noch multiple Bezirke eines infiltrierenden oder nichtinfiltrierenden Karzinoms an anderer Stelle der entfernten Brust aufwiesen, wobei Ausmaß und Typ der Multizentrizität von der Größe des Primärtumors abhängt. Dies zeigen z. B. auch neuere Befunde von Kalbfleisch u. Thomas (1983) aus Marburg, die 431 Fälle mit der Großenflächenschnittechnik untersuchten. Bei einer Tumorgröße unter 1 cm bestand nur eine Multizentrizität von 10%, bei einer Größe bis

Tabelle 1. Multizentrizität des Mammakarzinoms in Abhängigkeit von der Tumorgröße. (Nach Kalbfleisch u. Thomas 1983)

Größe des Primärtumors	Gesamtzahl der Fälle	Karzinom			
		solitär	multi-zentrisch	multi-fokal	nicht definierbar
0,5 cm oder weniger	9	4	2	3	–
1,0 cm oder weniger	29	17	6	6	–
2,0 cm oder weniger	146	79 (54,1)	25 (17,1)	42 (28,8)	–
2,0–5,0 cm	144	52 (36,1)	55 (38,2)	37 (25,7)	–
Größer als 5 cm	25	2 (8)	20 (80)	3 (12)	
Multizentrisch	34	–	25	9	–
Unbekannt	45	–	12	10	23[a]
Insgesamt	432	154 (35,6)	145 (33,6)	110 (25,5)	23[a] (5,3)

[a] Einschließlich 9 Fälle mit Restkarzinom

2 cm eine Multizentrizität von 50% und bei Tumoren über 2 cm wiesen bereits 70% der befallenen Mammae multiple nichtinfiltrierende und infiltrierende Karzinomherde auf (Tabelle 1).

Wir hatten bei unseren eigenen Untersuchungen mit einer anderen Untersuchungstechnik ähnliche Ergebnisse, obwohl wir einschränkend sagen müssen, daß uns häufig eine exakte Größenbestimmung des Primärtumors Schwierigkeiten bereitet, da einige Tumoren durch ihre lymphangiotische und duktale Ausbreitung mit strahlenförmigen Ausläufern in die Umgebung eine unscharfe Begrenzung aufweisen, so daß eine Größenbestimmung des Primärtumors einfach nicht exakt sein kann. Generell wird man aber davon ausgehen müssen, daß man bei einer subtilen histologischen Aufarbeitung des Gewebes sehr viel häufiger multizentrische Herde findet, als man dies früher zu erwarten hatte. Man kann sich manchmal sogar fragen, ob das Mammakarzinom nicht per se eine multizentrische Erkrankung der ductolobulären Abschnitte ist, die generell Entartungsbereitschaft zeigen. Der klinisch wahrnehmbare Tumor könnte dann lediglich der zeitlich frühere Herd sein, dem mit zunehmendem Zeitablauf nicht nur eine Größenzunahme dieses Tumors folgt, sondern auch eine zunehmende Häufigkeit von multizentrischen Herden.

Aufgrund dieser zahlreichen klinischen und morphologischen Befunde vertritt Urban (1978), der sicher einer der bekanntesten Chirurgen auf diesem Gebiet ist, die Auffassung, daß es fast zwingend und logisch sei, bei einem infiltrierenden Karzinom zumindest über 1 cm Durchmesser eine totale Mastektomie durchzuführen. Aber selbst bei den sehr kleinen Karzinomen unter 1 cm stellt Urban (1978) eine brusterhaltende Operation in Frage, deren Rezidivrisiko der Patientin bei dem prätherapeutischen Aufklärungsgespräch zumindest mitgeteilt werden müßte.

Man tröstet sich heute häufig damit, daß diese multizentrischen, nichtinfiltrierenden und infiltrierenden Herde in der Restbrust durch eine aggressive Radiotherapie beseitigt werden könnten. Die langjährigen Erfahrungen einiger französischer Kliniken (Amalric et al. 1982; Spitalier im Druck) haben jedoch gezeigt, daß die malignen Erkrankungen der Mamma trotz aggressiver Radiotherapie dieses Organs sich nicht auf diese Weise adäquat beherrschen lassen. Bei Patientenreihen, bei denen ein extrem konservativer Eingriff, wie z. B. die Tylektomie mit einer aggressiven Radiotherapie kombiniert wurde, wurde nach 10 Jahren bei etwa der Hälfte dieser Patientinnen schließlich wegen eines Lokalrezidivs oder eines rezidivierenden Karzinoms in dieser Brust doch noch eine sekundäre Mastektomie vorgenommen, d. h. bei einem großen Teil dieser Patientinnen waren die malignen Restveränderungen in der Brust strahlenrefraktär. Beachtlich ist bei diesen Studien, daß durch eine sehr konsequente Nachbetreuung und rasche operative Folgetherapie ein Teil dieser Patientinnen noch geheilt werden konnte.

Auch die früher sehr häufig zitierte finnische Arbeit von Rissanen u. Holst (1974) zeigte, daß bei kleinen Karzinomen nach 5, ja sogar nach 10 Jahren fast gleichwertige Heilungsergebnisse erzielt wurden, unabhängig davon, ob nur eine Tumorexzision mit Nachbestrahlung oder eine radikale Mastektomie vorgenommen wurde. Dabei bestand aber bei dieser Studie keine saubere Randomisierung der Therapieverfahren, da eindeutig eine Bevorzugung zu Gunsten der konservativ behandelten Gruppe vorlag, in welcher 40% der Frauen Tumoren unter 2 cm Durchmesser aufwiesen, während nur 14% der radikal mastektomierten Fälle dieses günstige Ausgangsstadium hatte. Die später veröffentlichten Ergebnisse von

Tabelle 2. Überlebensrate nach 10 und 15 Jahren bei T_1- und T_2-Tumoren nach radikaler Operation bzw. nach Tumorexzision. (Modifizierte Tabelle von Rissanen u. Holst 1974)

Überlebensrate			10 Jahre	15 Jahre
T_1	radikale Mastektomie und Strahlenbehandlung	54/70	77%	63%
	lokale Exzision und Strahlenbehandlung	109/150	73%	49%
T_2	radikale Mastektomie und Strahlenbehandlung	292/457	64%	45%
	lokale Exzision und Strahlenbehandlung	92/189	49%	29%

Rissanen u. Holst (1974) nach 15 Jahren weisen trotz der Ungleichgewichtigkeit der beiden Gruppen, auch bei den T_1-Stadien signifikante Heilungsunterschiede zu Gunsten der Mastektomie auf (Tabelle 2). Auch die englischen Studien von Hayward (1984) und Atkins et al. (1972) haben gezeigt, daß die lokale Rezidivfrequenz schon nach 5 Jahren bei konservativ-chirurgischem Vorgehen 2- bis 3mal höher war als nach dem radikalen Eingriff, und nach 10 Jahren zeigte sich noch zusätzlich ein deutlicher Vorteil bezüglich der Überlebenszeit bei den radikal mastektomierten Patientinnen.

Man kommt daher einfach nicht an der Aussage vorbei, daß das Mammakarzinom eher eine diffuse Erkrankung als eine lokalisierte oder lokalisierbare Erkrankung der Brust ist, so daß bei Berücksichtigung der Multizentrizität des Mammakarzinoms die optimale Therapie in der totalen Mastektomie besteht. Zumindest erfordert diese Erkenntnis eine ausreichende prätherapeutische Aufklärung der Patientinnen, die auf eine brusterhaltende Operation drängen. Nach einem Gespräch wünschen bei uns nur noch 10% der Frauen mit einem Tumor unter 2 cm Durchmesser schließlich doch eine brusterhaltende Operation, der weitaus größere Anteil ist schließlich mit einer Mastektomie einverstanden, vor allem wenn man der Patientin verspricht, in einer späteren Sitzung eine Rekonstruktionsplastik vorzunehmen.

Die Lymphonodektomie

Während man wenigstens unter dem Terminus Mastektomie allgemein die Entfernung der Brust versteht, vielleicht nur mit dem Unterschied, wieviel von dem Hautmantel der befallenen Brust belassen bzw. resiziert, oder ob mit der Mastektomie auch die Pectoralis-major-Faszie entfernt wird, so gehen die Auffassungen über eine „angemessene radikale Lymphonodektomie" völlig auseinander. Während an einigen wenigen Kliniken, wie z.B. in Cleveland, nur die tastbar vergrößerten Lymphknoten exzidiert werden, wird in anderen Kliniken nur die unterste Etage des Lymphknotenfettgewebes entfernt (Abb. 4), oder andere Operateure gehen von einer ausreichenden radikalen Lymphonodektomie aus, wenn sie auch die obere axilläre Lymphknotenetage bis zum Sichtbarwerden des unteren Randes der V. subclavia ausräumen (2. Etage). Urban (1978), Veronesi et al. (1981) und auch wir verstehen dagegen unter einer radikalen Lymphonodektomie nicht nur die Entfernung aller axillären Lymphknoten bis zur Apex, sondern auch die Entfernung der infra-

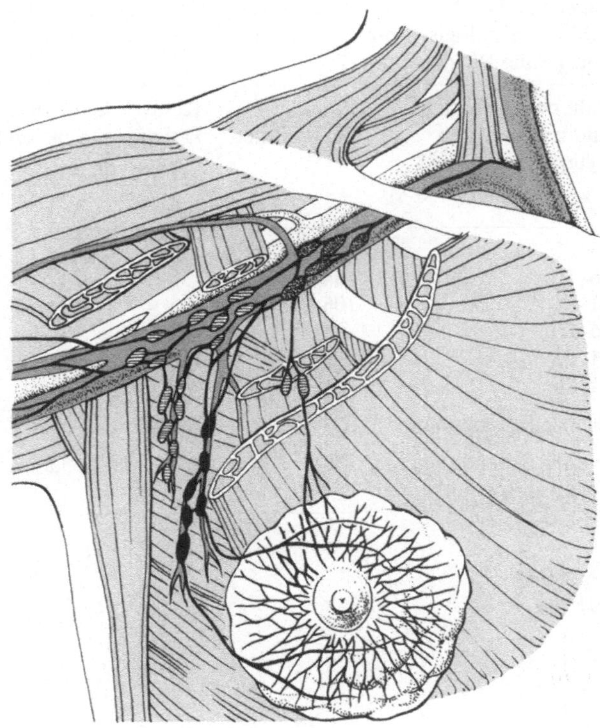

Abb. 4. Lymphabflußgebiete der Mamma in der Axilla (*Lymphknoten schwarz:* 1. Etage; *Lymphknoten schraffiert:* 2. Etage; *Lymphknoten gepunktet:* 3. Etage)

klavikulären Lymphknoten bis zur Eintrittstelle der V. subclavia in die Thoraxapertur (3. Etage). Dabei wird fast die gesamte V. subclavia freigelegt und weitgehend skelettiert. Bei diesem Vorgehen wird von uns der M. pectoralis minor meist durchtrennt, um einen besseren Zugang zu den infraklavikulären Lymphknoten zu erhalten, die wir bis zur Eintrittstelle der V. subclavia in die Thoraxappertur entfernen. Die einzelnen Lymphknotenetagen werden dann gesondert markiert und histologisch getrennt aufgearbeitet.

Nicht nur das Ausmaß einer Lymphonodektomie, sondern auch die histologische Aufarbeitung des Lymphknotenfettgewebes bestimmt schließlich die Zahl der metastatisch befallenen bzw. karzinomfreien Lymphknoten. Dies geht aus den Befunden von Huhn u. Stock (1977) oder Pickren (1961) hervor, die bei späteren eingehenden morphologischen Untersuchungen mittels einer großen Zahl von Stufenschnitten feststellen mußten, daß z. B. bei 65 Fällen mit ursprünglich negativen axillären Lymphknoten bei 32 Fällen schließlich doch Mikrometastasen oder Tumorzellembolien nachträglich nachweisbar waren. Es muß dabei offen zugegeben werden, daß bis heute unklar ist, welche prognostische Bedeutung den Mikrometastasen zukommt, da es Untersuchungen gibt, die keine Heilungsunterschiede zu Lymphknoten-negativen Fällen feststellen konnten.

Durch diese kurz geschilderten, außerordentlich unterschiedlichen Formen der Lymphonodektomie an den einzelnen Kliniken, sind die Ergebnisse von kooperativen Studien bis heute mehr als fragwürdig. So soll z. B. jetzt eine Studie in der Bundesrepublik gefördert werden, in der Fälle mit einem Minimum von 6 Lymphkno-

Tabelle 3. Verhältnis zwischen Anzahl entfernter Lymphknoten und Anzahl der histologisch positiven Lymphknoten nach radikaler Mastektomie. (Nach Wolmark et al.)

Zahl der entfernten und untersuchten Lymphknoten	Zahl der Patientinnen	Klinisch nodal negativ Patientinnen histologisch positiv LK %		
		≥ 1	1–3	≥ 4
3– 5	11	36	36	0
6–10	54	35	24	11
11–15	106	35	18	17
16–20	85	35	18	18
21–25	48	56	37	19
≥ 26	51	39	14	24
% aller Patientinnen	355	38,6	21,4	17,2
% aller Patientinnen mit positiven Lymphknoten	137	100	55,5	44,5

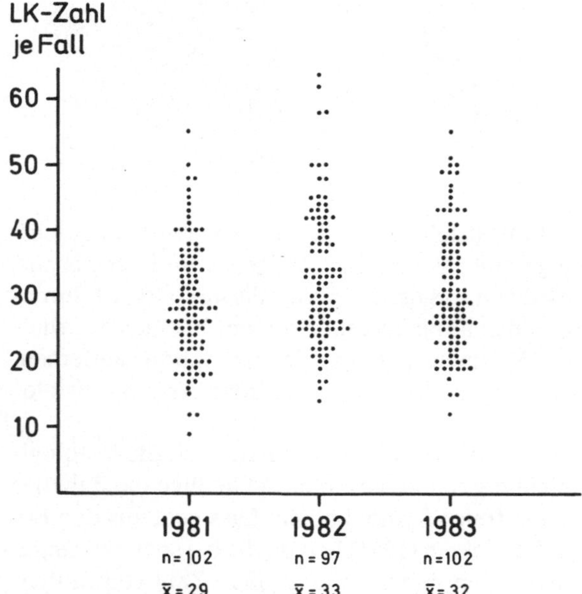

Abb. 5. Anzahl der entfernten Lymphknoten bei Mammaradikaloperation nach Patey

ten pro Fall erfaßt werden, während an unserer Klinik durchschnittlich 32 Lymphknoten pro Fall entfernt und histologisch untersucht werden. Es ist aber zumindest für die Prognose des Karzinomleidens vor allem hinsichtlich der Frage einer Sekundärtherapie mit Chemotherapeutika bzw. mit Hormonpräparaten wichtig zu wissen, wie hoch das prognostische Risiko ist. So kann man doch wohl kaum bei nur 6 oder 8 entfernten und untersuchten Lymphknoten, die keine Metastasen aufweisen, diese Fälle in die prognostisch sehr günstige N_0-Gruppe einstufen, da man nicht

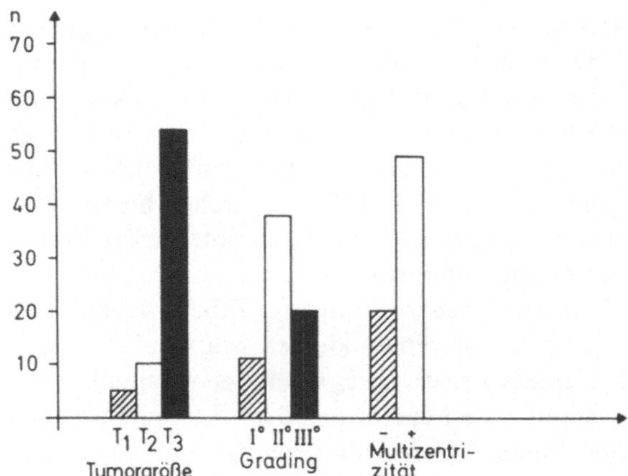

Abb. 6. Lymphknotenpositive Fälle mit infraklavikulären Lymphknoten

weiß, ob in den verbliebenen 15–20 Lymphknoten nicht doch Metastasen enthalten sind. Oder ein anderes Beispiel: Bei einem Fall mit 2 metastatisch befallenen Lymphknoten liegt eine andere Risikoprognose vor, wenn insgesamt nur 6 oder 8 Lymphknoten entfernt und untersucht wurden, als wenn diese 2 positiven Lymphknoten unter 30 sonst negativen Lymphknoten gefunden wurden. In einem Fall wären demnach 25–30% der untersuchten Lymphknoten karzinomatös befallen, im anderen Fall noch nicht einmal 10%.

Für die Prognosebeurteilung, vor allem im Hinblick auf eine systemische adjuvante oder aggressive Chemotherapie, ist die Entfernung von nur einigen Lymphknoten nicht ausreichend, da die Anzahl positiver Lymphknoten mit der Anzahl der entfernten Lymphknoten ansteigt. Dies zeigte z. B. Urban (1978) an Hand einer Statistik des NSABP-Programms, aus welchem ganz deutlich hervorgeht, daß mit zunehmender Radikalität bei der Lymphonodektomie auch die Anzahl der metastatisch befallenen Lymphknoten ansteigt (Tabelle 3).

Die Abb. 5 zeigt die Zahl der von uns entfernten Lymphknoten aus den Jahren 1981 bis 1983, wobei man Schwankungen zwischen 15 und 50 Lymphknoten pro Fall erkennen kann. Es hat sich weiterhin bei unseren differenzierten histologischen Untersuchungen in den verschiedenen Lymphknotenetagen gezeigt, daß bei etwa 40% der Lymphknoten-positiven Fälle aus der Axilla auch die infraklavikulären Lymphknoten befallen waren, die man somit auch bei einer sauberen Ausräumung des axillären Lymphknotenfettgewebes im Körper belassen hätte. Wie zu erwarten, hängt dabei der Befall der infraklavikulären Lymphknoten von der Größe und dem Sitz des Tumors sowie von der Multizentrizität ab (Abb. 6).

Dagegen ist ein isolierter Befall der infraklavikulären Lymphknoten relativ selten, er macht in unserem Untersuchungsgut nur 3% aus, d. h. Fälle bei denen die gesamten exakt ausgeräumten axillären Lymphknoten negativ waren und ausschließlich im infraklavikulären Bereich positive Lymphknoten gefunden wurden.

Man kann natürlich die fatalistische Auffassung vertreten, daß es sich bei einem Befall der axillären und/oder der infraklavikulären Lymphknoten schon um eine disseminierte Karzinomerkrankung handelt, so daß die Patientin – unabhängig von der Behandlungsart – sowieso nicht mehr heilbar sei. Bestätigt wird diese Ansicht durch die sehr beachtenswerten Ergebnisse einer kooperativen Studie von 34 Klini-

ken in den USA und Kanada, die von Fisher et al. (1985a, b) publiziert wurde.
Unabhängig von den unterschiedlichen operativen und radiologischen Behand-
lungsverfahren der verschiedenen Kliniken, wodurch aber das Problem der Stan-
dardisierung einer modifizierten Radikalität für einen Therapievergleich größer
wird, waren die „Überlebenszeiten" der Mammakarzinompatientinnen weitgehend
gleich. Fisher et al. (1985a, b) ziehen hieraus den Schluß, daß Lymphknotenmetastasen eher Indikatoren als ein potentielles Reservat für eine bestehende oder spätere Fernmetastasierung sind.

In einer neueren Statistik (Tabelle 4) zeigt aber demgegenüber Urban (1983) bei
351 Fällen mit einem kleinen Mammakarzinom, die radikal operiert wurden, daß
bei einem negativen Lymphknotenstatus in über 80% Zehnjahreüberlebenszeiten
bestanden, bei einem positiven Lymphknotenstatus aber immerhin noch 50–60%
der Frauen 10 Jahre überlebten, wenn die extrathorakalen Lymphknoten gründlich
ausgeräumt wurden. Eine Vergleichsstudie der Columbia-Universität, wo die Lymphonodektomie weniger radikal ausgeführt wird, ergab dagegen bei einem positiven Lymphknotenstatus nur noch in 40% der Fälle eine Zehnjahresüberlebenszeit,
so daß etwa 10–20% der Lymphknoten-positiven Fälle durch eine radikalere Lymphonodektomie bessere Überlebenschancen hatten.

Die Statistik von Urban (1978) zeigte auch eine zu erwartende Beziehung zwischen der Lokalisation der Lymphknotenmetastasen und der Überlebenszeit, da bei
Befall der unteren Lymphknotenstationen 67% der Frauen nach 10 Jahren noch
lebten, bei einem Befall der obersten, d.h. der infraklavikulären Lymphknoten aber
immerhin noch 40% die Zehnjahresüberlebenszeit erreichten (Tabelle 4). Diese aus-
gezeichneten Ergebnisse, selbst bei Lymphknoten-positiven Fällen, widersprechen
der Ansicht vieler Operateure, daß bei einem positiven Lymphknotenbefund schon
zum Zeitpunkt der Primärtherapie immer eine Systemerkrankung vorliegen würde,
bei der eine locoregionäre Sanierung nicht mehr möglich sei. Selbst bei einem Befall der infraklavikulären Lymphknoten rechnet Urban (1978) aufgrund seiner Ergebnisse damit, daß mindestens 10% dieser Frauen endgültig geheilt werden können.

Aufgrund dieser Ausführungen ist es für mich einfach nicht einsehbar, warum
man nicht möglichst radikal die Lymphonodektomie durchführen sollte, da bei sau-
berer Präparation hierdurch keine Nachteile zu erwarten sind. Den entscheidenden

Tabelle 4. Überlebenszeit nach radikaler Mastektomie in Abhängigkeit vom Lymphknotenstatus (Cody et al. 1982)

	Zahl der Patientinnen	Überlebenszeit	
		5 Jahre [%]	10 Jahre [%]
Lymphknoten negativ	176	89	83
Lymphknoten positiv[a]	175	70	57
LEVEL I+	82	79	67
LEVEL II+	45	69	58
LEVEL III+	48	54	40

[a] Bestrahlung der angrenzenden Lymphabflußgebiete

Vorteil einer ausgedehnten Lymphonodektomie sehe ich aber vor allem darin, daß dadurch im Einzelfall eine bessere Prognosebeurteilung möglich ist. Da die Überlebenschance einer Karzinomträgerin nachweislich von der Anzahl der befallenen Lymphknoten abhängt, wird die Art und die Dauer einer nachfolgenden Chemotherapie von diesem Prognosekriterium entscheidend bestimmt. Für uns ist ein „High-risk-Fall" nicht nur eine Patientin mit mehr als 3 positiven Lymphknoten, sondern besonders dann, wenn auch infraklavikuläre Lymphknoten befallen sind, so daß eine adjuvante Chemotherapie in diesen Fällen nicht mehr ausreichend ist, sondern eine aggressivere Therapie durchgeführt werden sollte. Weiterhin ist es wahrscheinlich möglich, den einen oder anderen Fall durch eine ausgedehnte Lymphonodektomie endgültig zu heilen, der bei verbliebenen karzinomatösen Lymphknoten an seiner Erkrankung sterben müßte. Zumindest sehe ich den Wert einer ausgiebigen Resektion der extrathorakalen Lymphknoten in der Vermeidung eines axillären Tumorrezidivs. Dies wird selbst von Fisher et al. (1985 a, b) bestätigt, die in der radikal operierten Gruppe in den folgenden Jahren nur in 1,4% ein axilläres Rezidiv feststellten, in einer eingeschränkt radikal operierten Gruppe jedoch bei 21%, was aber – wie oben schon erwähnt – nach ihren bisher vorliegenden Ergebnissen keinen Einfluß auf die Lebenserwartung hatte.

Es gibt also für mich keinen plausiblen Grund, der gegen eine radikale Lymphonodektomie sprechen könnte, denn nach unseren Erfahrungen ist die Zahl von stärkeren Lymphödemen des Armes der befallenen Seite nicht größer, seitdem wir wie Urban (1978) oder Veronesi et al. (1981) die Lymphonodektomie möglichst radikal durchführen. Wenn man dagegen die Axilla unvollständig ausräumt und den Rest des Lymphknotenfettgewebes einer aggressiven Nachbestrahlung überläßt, ist die Anzahl der Armlymphödeme wesentlich höher als bei einer radikalen Lymphonodektomie ohne Bestrahlung.

Trotz verschiedener Studien ist bis heute noch nicht gesichert, welche Primärbehandlung bei welchem Tumorstadium als optimal anzusehen ist. Dies sollte man nicht oft und offen genug wiederholen und selbst von Kliniken, die ein eingeschränkt radikales Vorgehen favorisieren, wird immer völlig zu recht betont, daß es sich nur um vorläufige Studienergebnisse handelt, das nur an bestimmten Zentren unter bestimmten Voraussetzungen anwendbar sei. Ich habe dagegen den Eindruck, daß gleichgültig aus welchen Gründen auch immer, dieses eingeschränkt radikale Operieren heute schon als Standardtherapie eingeführt wurde. Bis zum Vorliegen endgültiger Ergebnisse vertreten wir daher die Ansicht, daß die definitive chirurgische Behandlung des primären Mammakarzinoms zum Ziel haben sollte, sämtliche krankhaften Veränderungen der Mamma und der regionalen Lymphknoten zu beseitigen und gleichzeitig das gesunde Gewebe möglichst zu schonen, vorausgesetzt, sie behindert nicht die Vollständigkeit der Exzision. Prinzipiell raten wir daher zu einer Mastektomie mit einer radikalen Lymphonodektomie bei allen Tumoren, die größer als 1 cm sind, von der schon geschilderten Voraussetzung ausgehend, daß abhängig von der Tumorgröße 1. die Multizentrizität in der befallenen Brustdrüse zunimmt, und 2. die Anzahl der metastatisch befallenen Lymphknoten ansteigt. In jedem Fall sollte angestrebt werden, ein locoregionales Rezidiv zu vermeiden, denn ein Rezidiv belastet nicht nur die Lebensqualität der Patientin, sondern erspart dem Operateur den Vorwurf, nicht radikal genug operiert zu haben. Zumindest muß die Patientin durch ein prätherapeutisches Gespräch über die möglichen Risiken beim konservativ-operativen Vorgehen eingehend aufgeklärt werden.

Es ist zu hoffen, daß eines Tages durch eine saubere Statistik mit vergleichbarem Patientengut und gleichen Operationsverfahren und gleicher morphologischer Aufarbeitung sich eine Aussage darüber machen läßt, ob dieses verhältnismäßig radikale Vorgehen von uns richtig ist, oder ob auch ein eingeschränkt radikales Operieren dieselben Fünfzehnjahreheilungsergebnisse bringen wird. Bis zu diesem Zeitpunkt sollten die Ergebnisse von Urban (1978) über eine Zehnjahresheilung durch eine Mastektomie mit radikaler Lymphonodektomie als Standard angesehen werden, an denen sich die Resultate des brusterhaltenden Vorgehens mit einer eingeschränkten Lymphonodektomie messen lassen müssen.

Literatur

Amalric R, Santamaria F, Robert F et al. (1982) Radiation therapy with or without primary limited surgery for operable breast cancer: A 20-year experience at the Marseilles Cancer Institute. Cancer 49: 30

Atkins H, Hayward JL, Klugmann DJ, Wayte AB (1972) Treatment of early breast cancer. A report after ten years of a clinical trial. Br Med J [Clin Res] 20: 423

Calle R, Pilleron JP (1979) Radiation therapy with or without lumpectomy for operable breast cancer – 10-year results. Breast 5: 2–6

Calle R, Pilleron JP, Schlinger P et al. (1978) Conservative management of operable breast cancer: 10-year experience at the Foundation Curie. Cancer 42: 2045–2053

Chu AM, Cope O, Russo R (1980) Treatment of early stage breast cancer by limited surgery and radical irradiation. Int J Radiat Oncol Biol 6: 25

Cody HS III, Bretsky SS, Urban JA (1982) The continuing importance of adequate surgery of operable breast cancer: Significant salvage of node positive patients without adjuvant chemotherapy. CA 32: 242–256

Crile C Jr (1965) Rationale of simple mastectomy for clinical-stage I cancer of breast. Surg Gynecol Obstet 120: 955

Donegan WL, Perez-Mesa CM, Watson F (1966) A biostatistical study of loccelly recurrent breast carcinoma. Surg Gynecol Obstet 119: 529

Fisher B, Redmond C, Fisher R, Participating NSABP Investigators (1980) The contribution of recent NSABP clinical trials of primary breast cancer therapy to an understanding of tumor biology. An overview of findings. Cancer 46: 1009

Fisher B, Redmond C, Fisher ER et al. (1985a) Five-year results of a randomized clinical trial comparing total mastectomy and segmental mastectomy with or without radiation in the treatment of breast cancer. N Engl J Med 312: 665

Fisher B, Redmond C, Fisher ER et al. (1985b) Ten-year results of a randomized clinical trial comparing radical mastectomy and total mastectomy with or without radiation. N Engl J Med 312: 674

Gallager HS, Martin JE (1970) The pathology of breast cancer. In: Breast cancer early and late. Year Book Medical Publishers, Chicago

Hayward J (1983) Chirurgische Verfahren beim primären Mammakarzinom. In: Nagel GA (Hrsg) Neue Wege in der Brustkrebsbehandlung. Zuckschwerdt München. (Aktuelle Onkologie Bd 8)

Huhn FO, Stock G (1977) Zur Frage eingeschränkter sowie begrenzter Behandlungsmöglichkeiten. Befunddokumentation an 400 Operationspräparaten. Geburtshilfe Frauenheilkd 37: 686

Kalbfleisch H, Thomas C (1983) Histologische Studien über die Multizentrizität des Mamma-

Carcinoms durch Großflächenschnitte durch das gesamte Organ. Vortrag I. Internationales Symposium der W. Vaillant-Stiftung zur Förderung der Gesundheitsvorsorge, München, März 1983

Pickren JW (1961) Significance of occult metastases. A study of breast cancer. Cancer 14: 1260

Rissanen PM, Holst P (1974) Vergleich zwischen konservativer und radikaler Chirurgie, kombiniert mit Strahlentherapie bei der Behandlung des Brustkrebses im Stadium I. Strahlentherapie 147: 370

Rosen PP, Frachia AA, Urban JA, Schottenfeld D, Robbins GF (1975) Residual mammary cancer following simulated partial mastectomy. Cancer 35: 739

Spitalier JM (im Druck) Conservation therapy of potentially curable breast cancer. Experience at the Marseilles Cancer Institute. Advances in early detection and treatment of breast cancer. 1st Intern Symp Wilhelm-Vaillant-Stiftung zur Förderung. Springer, Berlin Heidelberg New York Tokyo

Urban JA (1978) Management of operable breast cancer. The surgeons view. Cancer 42: 2066–2077

Urban JA (1985) Treatment of potentially curable minimal, occult and early breast cancer. In: Zander J, Baltzer J (eds) Early breast cancer. Springer, Berlin Heidelberg New York Tokyo

Veronesi U, Saccozzi R, del Vecchio M et al. (1981) Comparing radical mastectomy with quadrantectomy, axillary dissection and radiotherapy in patients with small cancers of the breast. N Engl J Med 6: 305

Wolmark N, Fisher B (1982) Surgery in the primary treatment of breast cancer. Breast Cancer Res Treat 1: 339

Operative Kontrazeption bei der Frau

H. HEPP

Allgemeines

Im Rahmen dieses Symposions über operative Kontrazeption zu sprechen heißt „Eulen nach Düsseldorf" tragen. Aus sachlichen und psychologischen Gründen wird heute nicht mehr von Sterilisation sondern von chirurgischer Kontrazeption gesprochen.

Jeder operative Eingriff in die Integrität des menschlichen Körpers ist objektiv auch im Rechtssinne Körperverletzung. Nur der Rechtfertigungsgrund der Einwilligung durch den Patienten in den Eingriff kann die Strafbarkeit und die zivilrechtliche Schadensersatzforderung verhindern. Voraussetzung für die rechtswirksame Einwilligung durch den Patienten ist, daß dieser über Befund, Art des Eingriffes, dessen mögliche Komplikationen und insbesondere auch über dessen Folgen weitestgehend aufgeklärt ist.

Reformbestimmungen, die in Übereinstimmung mit dem Alternativentwurf eines Strafgesetzbuches verhandelt, bisher jedoch – aus gutem Grunde – nicht Gesetz geworden sind, sahen vor, die freiwillige Sterilisation strafrechtlich freizugeben bei Frauen, die das 25. Lebensjahr vollendet haben. An Indikationen gebunden sein sollte die freiwillige Sterilisation nur bei jüngeren Menschen.

Einwilligungsunfähige sollten nur bei strenger medizinischer Indikation einer Sterilisation zugeführt werden. Die vom gesetzlichen Vertreter, Pfleger und Sorgeberechtigten zu erteilende Einwilligung sollte, wie dies seinerzeit in der Gesetzesplanung vorgesehen war, von einer vormundschaftlichen Genehmigung abhängig gemacht werden. Soll der Eingriff bei Minderjährigen vorgenommen werden, ist die Einwilligung des gesetzlichen Vertreters und des sonstigen Sorgeberechtigten Voraussetzung.

Die Beratungs- bzw. Aufklärungspflicht geht bei der operativen Kontrazeption über das normale Maß hinaus, da der Eingriff keiner Therapie im engeren Sinne entspricht. Grundsätzlich ist auch heute im Beratungsgespräch von der Irreversibilität des Eingriffes auszugehen und daher zunächst die Möglichkeit der reversiblen Kontrazeption sorgfältig zu prüfen. Von Normen wie z. B. Alter, Kinderzahl etc. ist nur bedingt auszugehen. Von entscheidender Bedeutung ist, daß die Tragweite des Eingriffes nicht nur bezogen auf die gegenwärtige Lebenssituation erfaßt wird und der Entschluß klar begründet ist. Sorgfältig ist außerdem jeweils zu prüfen, wer von den Partnern sich der operativen Kontrazeption unterziehen sollte. Der Hinweis auf die Versagerquote der vorgesehenen Methode ist unverzichtbar, auch wenn, ver-

Frauenklinik am Klinikum Großhadern, Marchioninistr. 15, D-8000 München 70

glichen mit allen zur Verfügung stehenden kontrazeptiven Methoden, die operative Kontrazeption die höchste Sicherheit bietet. Hierbei ist der Hinweis wichtig, daß Versager häufig in einer Extrauteringravidität mit evtl. inneren Blutungen resultieren.

In der selbstverständlich schriftlichen Einwilligungserklärung sollte inhaltlich deutlich werden: Art der Operation, Irreversibilität, Versager, Komplikationen und schließlich der Passus, daß die Patientin die operative Kontrazeption „wünscht". Die Unterschrift des Ehemannes ist nicht obligat.

Schließlich ist, unabhängig von der Entscheidung der Patientin, der Entschluß zu einer Sterilisation immer auch eine ärztlich-ethische Entscheidung. Hierbei sollten wir nicht versuchen, dem Patienten eigene Moralvorstellungen aufzuzwingen. Gewissensfreiheit impliziert jedoch eine stets individuelle ethische Basis, die auch den Arzt zur Ablehnung des Eingriffs zwingen kann.

Indikation, Methoden und Technik

Die Entwicklung der letzten 15 Jahre ist gekennzeichnet durch die Tatsache, daß sich immer mehr Frauen und Männer einer operativen Kontrazeption unterziehen – auch junge Frauen mit kleiner Kinderzahl. In den Operationsstatistiken vieler Kliniken steht dieser Eingriff an der Spitze [69]. Für diese Entwicklung sind m. E. mehrere Gründe verantwortlich: Bessere Kenntnis über die Möglichkeit der Anti-

Tabelle 1

<table>
<tr><td colspan="6">METHODEN DER STERILISATION</td></tr>
<tr><td rowspan="2">A
Hysterektomie</td><td colspan="5">vaginal</td></tr>
<tr><td colspan="5">abdominal</td></tr>
<tr><td rowspan="10">B
Tuben–
verschlussop.</td><td colspan="2">1. Laparotomie</td><td colspan="3" rowspan="3">Techniken: Pomeroy · Madlener
Aldridge · Cooke · Irving
Uchida · Kroener
Diathermy · Clip · Ring</td></tr>
<tr><td colspan="2">2. Minilaparotomie</td></tr>
<tr><td colspan="2">3. Colpotomie</td></tr>
<tr><td rowspan="4">4. Endoskopie</td><td rowspan="4">a. Laparoskopie
b. „offen"</td><td rowspan="2">1. Diathermie</td><td>unipolar</td><td>·nur Koagulation
·Koagulation u. Durchtrennung</td></tr>
<tr><td>bipolar</td><td>·Koagulation, Durchtrennung u. Resektion</td></tr>
<tr><td>2. Thermokoag.</td><td colspan="2">Zange</td></tr>
<tr><td rowspan="2">3. „Nonelectrical"</td><td colspan="2">clip</td></tr>
<tr><td colspan="2">ring</td></tr>
<tr><td>c. Culdoskopie</td><td colspan="3">(wie bei Laparoskopie)</td></tr>
<tr><td rowspan="5">d. Hysteroskopie</td><td rowspan="2">1. Diathermie</td><td>unipolar</td><td></td></tr>
<tr><td>bipolar</td><td></td></tr>
<tr><td>2. Thermokoag.</td><td colspan="2"></td></tr>
<tr><td rowspan="2">3. „Nonelectrical"</td><td colspan="2">chem. Verschluß („Kleber")</td></tr>
<tr><td colspan="2">physik. Verschluß („Stopfen")</td></tr>
</table>

konzeption, das Wissen um Verbesserung der Sterilisationsmethoden, die breite
Sexualaufklärung mit Enttabuisierung der Sterilisation, die als „Pillenmüdigkeit"
bezeichnete Ablehnung einer über Jahre erfolgten hormonalen Antikonzeption und
schließlich auch eine zunehmende Bereitwilligkeit der Ärzte zur Durchführung des
Eingriffs.

Eine Sterilisation wird heute aus medizinischer, genetischer und rein kontrazeptiver Indikation durchgeführt. Diese Indikationen sind im Gegensatz zum Schwangerschaftsabbruch (§ 218 StGB) nicht Gesetz. Im rechtsfreien Raum steht auch die
Indikation „aus Gefälligkeit", was immer man darunter verstehen mag. Es gilt m. E.
generell, daß von einem operativen Eingriff ohne Indikation bzw. aus reiner Gefälligkeit abzuraten ist, da *jede* Operation ihr Komplikationsrisiko hat.

Bei der operativen Kontrazeption der Frau sind der operative Zugang, die operative Methode und die eigentliche Sterilisationstechnik zu unterscheiden (Tabelle 1). Hinsichtlich Art und Häufigkeit der Komplikationen und auch Versagerquote
sind diese Faktoren von Bedeutung. Offenbar ist auch der Zeitpunkt der Sterilisation für die Höhe der Versagerquote von Bedeutung. In einer multizentrischen Studie des International Fertility Research-Programm (1978/79) fanden sich pro 1000
im Intervall Sterilisierte 6,6 Schwangerschaften gegenüber 25,0 nach Fehlgeburt
und 49,8 nach Geburt [21].

Methodisch sei in der Folge zwischen den chirurgischen und endoskopischen
Verfahren unterschieden. Das abdominal-chirurgische Vorgehen erfolgt entweder
über eine regelrechte Laparotomie oder – post partum – über eine Minilaparotomie
mittels 2–3 cm langem Periumbilikalschnitt. In den asiatischen Ländern gewinnt
die suprasymphysäre Minilaparotomie zunehmende Bedeutung. Dabei wird mit
Hilfe einer Intrauterinsonde der Uterusfundus bis zur Bauchdecke angehoben.
Nach einer 2–3 cm langen suprapubischen Inzision wird über ein Schnabelspeku-
lum ein Proktoskop oder ein Spreizhaken in die Bauchhöhle eingeführt, die Tuben
vor das Spekulum luxiert und nach der Pomeroy-Technik oder mit modernen Koagulationstechniken sterilisiert. Die Operation ist in Lokalanästhesie durchführbar
[41, 46, 71].

Bei transvaginalem Zugang kommen in der Regel nur die technisch einfacheren
Verfahren – Madlener, Pomeroy, Kroener [34] – zur Anwendung. Äußerst einfach,
zuverlässig, und in bezug auf Spätfolgen komplikationsarm ist die Fimbriektomie,
von Käser [30] dahingehend modifiziert, daß er mit dem Fimbrienende etwa ⅓ der
Tube reseziert. Als sehr zuverlässig gelten auch die Resektion des interstitiell – isthmischen Tubenabschnittes und die Irving-Technik [28]. Eine ausführliche Beschrei-
bung der operativen Techniken mit bildlicher Darstellung finden sich in den Operationslehren [30].

Über die Hysterektomie, abdominal oder transvaginal durchgeführt, wird als

Tabelle 2. Morbidität chirurgischer Sterilisationsverfahren

Methode	pro 100	Literatur
Vaginale Hysterektomie	5,0 –25,0	[6, 10, 22, 30, 36]
Transabdominale Tubensterilisation	0,14– 6,0	[35, 38, 52]
Transvaginale Tubensterilisation	3,5 – 5,7	[35, 45, 65]

operative Kontrazeptionsmehtode nur für den Einzelfall in Verbindung mit dysfunktionellen Blutungen, Dysplasie der Portio, Descensus uteri, Myombildung etc. zu diskutieren sein. Ausschließlich mit dem Ziel der operativen Kontrazeption ist die Hysterektomie aufgrund der höheren Letalität und Morbidität und Einbeziehung des Kostenfaktors, insbesondere jedoch auch in bezug auf mögliche psychische Spätfolgen m. E. nicht gerechtfertigt. Als Vorteil wird die hohe Zuverlässigkeit angeführt. Die in unserer Klinik bei indizierter Sectio und gleichzeitigem Wunsch nach Sterilisation früher häufiger indizierte sog. Sectiohysterektomie [55] wird von uns nur noch bei anderweitiger strenger medizinischer Indikation durchgeführt.

Tabelle 2 zeigt die auf die unmittelbaren Operationsfolgen bezogenen Komplikationen. Die Morbidität der chirurgischen Verfahren, hauptsächlich durch Blutungen und Infektion bedingt, liegt in größeren Untersuchungsreihen je nach Methode, Zeitpunkt und Krankengut zwischen 3 und 25%. Ein interpretierender Vergleich zwischen den einzelnen Statistiken ist kaum möglich, da die Definition von Morbidität sehr unterschiedlich ist und eine chirurgische Tubensterilisation nicht selten mit anderen Operationen kombiniert wird.

Auch zur Letalität chirurgischer Sterilisationsverfahren variieren die Zahlen in der Literatur (Tabelle 3). Die Letalität der vaginalen Hysterektomie wird mit 0–2‰, die der abdominalen Hysterektomie nach Sectio zwischen 0 und 6‰ angegeben. Die vaginale Hysterektomie als Maßnahme zur Sterilisation wird heute vor allem in Verbindung mit einem Schwangerschaftsabbruch im ersten Trimenon diskutiert. Unabhängig vom operativen Vorgehen muß m. E. eine Indikation zu einer Sterilisation in Zusammenhang mit einem Schwangerschaftsabbruch, insbesondere zur Vermeidung psychischer Spätschäden und von Versagern besonders sorgfältig gestellt werden.

Tabelle 3. Letalität chirurgischer Sterilisationsverfahren

Methode	pro 1000	Literatur
Vaginale Hysterektomie	0–2,00	[6, 10, 30, 36]
Abdominale Hysterektomie nach Sectio	0–6,00	[4, 25, 56, 65]
Transabdominale Tubensterilisation	0–0,25	[59, 65] (Presser 1980, zitiert nach [30])
Transvaginale Tubensterilisation	0–0,43	[3, 65] (Soonawalda 1973, zitiert nach [20])

Bei der Bewertung der Zuverlässigkeit müssen wir bei allen Methoden und Techniken unterscheiden zwischen extra- und intrauterinen Graviditäten, Lutealphasenschwangerschaften durch Sterilisation nach bereits stattgefundener Konzeption, technischen Fehlern und Versagern der Methode.

Bei den chirurgischen Sterilisationstechniken ist die Versagerquote je nach Autor und Technik großen Schwankungen unterworfen (Tabelle 4). Sie ist bei den Techniken nach Irving [28], Labhardt und Kroener [34] am niedrigsten und bei der

Tabelle 4. Schwangerschaften nach chirurgischen Sterilisationsverfahren

Technik	Gravidität [%]	Literatur
Madlener	1,4	[13, 59, 65]
Pomeroy	0,20–2,00	[38, 59, 65]
Irving	0,1	[13, 28, 65]
Labhardt	0,05–0,34	[38, 59, 65] (Merz 1967, zitiert bei Käser [30])
Kroener	0–0,60	[7, 34, 65, 69]

Methode nach Madlener am höchsten. Die Häufigkeit der technischen Versager soll beim vaginalen Zugang offensichtlich höher sein.

Die zuverlässigste chirurgische Sterilisationsmethode ist zweifellos die Hysterektomie, auch wenn in einzelnen Kasuistiken [39, 68] und aus der Weltliteratur [22] Fälle ektoper Schwangerschaften mitgeteilt werden.

In den letzten Jahren wurden die chirurgischen Sterilisationsverfahren in zunehmendem Maße von der laparoskopischen Sterilisation verdrängt.

Als Verfahren kommen koagulierende und mechanisch/okklusive Techniken zur Anwendung. Als Koagulationstechniken stehen zur Verfügung: die monopolare, die bipolare und die Thermo- bzw. Endokoagulation.

Die monopolare Hochfrequenztechnik benutzt den Körper der Patientin als Leiter. Die zu koagulierende Partie der Tube ist nicht exakt zu begrenzen und es kann daher gelegentlich durch das Abfließen des Stromes zur Neutralelektrode zu Verbrennungen der Nachbarorgane mit Darmläsion, Ureternekrose etc. kommen. Liegt die Neutralelektrode nicht richtig an oder ist sie defekt, so kommt es zu ausgedehnteren Verbrennungen. Diese Koagulationstechnik wurde daher in den letzten Jahren zunehmend durch die bipolare Technik [23] verdrängt. Die bipolare Koagulation erfolgt ebenfalls mittels Hochfrequenzstrom, der Strom bleibt jedoch auf das zwischen den Branchen des Koagulationsinstruments liegende Gewebe beschränkt. Als Leiter dient ausschließlich das Gewebe zwischen den Branchen. Es erfolgt somit keine unkontrollierte Ausbreitung des elektrischen Stromes über die Elektrolytbahn durch den Körper. Wir haben die Monopolartechnik vollkommen zu Gunsten der bipolaren Koagulationstechnik verlassen.

Die Thermokoagulation ersetzt den Hochfrequenzstrom durch Schwachstrom. Die Technik basiert auf dem alten Prinzip der Hitzekoagulation. Die zur Denaturierung des Gewebes notwendige Temperatur liegt zwischen 80 und 120 °C. Unkontrollierte Fernkoagulation ist nicht möglich. Selbstverständlich darf die Zange während der Abkühlungsphase nicht mit den Nachbarorganen in Berührung kommen [61]. Hinsichtlich der Details der operativen Technik sei wiederum auf die Operationslehrbücher verwiesen [12, 63].

Die laparoskopische Tubensterilisation erfolgt in der Regel in Allgemeinanästhesie, vereinzelt auch in Lokalanästhesie [21, 22]. Einzelne Autoren bevorzugen in jüngster Zeit als Zugang die sog. „offene Laparoskopie" [32]. Sie hat m. E. bei vermuteten starken Adhäsionen im Mittel- und Oberbauch oder bei sehr adipösen Patientinnen ihre Indikation, wobei natürlich in diesen Fällen auch an eine Minilaparotomie zu denken wäre.

Zwei Koagulationstechniken werden angewandt: Die Single-burn-Technik faßt die Tube an umschriebener Stelle und koaguliert bis der Stromfluß sistiert (etwa 15/ 16 s). Bei der Multiple-burn-Technik, welche wir anwenden, wird mit der Bipolarzange die Tube im isthmischen Teil an etwa 3–4 direkt neben und übereinander liegenden Stellen gefaßt und jeweils etwa 5 bis 10 s lang mit einer Spannung von 45/ 60 V koaguliert. Diese Technik dient auch der Vermeidung eines den Operationsablauf störenden Klebeeffektes der Zange. Auf diese Weise entsteht eine auf die Tube eng begrenzte Koagulationszone von 1–2 cm. Eine zusätzliche Durchtrennung der Tube ist nicht erforderlich [31]. Sie erhöht nur das Blutungsrisiko aus der Mesosalpinx. Auch Fistelbildung mit dem Risiko einer Extrauteringravidität ist nach Durchtrennung beschrieben worden. Bei der Thermokoagulation scheint entgegen ersten Mitteilungen der Erfolg von der grundsätzlichen Durchtrennung der Eileiter nach Koagulation abhängig zu sein [45, 63].

Auf der Suche nach nichtkoagulierenden, evtl. sogar reversiblen Techniken wurden in den letzten Jahren verschiedene mechanische Okklusionsmethoden entwikkelt.

Der Hulka- oder Spring-Clip ist aus Kunststoff und wird nach Einführen durch ein spezielles Operationslaparoskop („Clipskop" nach Hulka) und Applikation an der Tube durch eine elastische Feder zusammengedrückt [26, 27].

Der Kunststoffclip nach Bleier [1, 2] besteht aus dem gewebefreundlichen Hostadur. Der 11 mm lange und 4 mm breite Clip erreicht durch einen speziellen Einrastmechanismus eine Quetschung der Tube um das 3- bis 4fache des Normalzustandes. Die Applikation erfolgt durch eine hintere Kolpozöliotomie, eine Minilaparotomie oder in Verbindung mit einer Laparotomie bei einer Sectioentbindung. Der Clip kann auch mit Hilfe der sog. Universalclipzange über einen Troicart (10 mm) unter laparoskopischer Sicht gesetzt werden. Die Tubenligatur mit elastischen Silastikringen (Falope-Ring), die sog. Banding-Technik nach Yoon [75, 76, 77] basiert auf dem Prinzip der Madlener/Pomeroy-Technik. Der Ring besteht aus einem hochelastischen Silastikmaterial. Durch ein Operationslaparoskop wird die von Yoon entwickelte Tubenfaßzange mit dem bereits markierten Ring eingeführt und über eine Tubenschlinge des isthmischen Tubenteils werden 2 Silastikringe geschoben. Das Intratubarpessar (Solid Plugs) nach Steptoe [70] ist ein Kunststoff-Splint und wird von distal in die Tube eingeführt und mit Hemoclips (Tantalum) fixiert. Über diese Technik liegen noch wenig Erfahrungen vor. Sie soll reversibel sein.

Tabelle 5. Von den Mitgliedern der AAGL 1975/1982 und in der BRD angewendete laparoskopische Sterilisationsmethoden [52, 55]

Methode	1975 n 77647 [%]	1982 n 125560 [%]	1978–1982 n 89646 [%]
Unipolare Koagulation	75,1	11	8
Bipolare Koagulation	19,2	65	62
Thermokoagulation	–	–	31
Silastikring [74]	5,0	21	–
Springclip	0,7	4	–

Nach wie vor im Mittelpunkt stehen jene Verfahren, die laparoskopisch durch-führbar sind. In den USA ist in den Jahren von 1975 bis 1982 ein deutlicher Trend von der unipolaren Koagulationstechnik zur bipolaren Koagulation zu beobachten [52]. Auch der Einsatz der Silastikringe und Clips nimmt zu (Tabelle 5). In der BRD hat die bipolare Hochfrequenzkoagulation bereits einen Anteil von 62%. Die me-chanischen Okklusionstechniken werden bislang an einzelnen Zentren erprobt. Der Einsatz der Thermokoagulation wird mit 31% angegeben [56]. Als Vorteile der Clipssterilisation gegenüber den Verfahren mittels Elektrokoagulation werden de-ren Ungefährlichkeit und offenbar bessere Reversibilität angegeben.

Komplikationen

Komplikationen können durch den als Zugang dienenden operativen Eingriff – La-paroskopie, Kolpozöliotomie, Laparotomie und durch die eigentliche Sterilisa-tionstechnik – entstehen. Die Ursachen der tödlichen Komplikationen und jener Zwischenfälle, die eine sofortige Laparotomie notwendig machen, sind Herz-Kreis-lauf-Komplikationen in Verbindung mit der Anlage des Pneumoperitoneums und der Anästhesie. Außerdem können schwere intraabdominale oder retroperitoneale Blutungen durch Verletzung großer Gefäße beim Einstich mit der Verresnadel oder des Troicarts sowie unerkannte Darmverletzungen entstehen [11, 17, 19, 43]. Nicht unterschätzt werden dürfen die spezifischen Komplikationen der einzelnen Sterili-sationstechniken (Tabelle 6).

Akute Blutungen aus nicht ausreichend koagulierten Gefäßen der Mesosalpinx oder Spätblutungen nach Demarkierung der Koagulationszone treten vor allem dann auf, wenn im Bereich des Isthmus tubae die zur Tube aszendierenden Äste der A. uterina nicht ausreichend koaguliert und die Tube durchtrennt oder zur histolo-gischen Dokumentation eine Biopsie entnommen wird. Aufgrund des Nachweises, daß die Durchtrennung der Tuben keine höhere Zuverlässigkeit, wohl aber eine Zu-nahme von Komplikationen einschließlich Adhäsionen verursacht, sollte auf die Durchtrennung der Tuben verzichtet werden [21, 22, 31, 38]. Bei jeder starken Blu-tung ist eine schnelle Laparotomie angezeigt. Unter laparoskopischer Sicht sollte man nur leichtere Blutungen durch Koagulation zu stillen versuchen [15].

Tabelle 6. Die häufigsten Komplikationen in Ab-hängigkeit von der Sterilisationstechnik [2, 27, 50, 76]

Technik	Komplikationen
Elektrokoagulation	Blutung
	Verletzung
	Verbrennung
Clip	Schmerzen postoperativ
Falope-Ring	Verletzung der Tube
	Blutung
	Schmerzen postoperativ

Verbrennungen durch Elektrokoagulation betreffen meistens die Nachbarorgane der Tube und die Haut. Die Ursachen dieser Verbrennungen sind vielfältig und fast ausschließlich auf die konventionelle unipolare Koagulationstechnik zurückzuführen. Heimtückisch ist vor allem eine Verbrennung an einem Nachbarorgan durch den über eine dünne Gewebsbrücke fortgeleiteten Hochfrequenzstrom, die oft während der Laparoskopie nicht entdeckt wird. Koagulationsnekrosen am Darm mit Spätperforation und Peritonitis sind also nicht nur Folge direkter Berührung. Sie können noch 6–10 Tage nach dem Eingriff auftreten. Diese Komplikation ist mit der Anwendung der bipolaren Koagulation oder der Schwachstromtechnik absolut vermeidbar [12, 23, 62].

Bei der Clip- und Ringsterilisation entstehen intraabdominale Schmerzen in Art von Koliken bis zu 26% (1–2 Tage) im Vordergrund. Weiterhin sind bei der Clipsterilisation ungefährliche Läsionen oder Blutungen am Rektum, an der Tube, an der Mesosalpinx oder aus dem Ovar beschrieben worden [2, 27]. Bei der Tubensterilisation mit dem Falope-Ring nach Yoon [75] wurden in 1,9% Blutungen beobachtet (n = 3876), die in 0,5% eine Laparotomie notwendig machten [49].

Die Häufigkeit aller in Verbindung mit einer laparoskopischen Sterilisation aufgetretenen schweren Komplikationen, die eine Laparotomie erforderten, wird in der Statistik der AAGL bei 201565 Sterilisationen mit 3,7‰ angegeben. Bemerkenswert an dieser Statistik ist, daß für die diagnostische Laparoskopie eine höhere Rate schwerer Komplikationen (4,6‰ zu 3,7‰) und eine höhere Letalität (5,2/100000 zu 2,5/100000) als für die laparoskopische Sterilisation ermittelt wurde [50]. Dies dürfte mit der größeren Routine der Operateure zusammenhängen, die die Laparoskopie fast ausschließlich zur Tubensterilisation einsetzen. In den letzten Jahren ist eine stetige Abnahme sowohl der Letalität als auch der schweren Komplikationen zu verzeichnen, was zumindest teilweise auf die zunehmende Erfahrung der Operateure zurückzuführen ist. In einer retrospektiven Umfrage der AAGL betrug 1982 die Rate der ernsten Frühkomplikationen nur noch 1,45/1000 sterilisierte Frauen [52]. Setzt man das einmalige Mortalitätsrisiko einer laparoskopischen Sterilisation in Vergleich zur hormonalen Kontrazeption mit einem stets sich wiederholenden Risiko, so birgt eine laparoskopische Tubensterilisation in der Hand des erfahrenen Operateurs kein höheres Risiko in sich [20]. Im Vergleich zur konventionellen chirurgischen Sterilisation und zur Hysterektomie ist die laparoskopische Sterilisation risikoärmer.

Allerdings muß dringend vor der laparoskopischen Sterilisation in der gynäkologischen Sprechstunde gewarnt werden, da dort in der Regel nicht ständig eine Laparotomiemöglichkeit gegeben ist.

Zuverlässigkeit

Die Versagerquote der endoskopischen Koagulation und mechanischen Okklusivtechniken sind in Tabelle 7 zusammengefaßt. Stark divergierend sind die Berichte über die Thermokoagulation. Ohne Durchtrennung der Tube liegt die Versagerquote zwischen 42 und 60/1000. Mit Durchtrennung wird die Technik mit 0/1000 angegeben. Die Okklusionstechniken liegen in der Zuverlässigkeit zwischen 0,7 und

Tabelle 7. Zuverlässigkeit der Koagulations- und Okklusionstechniken

Methode	Gravidität [‰]	Literatur
Elektrokoagulation		
– unipolar	1,0– 4,0	[12, 15, 48, 62]
– bipolar	0,8– 1,8	[21, 49]
– thermisch	0,0–60,0[a]	[45, 64]
Okklusion		
– Springclip (Hukla)	2,0–10,0	[26, 27, 45, 49, 64]
– Kunststoffclip (Bleier)	1,0–16,0	[2, 29]
– Silastikring (Yoon)	0,7– 9,0[b]	[7, 49, 51, 74]
Intrauterinpessar	?	

[a] Ohne Durchtrennung der Tube.
[b] Extrauteringravidität: 2,3‰.

16,0/1000. Hier ist ein abschließendes Urteil sicher noch nicht möglich. Spontane Rekanalisationen sind, wie bei allen Methoden, oft erst nach mehreren Jahren zu erwarten. Der Silastikring nach Yoon [74] hat in der Jahresstatistik der AAGL eine der Bipolartechnik vergleichbare Zuverlässigkeit. Auffallend ist jedoch, daß die Zahl der Extrauteringraviditäten höher ist als die der intrauterinen Schwangerschaften.

Hysteroskopische Sterilisation

Auf der Suche nach einer einfachen und gefahrlos anzuwendenden Sterilisationstechnik wurde auch die operative Hysteroskopie hinsichtlich Technik und Methode eingehend klinisch erprobt. Zur Anwendung kamen die transuterine Hochfrequenzkoagulation, der Einsatz von Thermosonden sowie die Kryochirurgie. Schließlich wurden auch chemische Wirkstoffe wie Vinacrin und Methyl/2 Cyanoakrylat und in jüngster Zeit Techniken mit Silikonplugs [5, 54] berichtet.

Die höchste Zuverlässigkeit erzielte bislang Sugimoto [72] mit der von ihm entwickelten Koagulationssonde und einer kurzen Koagulationszeit von 3 bis 4 s. Alle bisher mitgeteilten Ergebnisse schwanken zwischen 80 und 85% Zuverlässigkeit [37, 44]. Eine abschließende Beurteilung der hystoskopischen Sterilisation mittels der Silikonblocks ist zur Zeit noch nicht möglich.

Spätfolgen

Zu diesem so außerordentlich wichtigen Problemkreis blieben bis heute viele Fragen unbeantwortet. Die häufigsten Spätkomplikationen einer Tubensterilisation sind: dysfunktionelle Blutungen, Dysmenorrhoen, Extrauteringravidität, psychische Störungen und der Wunsch nach Refertilisierung.

Die Extrauteringravidität findet sich als Sterilisationsversager bei allen Techniken gehäuft. Das Problem der negativen psychischen Verarbeitung wurde in retro- und prospektiven Studien in den letzten Jahren eingehend und z. T. kontrovers diskutiert. Die Widersprüchlichkeit der Befunde beruht vor allem auf methodischen Fehlern bei der Bearbeitung dieses Problemkreises. Petersen [47] ermittelte aus 40 Reihenkatamnesen im Jahre 1928/1975 (n = 12 817) und 2 prospektiven Vergleichsgruppenstudien an positiven psychischen Folgeerscheinungen: Größere geistig-seelische Produktivität, Entlastung und Bereinigung der ehelichen und familiären Atmosphäre, bessere sexuelle, eheliche und zwischenmenschliche Beziehung. Negative psychische Folgen waren: Vegetative Beschwerden, affektive und sexuelle Störungen, chronische neurotische Konflikte und ihre Abwehrsymptome, wobei der Kernkomplex durch undifferenzierte sexuelle Fruchtbarkeitsbedürfnisse gebildet wird. Insgesamt sind etwa 2–5% der sterilisierten Frauen nachträglich mit dem Eingriff unzufrieden. Als günstige Prognosekriterien mit der Wahrscheinlichkeit einer vollkommenen Akzeptanz haben nach Petersen [47] psychisch gesunde Frauen, die in ausgeglichener Partnerschaft leben, mit eindeutiger kontrazeptiver Motivation die Entscheidung in äußerer Freiheit, unabhängig von Schwangerschafts- und Geburtsfällen, die Operation im Intervall vornehmen lassen. Lebensalter, Kinderzahl, Religion sind ohne Einfluß auf die spätere Einstellung. Grundsätzlich gilt daher nach wie vor, daß die Sterilisation als eine irreversible Methode anzusehen ist und diese Tatsache im Beratungsgespräch sowie in der Einwilligungserklärung berücksichtigt sein muß.

Refertilisierung

Der zunehmende Trend zur operativen Kontrazeption ließ erwarten, daß immer häufiger der Wunsch nach Wiederherstellung der Fertilität geäußert wird. Winston schätzt, daß die Zahl derer, die die Sterilisation nachträglich bereuen, ungefähr zwischen 1,5 und 15% liegt [73].

Nach chirurgischen Sterilisationstechniken liegen die veröffentlichten Ergebnisse erfolgreicher Refertilisierung zwischen 13 und 40% (Presser 1970, zitiert bei [30]) [66], wobei die Ergebnisse nach End-zu-End-Anastomose eindeutig besser sind als nach Implantation der Tuben. Die Extrauteringraviditätsrate wird zwischen 10 und 15% angegeben. Als irreversibel galten die chirurgischen Techniken der Fimbriektomie und der Salpingektomie.

Der Einsatz mikrochirurgischer Techniken berechtigt nach den Ergebnissen der

Tabelle 8. Ergebnisse[a] der mikrochirurgischen Refertilisierung in Abhängigkeit von der Tubenlänge (in %)

	Winston [74] [n = 35]	Schlösser et al. [58] [n = 119]	Silber u. Cohen [67] [n = 48]	Henderson [16] [n = 102]	Hepp u. Scheidel [18] [n = 59]
bis 2 cm	50	42,9	18	48,2	30
2–4 cm	29		57		
4–6 cm	53	57,4	82	72,5	43
6–8 cm	60	60,3	100	92,0	62
>8 cm	100				

[a] Intrauterine Gravidität

Tabelle 9. Ergebnisse[a] der mikrochirurgischen Refertilisierung in Abhängigkeit von der Anastomosenlokalisation (in %)

	Winston [74] [n = 126]	Schlösser et al. [58] [n = 119]	Henderson [16] [n = 102]	Hepp u. Scheidel [18] [n = 59]
Isthmisch-kornual	71	44,4	78	39
Isthmo-isthmisch	75	80,6	88	82
Ampullokornual	54	38,9	47	44
Ampulloisthmisch	63	54,7	62	46
Ampulloampullär	42	60,0	50	20
Misc.	48	–	–	50

[a] Intrauterine Gravidität

Tabelle 10. Ergebnisse[a] der mikrochirurgischen Refertilisierung in Abhängigkeit vom Sterilisationsverfahren (in %)

	Schlösser et al. [58] [n = 113]	Henderson [16] [n = 102]	Hepp u. Scheidel [18] [n = 59]
Ligaturresektion	62,1	81,4	60,7
Koagulation	51,9	61,0	41,0
Clip	83,3	–	1 Patientin Gravidität
Fimbriektomie	33,3	43,0	–
Falope-Ring	–	100,0	–
Unbekannt	–	–	33,0

[a] Intrauterine Gravidität

letzten Jahre zu mehr Optimismus. Über die Möglichkeiten und technischen Details der mikrochirurgischen Refertilisierung wurde ausführlich berichtet [57].

Die in den letzten Jahren nach mikrochirurgischer Anastomose mitgeteilten erfolgreichen Refertilisierungen liegen zwischen 55 und 68% [8, 9, 14, 58, 73], die Zahl der Extrauteringraviditäten liegt zwischen 0,8% [14] und 8,7% [8].

Die Erfolge stehen in direkter Abhängigkeit zur erzielbaren Tubenlänge nach Anastomose (Tabelle 8). Ab 6 cm liegen die Ergebnisse in allen Statistiken zwischen 60 und 100% [16, 58, 67, 73].

Je nach Lokalisation des Defekts bzw. der mikrochirurgischen Anastomose finden sich ebenfalls unterschiedliche Resultate (Tabelle 9). Die besten Ergebnisse werden bei der isthmo-isthmischen Anastomose erzielt (ca. 80%), die ampulloampulläre Anastomose stellt eine relativ ungünstige Ausgangsposition dar. Häufig beobachteten wir unterschiedliche Anastomosenbereiche, wobei wir ähnlich wie Winston [73] Refertilisierungen um 50% erzielten [16, 58].

Eine Abhängigkeit von der Sterilisationstechnik kann man bislang nur mit Zurückhaltung postulieren (Tabelle 10). Nach den chirurgischen Verfahren beobachteten wir ähnlich wie Schlösser et al. [58] Erfolge um 60%. Ob monopolar oder bipolar koaguliert wurde, läßt sich oft aus dem Operationsbericht nicht analysieren. Nach Koagulation liegen die Ergebnisse zwischen 40 und 50%. Nach Clipsterilisation erzielten Schlösser et al. [58] in 83% eine intrauterine Gravidität. Wir hatten bisher in unserem Krankengut nur eine Patientin mit dieser wahrscheinlich günstigeren Aus-

gangsposition beobachtet, welche auch postoperativ gravide wurde. Nach Fimbrie-
ektomie ist die Ausgangssituation deutlich schlechter [16, 58].

Nach dem heutigen Kenntnisstand scheint für eine Refertilisierung eine voran-
gegangene chirurgische, eine mechanisch-okklusive Technik oder eine eng umschriebene bipolare Koagulation im isthmischen Tubenanteil, etwa 1–1,5 cm vom
Uterus entfernt am besten geeignet. Die wiederherzustellende Resttubenlänge sollte
mindestens 4–5 cm und das Zeitintervall seit der Sterilisation weniger als 5 Jahre betragen. Die mikrochirurgische End- zu Endanastomose im kornualen oder isthmischen Teil ist der makrochirurgischen Refertilisierungstechnik eindeutig überlegen.

Literatur

1. Bleier W (1973) Tubensterilisation mit einem Polyazetal-Clip. Int Planned Parenthood
   Federation, London
2. Bleier W (1977) Hinweise und Sammelstatistik über die Tubensterilisation mit dem Kunst-
   stoff-Clip. Verhandlungen d Dtsch Ges f Gynäk u Geburtsh in Hamburg, 29.9.–2.10.
   1976. Arch Gynäkol 224: 41
3. Brenner WE (1981) Evaluation of contemporary female sterilization methods. J Reprod
   Med 26: 439
4. Britton J (1980) Sterilization by cesarean hysterectomy. Am J Obstet Gynecol 137: 887
5. Brundin I (1983) Block as a contraceptive method. In: van der Pas H et al. (eds) Hysteroscopy. MTP Press, Lancaster
6. Burmucic R (1975) Die vaginale Uterusexstirpation an der Universitäts-Frauenklinik
   Graz in der Zeit von 1955–1970. Geburtshilfe Frauenheilkd 35: 767
7. Chi L, Laufe LE, Warder SD, Tolbert MA (1980) An epidemiologic study of risk factors
   associated pregnancy following remale sterilization. Am J Obstet Gynecol 136: 768
8. De Cherny AH, Mezer HC, Naftolin F (1983) Analysis of failure of microsurgical anasto-
   mosis after midsegment, non-coagulation tubal ligation. Fertil Steril 39: 618
9. Diamond MP, Chistianson CD, Daniell JF (1982) Microsurgical reanastomosis of the fallopian tube: Increasingly successful outcome for reversal of previous sterilization proce-
   dures. South Med J 75: 443
10. Dicker RC, Greenspan JR, Strauss LT et al. (1982) Complications of abdominal and vagi-
    nal hysterectomy among women of reproductive age in the United States. The collabora-
    tive review of sterilization. Am J Obstet Gynecol 144: 841
11. Frangenheim H (1975) Komplikationen bei der Laparoskopie und Vorschläge zu ihrer
    Verhütung. In: Obolensky W, Käser O (Hrsg) Ovulation und Ovulationsauslösung. Peri-
    operative Probleme. Huber, Bern Stuttgart Wien
12. Frangenheim H (1977) Die Laparoskopie in der Gynäkologie. Chirurgische Pädiatrie,
    3. Aufl. Thieme, Stuttgart
13. Garb AE (1957) A review of tubal sterilization failures. Obstet Gynecol Surv 12: 291
14. Gomel V (1980) Microsurgical reversal of female sterilization: A reappraisal. Fertil Steril
    33: 587
15. Haag B, Hirsch HA (1974) Laparoskopische Tubensterilisation allein und als zusätzlicher
    Eingriff. Geburtshilfe Frauenheilkd 34: 350
16. Henderson SR (1984) The reversibility of female sterilization with the use of microsurg-
    ery: A report on 102 patients with more than one year of follow-up. Am J Obstet Gynecol
    149: 57
17. Hepp H (1978) Ursachen und Vermeidung von Komplikationen bei der gynäkologischen
    Endoskopie. In: Beck L (Hrsg) Intra- u. postoperative Komplikationen. Thieme, Stuttgart
18. Hepp H, Scheidel P (im Druck) Atlas der gynäkologischen Mikrochirurgie. Urban &
    Schwarzenberg, München

19. Hirsch HA (1976) Operative Verfahren zur Sterilisation der Frau. Sicherheit – Komplikationen. Geburtshilfe Frauenheilkd 36: 297

20. Hirsch HA (1976) Derzeitiger Stand der Tubensterilisation. Geburtshilfe Frauenheilkd 36: 297

21. Hirsch HA (1977) Tubensterilisation durch bipolare Elektrokoagulation. Geburtshilfe Frauenheilkd 37: 829

22. Hirsch HA (1984) Die Unfruchtbarmachung der Frau. Gynäkologe 17: 210

23. Hirsch HA, Roos E (1974) Laparoskopische Tubensterilisation mit einer neuen Bikoagulationszange. Geburtshilfe Frauenheilkd 34: 340

24. Hofer U, Bötschi C (1976) Die vaginale Tubenligatur als Alternative zur laparoskopischen Tubensterilisation. Dtsch Ärztebl 17: 1149

25. Hohlweg-Majert P, Geisbüsch R (1985) Sectio caesarea mit nachfolgender Hysterektomie. Geburtshilfe Frauenheilkd 45: 167

26. Hulka JF, Omran KF, Phillips JM et al. (1975) Sterilization by spring clip: A report of 1000 cases with a 6 month follow-up. Fertil Steril 26: 1122

27. Hulka JF, Mercer JP, Fishburne JT et al. (1976) Spring clip sterilization: One-year follow-up of 1079 cases. Am J Obstet Gynecol 125: 1039

28. Irving FC (1950) Tubal sterilization. Am J Obstet Gynecol 60: 1101

29. Jung H, Karl C, Persigehl M, Liedtke B, Etzrodt A (1983) Spätergebnisse bei der Tubenunterbindung mit dem Bleier Clip. Geburtshilfe Frauenheilkd 43: 67

30. Käser O, Iklé FA, Hirsch HA (1983) Atlas der gynäkologischen Operationen, 4. Aufl. Thieme, Stuttgart

31. Kastendieck E, Mestwerdt W (1973) Tierexperimentelle und klinische Aspekte zur Technik der laparoskopischen Tubensterilisation. Geburtshilfe Frauenheilkd 33: 971

32. König UD (1982) Offene Pelviskopie. Ein Beitrag zur Erhöhung der Sicherheit bei der Pelviskopie. Gynäkologe 15: 30

33. Koetsawang S, Bhiraleus P, Rachawat D, Kiriwat O (1976) Comparison of culdoscopic and laparoskopic tubal sterilization. Am J Obstet Gynecol 124: 601

34. Kroener WF (1969) Surgical sterilization by fimbriectomy. Am J Obstet Gynecol 104: 247

35. Laros RK, Bruce A (1974) Female sterilization. II. A comparison of methods. Obstet Gynecol 46: 215

36. Laros RK, Russel K, Bruce A, Work BA (1975) Female sterilization. III. Vaginal hysterectomy. Am J Obstet Gynecol 122: 693

37. Lindeman HJ (1974) Transuterine tubal sterilization by CO_2 hysteroscopy. In: Sciarra JJ, Butler JC, Spedeil JJ (eds) Hysteroscopic sterilization. Intercontinental Medical Book, New York

38. Litschgi M, Benz JJ, Glatthaar E (1976) Sterilisationsversager. Ther Umsch 33: 284

39. Little WA (1975) Current aspects of sterilization. The selection and application of various surgical methods of sterilization. Am J Obstet Gynecol 123: 12

40. Loffer FD, Pent D (1977) Risks of laparoscopic fulguration and transektion of the fallopian tube. Am J Obstet Gynecol 49: 218

41. Marin-Adrilla L (1974) Estérilizatian feminina ambulatoria por microlaparotomia. Rev Columb Obstet Ginecol 25: 403

42. ‚gestrichen‘

43. Mintz M (1976) Le risque et la prophylaxie des accidents en coelioscopie gynécologique. Enguête portant sur 100000 cas. J Gynecol Obstet Biol Reprod (Paris) 5: 681

44. Neuwirth RS (1975) Hysteroscopy. In the series major problems. Obstet Gynecol 8

45. Ober KG (1978) Zur Methode der laparoskopischen Sterilisierung und zu möglichen Mißerfolgen. Geburtshilfe Frauenheilkd 38: 593

46. Osthanondh V (1974) Suprapubic mini-laparotomy, uterine elevation technique: Simple inexpensive and outpatient procedure for interval female sterilization. Contraception 10: 251

47. Petersen P (1977) Chirurgische Kontrazeption der Frau und die seelischen Folgen. Sexualmedizin 1: 13, 2: 100, 3: 204, 4: 295

48. Phillips JM, Keith DM, Keith LG, Hulka JF, Hulka B (1975) Survey of gynecologic laparoscopy for 1974. J Reprod Med 15: 45
49. Phillips JM, Hulka B, Keith DM, Keith LG (1976) AAGL 1975 - Membership survey. Fifth annual clinical symposium on gynecologic laparoscopy. Atlanta, Georgia, 17.-21. Nov. 1976
50. Phillips JM, Hulka JF, Keith DM, Hulka B, Keith LG (1976) Laparoscopic procedure: A national survey for 1975. Fifth annual clinical symposium on gynecologic laparoscopy. Atlanta, Georgia, 17.-21. Nov. 1976
51. Phillips JM, Hulka JF, Hulka B, Corson SL (1981) 1979 AAGL membership survey. J Reprod Med 26: 529
52. Phillips JM, Hulka JF, Peterson AB (1984) American Association of gynecologic laparoscopist's 1982 membership survey. J Reprod Med 29: 592
53. ‚gestrichen'
54. Reed TP, Erb RA, De Maeyer IF, de Maeyer DE (1980) Tubal occlusion with silicone rubber: Update 1980. J Reprod Med 26: 534
55. Richter K, Eiermann W (1983) Hysterektomiesektio oder Tubenkoagulation nach Kaiserschnitt - ein Vergleich. Geburtshilfe Frauenheilkd 43: 209
56. Riedel HH, Semm K (1983) Pelviscopic sterilization from 1978-1982 in Germany. AAGL 12 t. a. Annual Meeting, Washington
57. Schlösser HW (1985) Vortrag, Symposion Operative Gynäkologie, 26./27. 4. 1985, Düsseldorf
58. Schlösser HW, Frantzen C, Mansour N, Verhoeven HC (1983) Sterilisation - Refertilisierung. Geburtshilfe Frauenheilkd 43: 213
59. Schreiner WE (1974) Die operative Sterilisation der Frau. Schweiz Rundsch Med (Praxis) 63: 260
60. Semm K (1974) Transabdominale oder transvaginale Eileitersterilisation mit einer neuen Koagulationszange. Endoscopy 6: 40
61. Semm K (1975) Eileitersterilisation mittels Schwachstrom. Verhandlungen d. Dtsch. Gesellsch. f. Gynäk. u. Geburtsh., Wiesbaden, 24.-28.9. 1974. Arch Gynäkol 219: 41
62. Semm K (1976) Methoden der Sterilisation der Frau. Therapiewoche 26: 3931
63. Semm K (1981) Atlas of gynecologic laparoscopy and hysteroscopy. Saunders, Philadelphia
64. Semm K (1983) Endocoagulation. Nearly 99% effective method on tubal sterilization. Endosc Female Steril 17: 89
65. Shepard MK (1974) Female contraceptive sterilization. Obstet Gynecol Surv 29: 739
66. Siegler AM, Perres RJ (1975) Reconstruction of fallopian tubes in previously sterilized patients. Fertil Steril 26: 383
67. Silber SJ, Cohen R (1984) Microsurgical reversal of tubal sterilization: Factors affecting pregnancy rate, with long-term follow-up. Obstet Gynecol 64: 679
68. Smythe HJ (1961) Ectopic pregnancy after total hysterectomy. J Obstet Gynecol Br Cwlth 68: 861
69. Stark G (1983) Problematik der Qualitätssicherung in der Gynäkologie. Symposium 27./29.6.1980. Demeter, München S 18
70. Steptoe PC (1974) Intratubal devices for reversible sterilization. In: Phillips JM, Keith LG (eds) Gynaecological laparoscopy principals and techniques. Stratton, New York
71. Stevenson TC (1971) Abdominal sterilization using the proctoscop. J Obstet Gynecol Br Cwlth 78: 273
72. Sugimoto O (1974) Hysteroscopic sterilization by electrocoagulation. In: Sciarra JJ, Butler JC, Speidel JJ (eds) Hysteroscopic sterilization. Intercontinental Medical Book, New York
73. Winston RML (1977) Why 103 women asked for reversal of sterilization. Br Med J 2: 305
74. Winston RML (1980) Microsurgery of the fallopian tube: from fantasy to reality. Fertil Steril 34: 521
75. Yoon I (1976) In Bac: two-year experience with the Yoon ring procedure. In: Schima ME,

Lubell J (eds) New advances in sterilization. Proceedings of the third International Conference on voluntary sterilization, Tunis, Tunesia 1.–4. Febr. 1976, Association for voluntary sterilization, pp 242–244
76. Yoon I, King TM (1975) The laparoscopic Falope-ring-technique. Adv Planned Parenthood 10: 154
77. Yoon I, King TM (1975) Laparoscopic sterilization with silastic band: Two year experience. 2nd Int Congress of gynecologic endoscopy, Las Vegas
78. Yoon I, Wheeless CR, Kling TM (1974) A preliminary report on a new laparoscopic sterilization approach: The silicone rubber band technique. Am J Obstet Gynecol 120: 132

Seltene Tumoren im gynäkologischen Operationsgebiet

W. Kuhn und A. Teichmann

Häufig wird der Gynäkologe mit Beschwerden und Befunden seiner Patientinnen konfrontiert, die der klassischen Pathologie nicht entsprechen und ihr nicht ohne weiteres zuzuordnen sind. In diesem Zusammenhang sind besonders Schmerzen hervorzuheben, deren anatomische Substrate nicht immer mit der apparativen oder klinischen Diagnostik zu erfassen sind, und Verlegungen von Nachbarorganen oder Kompression von Gefäßen mit entsprechenden Perfusionsstörungen. Die Differentialdiagnose ist insofern schwierig, als ein Teil dieser Patientinnen durch langdauernde, scheinbar nicht zu erklärende Beschwerden in ihrer Verhaltensweise Anlaß geben, den Psychiater bzw. den psychosomatisch ausgebildeten Kollegen *hinzuzuziehen* (gute Lösung) bzw. die Patientin diesen Disziplinen zu *überweisen* (nicht selten schlechtere Lösung).

Im folgenden sollen 7 kasuistische Beobachtungen besprochen werden, für die einige der oben erwähnten Kriterien gelten. Es wird lediglich die spezielle Anamnese stichwortartig dargestellt, Beschwerden und Befund bzw. Therapie stehen im Vordergrund der Ausführungen.

1. 67jährige Patientin: 1982 Exstirpation eines wenige Millimeter großen, gutartigen Lymphangioms, 1 cm links neben dem Urethralostium, im Gesunden entfernt. Beschwerdelosigkeit bis 1983. Zu dieser Zeit rezidivierende Harnweginfektionen, unvollständige Entleerung der Blase, Therapie der Harnweginfektion durch den Urologen. Juni 1984 erneut eingehende urologische Untersuchung mit Zystoskopie ohne pathologischen Befund, jedoch nach wie vor Blasenentleerungsstörungen mit Restharnbildung. Bei der gynäkologischen Untersuchung folgender Befund: ca. 2 cm prominenter, mittelständiger Tumor, von der Symphyse ausgehend, die Urethra nach dorsal vorwölbend, entsprechende Kompression.

Im CT kein Hinweis auf Osteolyse oder Destruktionen im Bereich des Symphysenknorpels.

Operation (Abb. 1):

— Seitliche Inzision der Vaginalvorderwand entlang der Urethra, Abpräparation der Urethra zur Gegenseite von dem glattwandig erscheinenden, mit der Symphyse fest verbundenen Tumor. Scharfe Abpräparation des Tumors vom Symphysenknorpel. Keine abnorme Blutung, glatte Verhältnisse, postoperativ keine Komplikationen. Nach Abheilung der Operationswunde werden die Blasenfunktionsstörungen nicht mehr angegeben, der Restharn beträgt unter 10 ml.

Universitäts-Frauenklinik, Humboldallee 19, D-3400 Göttingen

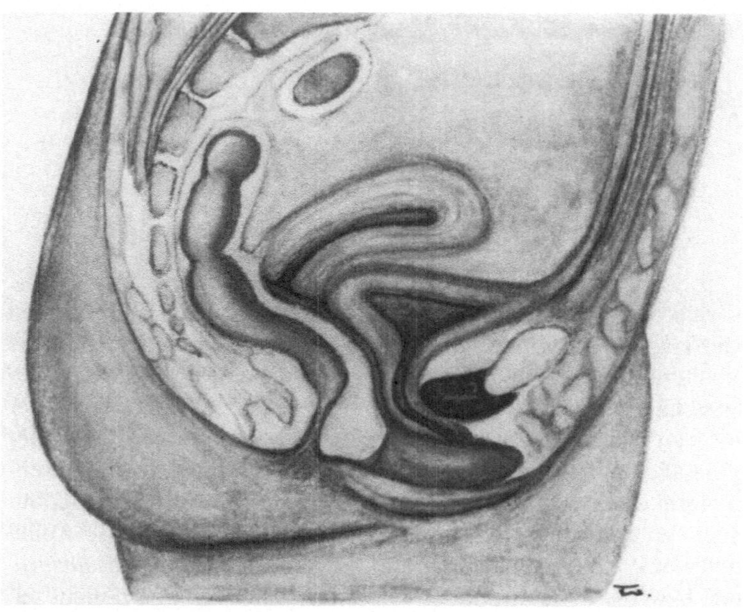

a

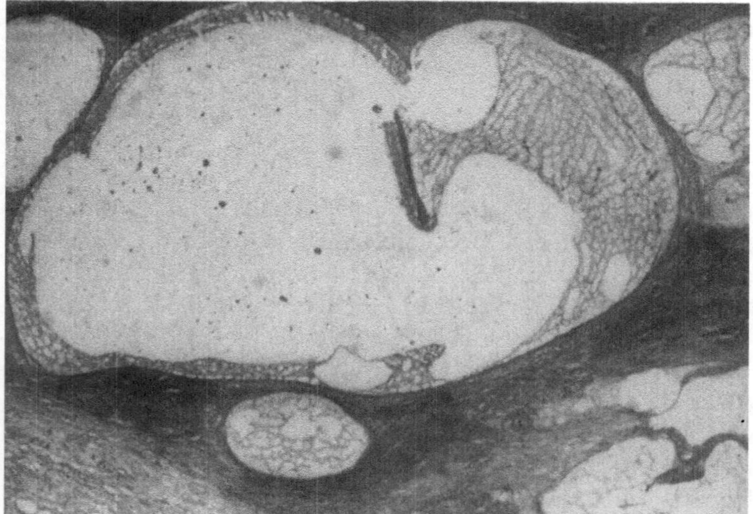

b

Abb. 1a, b. Pseudozystisch degeneriertes Symphysenchondrom. **a** Situs (Sagittalschnitt), **b** histologischer Schnitt (Vergr. × 170), Färbung HE

– *Histologie:* Zystisch degenerierendes, vom Symphysenknorpel ausgehendes, gutartiges Chondrom.

Kommentar: Im vorliegenden Fall hätte bei der gynäkologischen und urologischen Untersuchung die sorgfältige Abtastung des gesamten Urethralverlaufes den Tumor zu einem sehr viel früheren Zeitpunkt als Ursache der mechanischen Harnverhaltung identifizieren können.

2. 26jährige Patientin: Seit 1981 diffuse, uncharakteristische Schmerzen im rechten unteren Abdomen. Schmerzen im Sinne eines Wurzelkompressionssyndroms an der Außenseite des rechten Oberschenkels, Parästhesien an der Innenseite des rechten Oberschenkels. Bei mehrfachen gynäkologischen Untersuchungen wurde auf der Innenseite des absteigenden Schambeinastes ein 3·3 cm messender, fest dem Knochen aufsitzender, zystischer Tumor palpiert, jedoch als „inoperabel" über 4 Jahre kontrolliert.

Operation (Abb. 2):

– Suprasymphysärer Schnitt. Mobilisierung der Blase von der Symphyse, Darstellung des dem absteigenden Schambeinast aufsitzenden Tumors, der den N. obturatorius und die A. obturatoria nach lateral verdrängt hat. Exstirpation des zystischen Tumors unter Erhaltung sowohl des Nervs wie der Arterie. Postoperativ keine Komplikationen. Nach wenigen Wochen werden die neurologischen Beschwerden einschließlich der uncharakteristischen Schmerzen im rechten unteren Abdomen nicht mehr angegeben.

– *Histologie:* Zystisch degeneriertes Neurofibrom eines Anteiles des N. obturatorius.

Kommentar: Bei unklaren Beschwerden im kleinen Becken (intra- und extraperitoneal) kann nicht selten die akribische neurologische Diagnostik Aufschluß über die Lokalisation des auslösenden Prozesses geben, wenn dieser nicht bei einer sehr präzisen gynäkologischen Untersuchung palpatorisch entdeckt wird.

3. 47jährige Patientin ohne Beschwerden (auf gezieltes Befragen diskrete Parästhesien an der Innenseite des rechten Oberschenkels). Bei der vaginalen Untersuchung tastet man einen mit der Innenseite des absteigenden Schambeinastes eng verbundenen, etwa 2·3 cm messenden zystischen Tumor.

Operation:

a) Punktion des Tumors: Der Tumor geht in seinem Volumen zurück, es entleert sich eine weißliche gallertartige Substanz.

– *Zytologie bzw. Histologie:* Detritusschaumzellen, kein eindeutiger Nachweis eines Neoplasmas. Empfehlung des Pathologen: Exstirpation, da die Dignität nicht feststellbar ist.

b) Suprasymphysärer Schnitt (Abb. 3). Mobilisierung der Blase von der Symphyse und Darstellung des nach einem Jahr wieder nachweisbaren Tumors. Der N. obturatorius und die A. obturatoria strahlen flächenförmig in den Tumor ein und lassen sich präparatorisch nicht von ihm trennen. Exstirpation des Tumors, der mit dem Periost fest verwachsen ist, Ligierung der A. obturatoria und des N. obturatorius.

– Postoperativ keine Komplikationen, abgesehen von der typischen Symptomatik bei Ausfall des N. obturatorius: Hypästhesie und Hypalgesie an der Innenseite

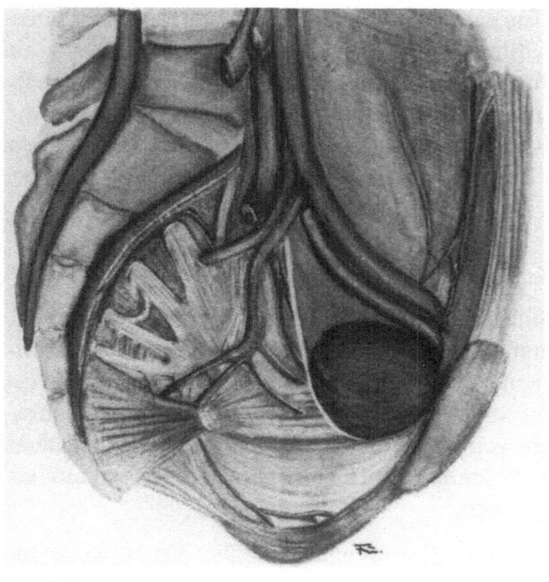

a

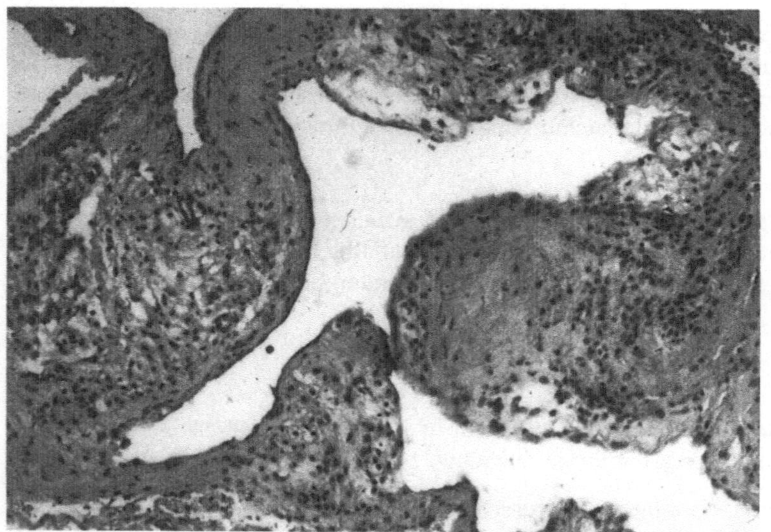

b

Abb. 2a, b. Zystisch degeneriertes Neurofibrom des N. obturatorius. **a** Situs (Sagittalschnitt), **b** histologischer Schnitt (Vergr. × 170), Färbung HE

des Oberschenkels, Atrophie der Adduktorenmuskulatur. Nach gymnastischer Behandlung sind die muskulären Ausfälle weitgehend durch die benachbarte Muskulatur kompensiert.
– *Histologie:* Aneurysma eines Gefäßes des N. obturatorius.

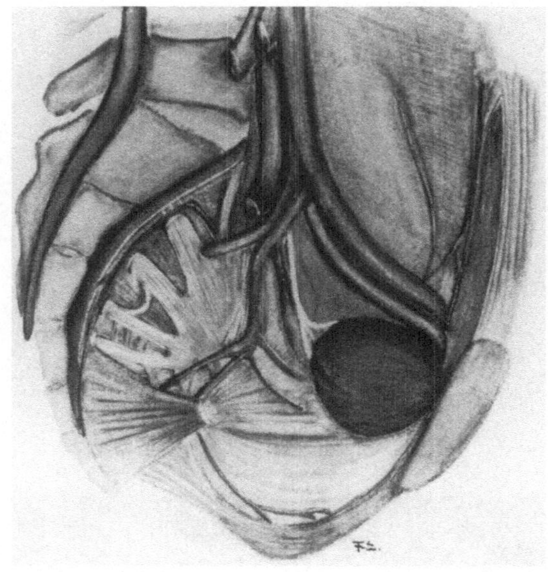

a

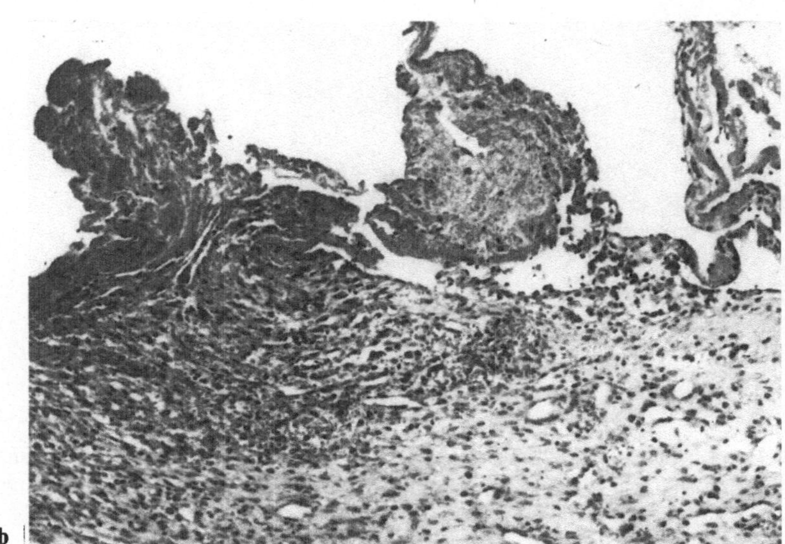

b

Abb. 3a, b. Gefäßaneurysma am N. obturatorius. a Situs (Sagittalschnitt), b histologischer Schnitt (Vergr. × 170), Färbung HE

Kommentar: Die vorgebrachten Beschwerden waren uncharakteristisch, der bei der routinemäßigen Austastung des kleinen Beckens festgestellte Tumor wäre mit Wahrscheinlichkeit zu einem früheren Zeitpunkt präparatorisch vom N. obturatorius lösbar gewesen.

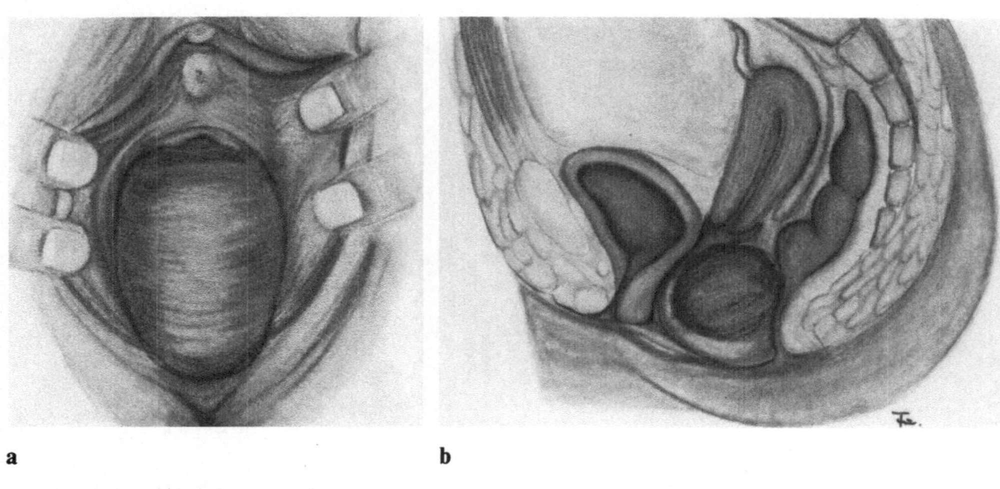

a   b

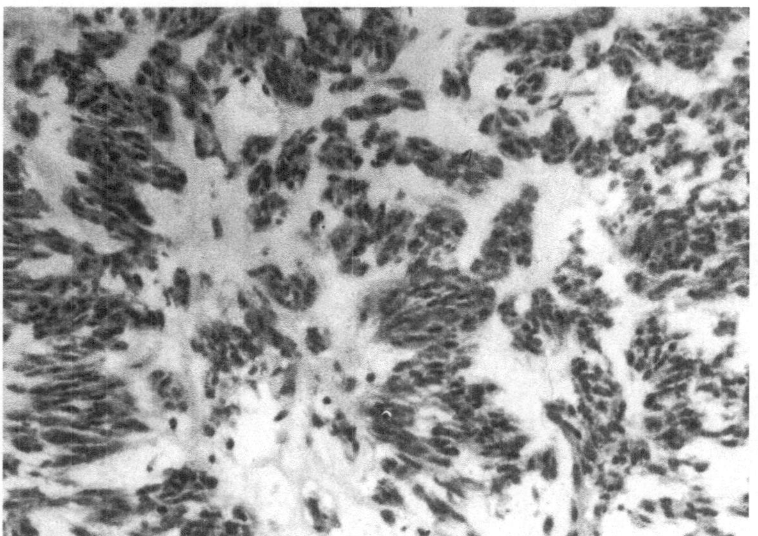

c

Abb. 4a–c. Neurogenes Sarkom (malignes Schwannom) im Spatium rectovaginale. **a** Situs (aufrecht), **b** Situs (Sagittalschnitt), **c** histologischer Schnitt (Vergr. ×280), Färbung HE

4. 74jährige Patientin: Meteorismus seit 14 Tagen, mechanische Defäkationsschwierigkeiten seit 4 Tagen. Bei der vaginalen Untersuchung sieht man die gesamte Vulva ausgefüllt mit einer großen „Rektozele" bei intakter Vaginalhaut (Abb. 4a u. b).

   Beim Versuch, die Vagina zu entfalten, stellt sich heraus, daß diese komplett durch einen großen, glattwandigen zystischen Tumor, der im Spatium rectovaginale liegt, ausgefüllt ist. Von rektal her tastet man eine Kompression im kaudalen Anteil des Rektums.

Operation (Abb. 5):

1. Probeexzision: Querschnitt am Introitus durch die hintere Vaginalwand, Abpräparation der Vaginalwand vom zystischen Tumor. Durchtrennung der Tumorkapsel, es entleert sich dunkles Blut unter Druck. Uncharakteristisches Tumorgewebe, welches extrem stark blutet, Schwierigkeiten der Blutstillung. Verschluß der Wunde, da ein zweizeitiges Vorgehen geplant ist.

— *Histologie:* Entartetes „Schwannom" mit geringem Malignitätsgrad.

2. In Verbindung mit dem Chirurgen wird eine abdominosakrale Rektumamputation vorgenommen, es folgt die totale Kolpektomie nach der abdominalen Uterusexstirpation mit Adnexen. Bei der Revision der iliakalen und inguinalen Lymphknoten kein pathologischer Befund. Normaler postoperativer Verlauf, abgesehen von einer Abszeßfistel aus dem Operationsgebiet. Keine Auffälligkeiten.

— Histologie bestätigt, kein Übergriff auf Vaginalhaut oder Rektumschleimhaut.

Kommentar: Die Patientin nahm die Vorsorgeuntersuchung nicht wahr.

5. 47jährige Patientin mit Beschwerden an der Außenseite des rechten Oberschenkels im Sinne eines Wurzelkompressionssyndroms. Geringgradige Parästhesien im Bereich des N. obturatorius an der Innenseite des rechten Oberschenkels. Palpatorisch, sonographisch und computertomographisch läßt sich ein derber Tumor von ca. 7 cm Länge und 5 cm Dicke, der Beckenwand rechts aufliegend, darstellen. Die Beckengefäße sind nach lateral verdrängt, der Ureter nach medial. Artdiagnose nicht möglich.

Operation (Abb. 5):

a) Laparotomie mit Entfernung des Uterus und der Adnexe. Bei Feststellung der Immobilität des Tumors in der Fossa obturatoria, unter Verlagerung der beschriebenen Organsysteme, entschließt sich der Operateur, auf eine Exstirpation zu verzichten und lediglich eine histologische Diagnose herbeizuführen.

— *Histologie:* Plexiformes Neurofibrom. Kein Hinweis auf maligne Entartung. Nach der Operation Zunahme der Schmerzen im Sinne eines Wurzelkompressionssyndroms L 5/S 1 und der Parästhesien an der Innenseite des Oberschenkels, als Ausdruck einer Beeinträchtigung des N. obturatorius.

b) Erneute Laparotomie mit dem Ziel, definitive neurologische Ausfälle zu vermeiden. Tumor wie beschrieben. Scharfe Abpräparation von Beckengefäßen und Ureter vom Tumor. Der Nervus obturatorius ist nach medial und dorsal verdrängt und steht unter Spannung. Bei der aus räumlichen Gründen erforderlichen stumpfen „Ausschälung des kaudalen Pols" des Tumors in der Fossa obturatoria reißt durch Zug an einer bisher unsichtbaren Vene die V. iliaca externa in einer Länge von 1,5 cm auf. Versorgung durch den Gefäßchirurgen mit einer fortlaufenden Prolenenaht 4·0. Entfernung des Tumors. Postoperativ keine Komplikationen.

— Histologie bestätigt. Nach mehreren Monaten werden die neurologischen Beschwerden nicht mehr angegeben.

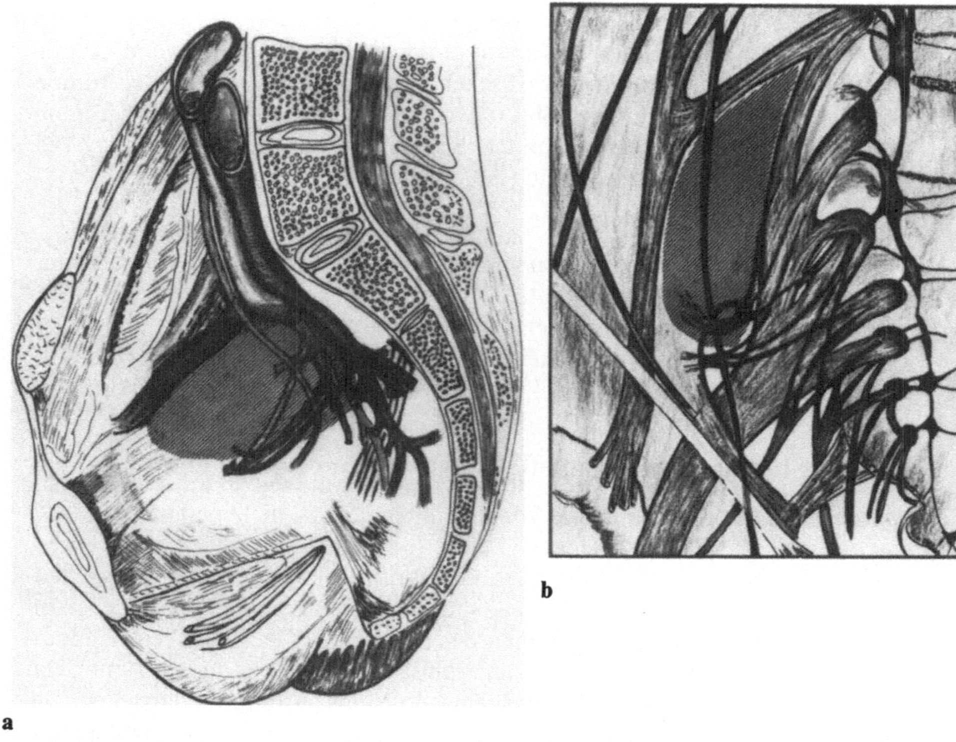

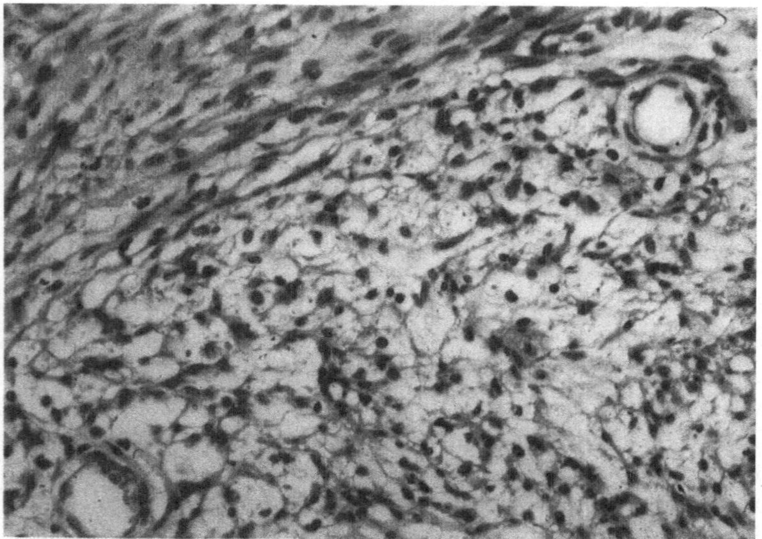

Abb. 5 a–c. Plexiformes Neurofibrom des Plexus lumbosacralis. **a** Operationssitus (Sägittalschnitt), **b** neurologischer Situs, **c** histologischer Schnitt (Vergr. ×340), Färbung HE

Kommentar: Neurofibrome werden im allgemeinen präsakral-medial gefunden, wenn auch diese Lokalisation selten ist.

Die laterale Lokalisation gehört zu den extremen Ausnahmen. Nur die sehr sorgfältige Präparation vermeidet schwere neurologische Ausfälle, die vor der Operation bei intaktem Tumor u. U. noch nicht objektivierbar sind!

6. 64jährige Patientin. Keine Beschwerden. Vorsorgeuntersuchung. Bei der vaginalen Untersuchung tastet man einen großen, relativ weichen, mobilen, mittelständigen Tumor im bzw. über dem Beckeneingang.

Operation (Abb. 6)

a) Diagnostische Laparoskopie. Lokalisation des großen Tumors, der den Aspekt eines zerfallenden, mit älteren Blutungen durchsetzten Ovarialkarzinoms bietet. Auffällig sind glatt-serös überhäutete polypöse Gebilde im gesamten sichtbaren Dünndarmverlauf.

b) Laparotomie. Der Tumor hat keine Beziehung zum inneren Genitale oder zu den Beckenorganen, er geht vom Dünndarm aus. Eine Resektion ist erforderlich. End-zu-End-Anastomose.

— *Histologie:* Maligne entartetes Neurofibrom bei intestinalem M. Recklinghausen. Die Zeichen der intestinal-generalisierten Neurofibromatose sind die laparoskopisch beschriebenen polypösen Gebilde. Bei sorgfältiger Revision des gesamten Dünndarmverlaufes bzw. der multiplen Neurofibrome besteht kein Hinweis auf ein weiteres entartetes Neurofibrom. Postoperativ keine Komplikationen. Weiteres Vorgehen: regelmäßige laparoskopische Kontrollen.

Kommentar: Die maligne Entartung von Neurofibromen findet in ungefähr 10% der Fälle statt. Der Nachweis eines intestinalen M. Recklinghausen ist entweder über bildgebende Verfahren oder laparoskopische Kontrollen dringend erforderlich, da erst sehr spät eine Raumverdrängung zu Darmverlegungen führen kann.

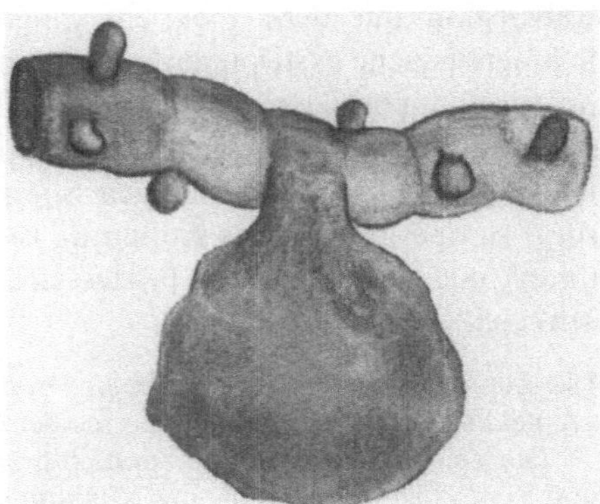

Abb. 6. Intestinaler M. Recklinghausen
(Dünndarmabschnitt)

7. 44jährige Patientin ohne Beschwerden. Vorsorgeuntersuchung. Man tastet einen großen Tumor im unteren Abdomen, mittelständig. Die Beziehung zum inneren Genitale ist unklar.

Operation:

- Laparotomie. Es stellt sich heraus, daß von einem Dünndarmsegment ausgehend ein kindskopfgroßer, relativ glatt überhäuteter Tumor vorliegt, dessen Kapsel Einblutungen und fibrinöse Auflagerungen aufweist. Der Tumor geht vom Dünndarm aus, eine Dünndarmresektion mit End-zu-End-Anastomose ist erforderlich. Keine weitere Pathologie im Bereich der Bauchhöhle und des kleinen Beckens.

- Diagnose: Maligne entartetes solitäres intestinales Neurofibrom. Postoperativ keine Komplikationen. Vorgehen: regelmäßige laparoskopische Kontrollen.

Kommentar: s. unter 6

Diskussion

Die hier dargestellten klinischen Beobachtungen haben für die Autoren folgende Konsequenzen:

1. Die beschriebenen Tumoren (Schambeinast und Symphyse) können sehr leicht der „routinemäßigen vaginalen Untersuchung" entgehen, da nicht immer das kleine Becken einschließlich der dorsalen Symphysenfläche abgetastet wird.

2. Die vorgebrachten Symptome bei den hier beschriebenen Tumoren sind uncharakteristisch und weder einer distinkten gynäkologischen noch einer urologischen bzw. chirurgischen Krankheit primär zuzuordnen.

3. Bei neurologischen Ausfällen (sensibel und/oder motorisch) im gynäkologischen Operationsgebiet und seiner Umgebung ist primär an solitäre Neurofibrome oder an eine Neurofibromatose zu denken.

4. Bei Patientinnen mit nicht diagnostizierbaren Schmerzen an umschriebener Stelle ist bei Ausschluß aller anderen möglichen Schmerzursachen ein endogenes bzw. traumatisches Neurofibrom wahrscheinlich. Gerade diese Patientinnengruppe, die oftmals als „psychosomatisch stigmatisiert" angesehen wird, bedarf der besonders aufmerksamen Diagnostik mit u. U. operativer Revision der dolenten Gewebsregion mit dem Ziel, ein möglicherweise sehr kleines Neurofibrom als Schmerzursache exstirpieren zu können. Die klassischen gynäkologischen Operationsverfahren beziehen sich auf praktisch alle Teile des kleinen Beckens. Insofern ist der erfahrene gynäkologische Operateur durchaus in der Lage, diese Tumoren unter Hinzuziehung des jeweiligen Spezialisten (Gefäßchirurg, Urologe, Neurochirurg) zu operieren. Diese Äußerung ist insofern begründet, als nicht selten Patientinnen mit pathologischen Prozessen „zwischen den Disziplinen" nicht oder erst sehr spät operiert werden.

Die Autoren danken Herrn Professor Dr. med. U. Helmchen, Zentrum Pathologie der Universität Göttingen, für die Überlassung der histologischen Bilder.
Die Zeichnungen der Operationssitus wurden von Frau Fuchs und Frau Köhler, Foto- und Reproduktionsabteilung des Klinikums der Universität Göttingen, angefertigt.

Literatur

Argyrakis A, Teichmann A, Kuhn W (1985) Solitary neurofibroma of the lumbosacral plexus: Case report and literature review. J Neurol Neurosurg Psychiatry 48: 844–846

Cutler EC, Gross RE (1936) Neurofibroma and neurosarcoma of peripheral nerves, unassociated with von Recklinghausen's disease: A report of 25 cases. Arch Surg 33: 733–779

Das Gupta TK, Brasfield RD, Strong EW, Hajdu SI (1969) Benign solitary schwannomas (neurilemmonas). Cancer 24: 355–365

Harkin JC, Reed RJ (1969) Tumours of the peripheral nervous system. In: Atlas of tumour pathology, 2nd series. Armed Forces Institute of Pathology, Washington, pp 51–59, 67–94

Knight WA III, Murphy WK, Gottlieb JA (1973) Neurofibromatosis associated with malignant neurofibromas. Arch Dermatol 107: 747

McColl I (1963) The classification of presacral tumours. Proc R Soc Med 56: 797–798

Messina AM, Strause RG (1976) Pelvic neurofibromatosis. Obstet Gynecol 47: 635–665

Russell DS, Rubinstein LJ (1977) Pathology of tumours of the nervous system. Arnold, London, pp 389–397

Teichmann A, Kuhn W, Argyrakis A (1985) Solitäres Neurofibrom des Beinplexus. Geburtshilfe Frauenheilkd 45: 411–413

Antibiotikaprophylaxe in Gynäkologie und Geburtshilfe aus der Sicht des Gynäkologen

H. A. Hirsch

Einleitung

Die moderne perioperative Antibiotikaprophylaxe unterscheidet sich von der Antibiotikaprophylaxe früherer Jahre in 3 wesentlichen Punkten:
- sie beginnt vor dem operativen Eingriff,
- sie besteht nur aus wenigen Dosen: 3, 2 oder nur 1,
- sie wird nur selektiv angewandt (Abb. 1).

Das Prophylaxeregime mit 1–3 Dosen bietet mehrere Vorteile:
- Es ist organisatorisch und arbeitsmäßig weniger aufwendig und für den Patienten weniger belastend als eine längerdauernde Antibiotikaverabreichung.
- Der Patient ist den Antibiotika weniger exponiert, wodurch das Risiko von Nebenwirkungen geringer ist; das betrifft allergisch-toxische Reaktionen, Veränderungen der Körperflora mit ihren Folgen wie Meteorismus, dünnen Stühlen, Fluor usw., ferner Besiedelung mit antibiotikaresistenten Keimen und Verschleierung eventueller Infektionssymptome.
- Die Umgebung des Patienten, d. h. das Krankenhausmilieu, ist weniger mit Antibiotika belastet, wodurch der Selektionsdruck für antibiotikaresistente Keime geringer ist.
- Es entstehen weniger Kosten.

Obwohl die moderne Kurzzeitprophylaxe sehr einfach geworden ist, wird sie noch erstaunlich oft fehlerhaft angewendet. Die häufigsten Verstöße betreffen den Beginn der Antibiotikaprophylaxe vor der Operation und vor allem ihre Dauer. Trotz

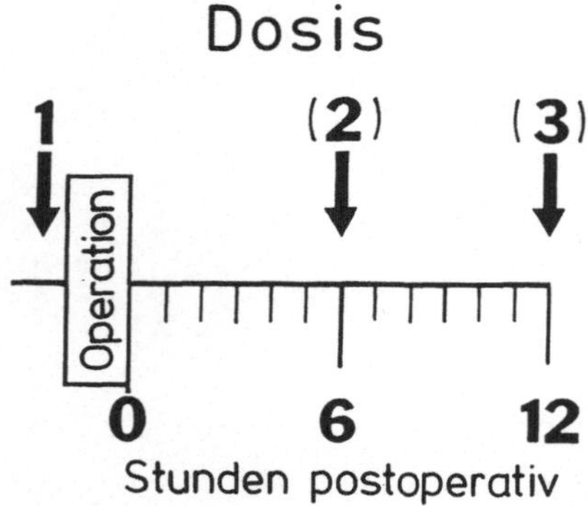

Abb. 1. Schema der prä- und perioperativen Antibiotikaprophylaxe

Universitäts-Frauenklinik, Schleichstr. 4, D-7400 Tübingen 1 zahlreicher Untersuchungen aus Abdominalchirurgie (Wilson u. Strachan 1985), Gynäkologie (Hirsch 1984), Herz- und Gefäßchirurgie (Beam 1985) und Orthopädie (Eron 1985), die gezeigt haben, daß wenige Dosen oder nur eine Einzeldosis ebenso wirksam sind wie mehrere Dosen und trotz eindeutiger offizieller Empfehlungen (Medical Letter 1981) überschreiten viele Operateure die optimale Dauer der Antibiotikaprophylaxe (Faden 1981; Crossley u. Gardner 1981; Fry et al. 1981). Die Ursache für die längere Fortführung der Antibiotikaprophylaxe ist ein (falsches) Sicherheitsbedürfnis, das auf der unzutreffenden Annahme beruht, daß durch längere Anwendung der Antibiotika die Wirkung noch verbessert werden könnte. Das Gegenteil ist der Fall. Dadurch unterscheidet sich die Antibiotikaprophylaxe von der Antibiotikatherapie. Durch die unnötig lange Dauer der Antibiotikaverabreichung kommen die obengenannten Vorteile der modernen Kurzzeitprophylaxe nicht zum Tragen. Biologische Nebenwirkungen, die durch eine massive und weitverbreitete Antibiotikaanwendung bedingt sind, sind heute in ihrer Bedeutung noch nicht abzusehen. Dazu gehören die Selektion antibiotikaresistenter Keime (Grossmann et al. 1979) und das kürzlich erst bekannt gewordene epidemieartige Auftreten einer pseudomembranösen Kolitis nach Antibiotikaprophylaxe (Arsura et al. 1985).

Ziel der Antibiotikaprophylaxe

Das Ziel der modernen perioperativen Antibiotikaprophylaxe ist die Verhütung von postoperativen Infektionen im Operationsgebiet. In Gynäkologie und Geburtshilfe sind das vor allem abdominale Wundinfektionen, tiefe Weichteilinfektionen im kleinen Becken nach Hysterektomie, Infektionen der Gebärmutter und ihrer Umgebung nach abdominaler Schnittentbindung und Infektionen der Haut und des subkutanen Gewebes nach Vulvektomien und Mastektomien. Diese Infektionen haben an den nosokomialen Infektionen der Universitäts-Frauenklinik Tübingen z.Z. einen Anteil von etwa 15%. Den größten Teil der nosokomialen Infektionen allerdings bilden Harnweginfektionen, die durch die kurzdauernde perioperative Antibiotikaprophylaxe nicht oder kaum beeinflußt werden. Andere Infektionen wie Phlebitiden durch intravenöse Zugänge oder Atemweginfektionen sind ebenfalls nicht Ziel der Antibiotikaprophylaxe; sie werden höchstens zu einem kleinen Teil mitbeeinflußt.

Infektionsentstehung und -verhütung

Bei jedem operativen Eingriff können Keime von der Außenwelt, von der Körperoberfläche oder von den Körperhohlräumen der Patientin wie Darm oder Vagina ins Gewebe gelangen. Durch die Inzision und durch Unterbindungen wird das Gewebe traumatisiert. In den Wundhöhlen bilden sich bei guter Blutstillung geringe Ansammlungen von Blut oder Wundsekret. Diese Veränderungen bieten eine gute Voraussetzung für das Wachstum von Bakterien (Elek 1956; Polk u. Lopez-Mayor

1969). Die dabei entstehenden Stoffwechselprodukte schädigen das Gewebe und führen zur Nekrose und Abszeßbildung. Wenn dieser Prozeß durch Antibiotika verhindert werden soll, müssen sie vor der Operation im Gewebe vorhanden sein, da in der Operationswunde die Blutzirkulation gestört ist und somit später verabreichte Antibiotika nicht mehr an den Ort des Geschehens gelangen können. Außerdem würden sie in der Regel zu spät kommen, da die bei der Operation eingebrachten Bakterien sich bereits vermehrt und mit ihren Stoffwechselprodukten das Gewebe geschädigt haben (Miles et al. 1957). Diese Überlegungen wurden von Burke (1961) in Boston tierexperimentell belegt. Er spritzte Kaninchen Staphylokokken unter die Haut oder in Operationswunden und verabreichte dazu in verschiedenen Zeitabständen Antibiotika. Es zeigte sich, daß die Antibiotika nur dann die Abszeßbildung beeinflussen konnten, wenn sie bereits vor der Staphylokokkeninfektion, mit ihr zugleich, oder höchstens 2–3 h danach gegeben wurden. Je später die Antibiotika verabreicht wurden, desto geringer war ihre Wirkung.

Praktische Anwendung der perioperativen Antibiotikaprophylaxe

Beginn der Antibiotikaprophylaxe

Aus den genannten Gründen und aus den entsprechenden klinischen Untersuchungen (Stone et al. 1976) ergibt sich, daß die perioperative Antibiotikaprophylaxe mit dem Ziel der Verhütung von Wundinfektionen bereits vor der Operation beginnen muß (Tabelle 1). Bei allen neueren Untersuchungen wird die erste Dosis vor der Operation (bis zu einer Stunde, bei Abruf in den Operationssaal oder bei Narkosebeginn), spätestens bei Beginn oder während der Operation verabreicht (Literatur bei Hirsch 1984).

Beim Kaiserschnitt kann das Antibiotikum ohne Wirkungsverlust erst nach Abnabeln des Kindes verabreicht werden (Gordon et al. 1979). Dadurch wird das Neugeborene nicht „anbehandelt" und die bakteriologische Diagnostik nicht beeinträchtigt. Bei der neuen Lavage-Technik wird der Uterus nach Entfernung der Plazenta mit einer Antibiotikalösung gespült; weiterhin wird die Antibiotikalösung beim Verschluß des Abdomens etagenweise lokal appliziert (Long et al. 1980).

Tabelle 1. Infektionsrate in Abhängigkeit vom Beginn der Chemoprophylaxe bei jeweils 100 Operationen am Magen-Darm-Trakt (Stone et al. 1976); verabreicht wurden jeweils 3 Dosen von 1 g Cefazolin in 12stündigen Abständen.

Erste Gabe von Cefazolin	Infektionsrate (%)
12 h präoperativ	4
1 h präoperativ	3
1 h postoperativ	15
Kein Antibiotikum	16

Dauer der Antibiotikaprophylaxe

Zahlreiche Untersuchungen aus fast allen Fachgebieten haben gezeigt, daß eine einmalige präoperative Dosis bei den meisten Operationen dieselbe infektionsverhütende Wirkung besitzt, wie wenn noch 2, 3 oder mehr zusätzliche Dosen nach der Operation verabreicht wurden (Literatur bei Beam 1985; Eron 1985; Hirsch 1984; Wilson u. Strachan 1985).

Für die vaginale Hysterektomie setzt sich die Einmaldosis immer mehr durch. Beim Kaiserschnitt wurden in den meisten Studien 3 Dosen verabreicht. Andererseits wurde gezeigt, daß eine parenteral verabreichte Einmaldosis ebenso wirksam war wie 3 Dosen (Gonick 1984; Hawrylyshyn et al. 1983) und die Spülung des Operationsgebietes mit einer antibiotikahaltigen Lösung vor dem Wundverschluß ebenso wie systemische Behandlung mit 3 Dosen (Berkeley et al. 1984), 4 Dosen (Boothby et al. 1984) oder 8 Dosen (Elliott u. Flaherty 1984).

Intervall der Antibiotikagaben

Das Dosisintervall muß sich nach den pharmakokinetischen Eigenschaften des verabreichten Antibiotikums richten. Im allgemeinen beträgt es 6–8 h. Bei langdauernden Operationen, insbesondere mit größerem Blutverlust und -ersatz empfiehlt es sich, bereits am Ende des Eingriffs vor dem Wundverschluß die zweite Dosis zu verabreichen. Dadurch wird in den mit Blut und Serum gefüllten Wundhöhlen eine ausreichende Antibiotikakonzentration gewährleistet.

Wahl des Antibiotikums

Für die Prophylaxe muß das Antibiotikum gegen die zu erwartenden Infektionskeime wirksam sein. Die Infektionserreger bei gynäkologischen und geburtshilflichen Operationen sind die körpereigenen Keime aus der Vaginalflora und Darmflora. Es handelt sich vorwiegend um Mischinfektionen mit gramnegativen Enterobakterien, Anaerobiern, Enterokokken und Staphylokokken.

In zahlreichen klinischen Untersuchungen wurden zur Prophylaxe die verschiedensten Antibiotika verwendet. Sie alle zeigten mehr oder weniger gleiche Ergebnisse. Daraus muß man den Schluß ziehen, daß die Antibiotikaprophylaxe bereits wirksam ist, wenn dadurch nur einige Komponenten der aerob-anaeroben Mischinfektion eliminiert werden (Kelly 1980). Über Kombinationen von aerobierwirksamen und anaerobierwirksamen Antibiotika, die bei kolorektalen Operationen gerne verwendet werden, sind die Ergebnisse widersprüchlich (Wilson u. Strachan 1985). In Tübingen hat sich bei der vaginalen Hysterektomie eine solche Kombination als wirksamer erwiesen als die Einzelantibiotika allein (Decker et al. 1979). Deshalb verwenden wir zur Zeit meist ein Cephalosporin der 2. Generation, das gegen beide Keimgruppen aktiv ist.

Ein weiterer Gesichtspunkt für die Wahl der Antibiotika ist die zu erwartende Resistenzentwicklung der Keime. Deshalb sollten diejenigen Antibiotika, die man gewöhnlich zur Behandlung schwerer Infektionen benötigt, dafür reserviert und nicht für die Prophylaxe verwendet werden (Ledger et al. 1975). Die genannten Anforderungen treffen in besonderem Maße für die älteren Cephalosporine zu. Sie werden deshalb heute für die Prophylaxe bevorzugt.

Als Anaerobierantibiotika werden immer häufiger Imidazolpräparate, vor allem Metronidazol, benützt. Die mutagene und karzinogene Wirkung von Metronidazol und Verwandten ist für den Menschen noch nicht hinreichend geklärt. Außerdem wird Metronidazol als wertvolles Antibiotikum zur Behandlung von Anaerobierinfektionen benötigt. Gegen Ampicillin ist einzuwenden, daß es auf bestimmte gramnegative Keime, vor allem Klebsiellen, stark selektionierend wirkt. Die Aminoglykoside und Clindamicin sollten nach Meinung vieler Infektiologen ebenso wie Metronidazol besser für die Therapie reserviert bleiben.

Indikationen

Indikationen zur Antibiotikaprophylaxe sind operative Eingriffe mit hohem Infektionsrisiko, mit schweren Infektionen oder mit Infektionen, die schwerwiegende Folgen nach sich ziehen, z. B. die Entfernung des Implantats. Infektionen mit hohem Infektionsrisiko sind in unserem Fachgebiet vor allem die Hysterektomie, der Kaiserschnitt nach langdauernder Wehentätigkeit und Blasensprung, und verschiedene ausgedehnte Krebsoperationen (Tabelle 2). Über die Wirkung der Antibiotikaprophylaxe bei der vaginalen und abdominalen Hysterektomie sowie bei der abdominalen Schnittentbindung gibt es zahlreiche Untersuchungen. Wenige oder keine Untersuchungen liegen dagegen über die zahlreichen anderen gynäkologischen Eingriffe vor, so daß dazu heute fundierte Empfehlungen noch nicht möglich sind.

Hysterektomien

Bei der *vaginalen Hysterektomie* zeigt die Auswertung von 48 kontrollierten Studien eine erstaunlich hohe Übereinstimmung (Hirsch 1985). Bei 88% (42/48) fand man einen signifikanten Rückgang von Fieber und bei 69% (22/32) einen signifikanten Rückgang von Weichteilinfektionen im kleinen Becken. Die Häufigkeit von Fieber nimmt von durchschnittlich 40% bei der unbehandelten Kontrollgruppe auf durch-

Tabelle 2. Indikationen zur Antibiotikaprophylaxe in Gynäkologie und Geburtshilfe

Vaginale Hysterektomie	+
Abdominale Hysterektomie	−/+
Erweiterte Hysterektomie	+
Exenteration	+
Radikale Vulvektomie	+
Kaiserschnitt mit erhöhtem Infektionsrisiko	+
Endokarditisprophylaxe bei Frauen mit künstlichen Herzklappen und bestimmten anderen Herzerkrankungen	+

Tabelle 3. Postoperative Infektionen nach vaginaler Hysterektomie mit und ohne Antibiotikaprophylaxe; kumulative Durchschnittswerte von a) 48 und b) 32 Publikationen (Hirsch 1985).

	Unbehandelte Kontrollgruppen	Patientinnen mit Antibiotikaprophylaxe	Differenz der Infektionsraten
a) Febrile Morbidität	40%	15%	25
b) Pelvine Infektionen	25%	5%	20

Tabelle 4. Postoperative Infektionen nach abdominaler Hysterektomie mit und ohne Antibiotikaprophylaxe; Durchschnittswerte von a) 30, b) 21 und c) 21 Publikationen (Hirsch 1985).

	Unbehandelte Kontrollgruppen [%]	Patientinnen mit Antibiotikaprophylaxe [%]	Differenz der Infektionsraten
a) Febrile Morbidität	28	16	12
b) Pelvine Infektionen	10	5	5
c) Abdominale Wundinfektionen	8	3	5

schnittlich 14% bei Patientinnen mit Antibiotikaprophylaxe ab. Die Weichteilinfektionen im kleinen Becken verringern sich auf ⅓ (Tabelle 3).

Bei der *abdominalen Hysterektomie* sind die Untersuchungsergebnisse widersprüchlich. Nur etwa die Hälfte der Untersucher (17/30) konnte eine Abnahme des Fiebers und nur etwa ⅓ eine Abnahme der Wundinfektionen an der Bauchdecke oder im kleinen Becken nachweisen. Die durchschnittliche Infektionshäufigkeit war geringer als bei der vaginalen Hysterektomie. Und schließlich war der Unterschied der Infektionshäufigkeit zwischen unbehandelten Kontrollen und Frauen mit Antibiotikaprophylaxe wesentlich kleiner als bei der vaginalen Hysterektomie (Tabelle 4).

Über *erweiterte Hysterektomien* zur Karzinombehandlung gibt es wenige kontrollierte Untersuchungen. Creasman et al. (1982) behandelten 25 Patientinnen mit 5 Dosen von 2 g Cefamandol. Im Vergleich zu 24 unbehandelten Kontrollpatientinnen nahm die Inzidenz von Fieber von 44% auf 13% und die von Infektionen von 36% auf 4% ab. Eine weitere Untersuchung mit 12 Dosen von 2 g Cefoxitin (Sevin et al. 1984) und eine andere mit einer Einmaldosis von 200 mg Doxycyclin (Rosenshein et al. 1983) zeigten ebenfalls eine Abnahme von postoperativem Fieber und Infektionen auf weniger als die Hälfte.

Abdominale Schnittentbindung

Beim Kaiserschnitt besteht wieder eine weitgehende Übereinstimmung der verschiedenen Untersuchungsergebnisse, zumindest hinsichtlich Fieber und Endometritis. Von insgesamt 58 Untersuchungen fanden 86% (50) eine signifikante Abnah-

Tabelle 5. Postoperative Infektionen nach abdominaler Schnittentbindung mit und ohne Antibiotikaprophylaxe; Durchschnittswerte von a) 58, b) 48, c) 51 und d) 40 Publikationen (Hirsch 1985)

	Unbehandelte Kontrollgruppen [%]	Patientinnen mit Antibiotika- prophylaxe [%]	Differenz der Infektionsraten
a) Febrile Morbidität	44	18	26
b) Endomyometritis	29	9	20
c) Abdominale Wundinfektionen	10	3	7
d) Harnweginfektionen	14	7	7

Tabelle 6. Einfluß von Blasensprung und Wehentätigkeit sowie Erst- und Resectio auf die febrile Morbidität nach abdominaler Schnittentbindung mit und ohne Antibiotikaprophylaxe; Durchschnittswerte von a) 6, b) 10 und c) 8 Publikationen (Hirsch 1985)

	Unbehandelte Kontrollgruppen [%]	Patientinnen mit Antibiotika- prophylaxe [%]	Differenz der Infektionsraten
a) Wehen	47	16	31
Keine Wehen	18	6	12
b) Blasensprung	53	22	31
Kein Blasensprung	28	12	16
c) Erstsectio	50	22	28
Resectio	33	18	15

me von Fieber, 79% (38/48) von postoperativen Endometritiden, 35% (18/51) von abdominalen Wundinfektionen und 25% (10/40) von Harnweginfektionen. Das Fieber wurde auf mehr als die Hälfte und die Infektionen im kleinen Becken auf ⅓ gesenkt (Tabelle 5). Die Abnahme der febrilen Morbidität durch Antibiotikaprophylaxe fällt besonders bei Schnittentbindungen mit hohem Infektionsrisiko (Blasensprung, Wehentätigkeit, Erstsectio) ins Gewicht (Tabelle 6).

Endokarditisprophylaxe

Bei Frauen mit verschiedenen Herzerkrankungen ist u. a. bei gynäkologischen Eingriffen, die häufig mit einer Bakteriämie einhergehen, eine Antibiotikaprophylaxe angezeigt, um das Auftreten einer Endokarditis zu verhüten. Eine vereinfachte Neufassung der Empfehlungen der American Heart Association (Shulman et al. im Druck) unterscheidet Eingriffe mit hohem Infektionsrisiko von Eingriffen mit niedrigerem Infektionsrisiko.

Endokarditisprophylaxe: Eingriffe mit hohem Infektionsrisiko (Shulman et al. 1984):

- Vaginale Hysterektomie,
- Transurethraler Katheterismus,
- Zystoskopie,
- Operationen am Harntrakt,
- Koloskopie,
- Operationen am Kolon.

Endokarditisprophylaxe: Eingriffe mit geringem Infektionsrisiko (Shulman et al. 1984):
- Unkomplizierte vaginale Geburten,
- Dilatation und Curettage,
- Abdominale Schnittentbindung,
- Schwangerschaftsabbruch,
- Sterilisation,
- IUD: Einlegen/Entfernen.

Frauen mit künstlichen Herzklappen, den meisten kongenitalen Herzfehlern, operativ angelegten aortopulmonalen Shunts, erworbenen Herzklappenfehlern, hypertropher Aortenstenose, Endokarditis in der Anamnese oder Mitralklappenprolaps mit Herzinsuffizienz sollten bei Eingriffen mit hohem Infektionsrisiko Ampicillin 1–2 g i. v. oder i. m. und Gentamicin 1,5 mg/kg i. v. oder i. m. erhalten. Die Antibiotika sollten 0,5–1 h vor dem Eingriff gegeben werden. Nach 8 h kann eine zusätzliche 2. Dosis verabreicht werden.

Keine Indikationen

Bei folgenden Zuständen hat sich eine Chemoprophylaxe als unwirksam oder sogar als nachteilig erwiesen:

a) Pneumonieprophylaxe bei künstlicher Beatmung sowie komatösen und polytraumatisierten Patienten. In der prospektiven Untersuchung in einer Intensivmedizinischen Abteilung in Wien (Pichler 1976) war bei Patientinnen, die eine Dauerprophylaxe mit Penicillin und Ampicillin erhielten, im Vergleich zu den unbehandelten Kontrollen:
- Infektionsfrequenz insgesamt und Letalität unbeeinflußt,
- pneumopulmonale Infektionen, Septikämien und Peritonitiden in Inzidenz und Letalität unverändert,
- gramnegative Bakterien im Trachealsekret häufiger,
- gramnegative Sepsiserreger häufiger,
- Bakteriurien insgesamt seltener, aber Klebsiellen im Urin häufiger.

Andere Autoren fanden bei vergleichbaren Patienten mit Intensivbehandlung unter Antibiotikaprophylaxe bis zu 3mal häufiger pulmonale Infektionen (Petersdorf et al. 1957; Weinstein et al. 1954). Bekannt sind Klebsiellenepidemien unter Ampicillinprophylaxe (Price u. Sleigh 1970).

b) Bei Blasen- und Nierenkathetern treten unter Antibiotika Bakteriurien zwar verspätet, doch letzten Endes fast mit unverminderter Häufigkeit auf, dann aber meist mit antibiotikaresistenten Keimen (Chodak u. Plaut 1979; Kunin 1980; Madsen et al. 1980). Die Verzögerung der Infektion kann jedoch bei manchen urologischen Operationen von Vorteil sein.

c) Eine systemische Antibiotikaprophylaxe verhindert bei intravasalen Verweilkathetern die Katheterinfektion nicht. Dagegen hat sich die lokale Anwendung von Antibiotika zur Katheterpflege bewährt (Burri u. Gasser 1971; Crenshaw et al. 1972; Daschner et al. 1974).

d) Bei offengelassenen Operationswunden (verzögerter primärer Wundverschluß) ist eine Antibiotikaprophylaxe überflüssig (Stone u. Hester 1973). Dasselbe gilt für sekundär eröffnete Operationswunden, infizierte und nichtinfizierte. Entscheidend ist die aseptische Wundbehandlung.

Nebenwirkungen

Antibiotika haben zahlreiche allergische, toxische, bakteriell biologische sowie teratogene, mutagene und karzinogene Nebenwirkungen. Einzelheiten sind in einschlägigen Lehr- und Handbüchern zu finden. Da die meisten Nebenwirkungen der Antibiotika von Dosis und Dauer ihrer Applikation abhängig sind, ergibt sich auch daraus ein Argument für eine möglichst kurze Dauer der Chemoprophylaxe.

Von besonderem Interesse ist in diesem Zusammenhang die Entstehung und Selektion von antibiotikaresistenten Keimen. Das betrifft sowohl prophylaktisch behandelte Patienten individuell als auch die Umwelt dieser Patienten, das Krankenhausmilieu.

Durch prophylaktische Anwendung von Antibiotika wird die Körperflora, insbesondere die Rachen-, Darm- und Vaginalflora, verändert. Antibiotikaresistente Stämme und Spezies wie Enterobakterien, Pseudomonaden, Enterokokken, Staphylokokken, Bakteroidesarten und Pilze treten häufiger auf (Hemsell et al. 1984; Mead 1982). Diese Keimarten wurden auch bei den Infektionen vermehrt gefunden, die trotz Antibiotikaprophylaxe entstanden sind (Gibbs u. Weinstein 1976).

Kürzlich wurde erstmals über das epidemieartige Auftreten einer pseudomembranösen Kolitis mit Nachweis von Clostridium difficile nach prophylaktischer Gabe von 19, 10 und 6 g Cefoxitin beim Kaiserschnitt berichtet (Arsura et al. 1985). Die 3 Patientinnen waren – in zeitlichem Abstand – in demselben Kreißsaalraum entbunden worden und lagen in demselben Krankenzimmer.

Offene Fragen

Definition der Risikogruppen

Über die Bedeutung der Risikofaktoren Alter, Menopausenstatus, Phase des Menstruationszyklus, Blutverlust bei der Operation, Dauer der Operation und Erfahrung des Operateurs liegen widersprüchliche Ergebnisse vor. Die Infektionshäufigkeit ist von Abteilung zu Abteilung sehr unterschiedlich. Zur Bestimmung des individuellen Infektionsrisikos einer Abteilung ist die Erfassung der jeweiligen Infektionsmorbidität erforderlich, was heute in der Praxis die seltene Ausnahme darstellt (Bräutigam u. Hegerfeld 1984).

Weitere Indikationen

Ob eine Antibiotikaprophylaxe bei weiteren Indikationsgebieten wie bei Aborten und Schwangerschaftsabbrüchen (Grimes et al. 1984), bei der Hysterosalpingographie (Stumpf u. March 1980), bei intrauterinen Radiumeinlagen u. a. nützlich ist, müssen erst kontrollierte Studien zeigen. Bei Sterilitätsoperationen kommt eine adjuvante Kurbehandlung mit Tetrazyklinen in Betracht, wenn sich die Untersuchungsergebnisse über chronische Chlamydieninfektionen der Tuben bei Patientinnen mit Tubenverschluß weiter bestätigen (Henry-Suchet et al. 1981).

Wahl der Antibiotika

Wie in der Urologie (Lit. bei Childs 1985) und der Abdominalchirurgie (Lit. bei Wilson u. Strachan 1985) so wird auch in der Gynäkologie (Lit. bei Hemsell 1985) geprüft, ob neuere Antibiotika, vor allem neuere Cephalosporine mit weiteren Wirkungsspektren oder Kombinationen von Antibiotika (Decker et al. 1979) bei der Antibiotikaprophylaxe zu besseren Ergebnissen führen.

Applikationsformen

Die lokale Anwendung von Antibiotika durch Spülen bei der Sectio (Long et al. 1980) und durch präoperative Injektion ins Inzisionsgebiet (Wilson u. Strachan 1985) werden z. Z. erprobt.

Bedeutung der Nebenwirkungen und Kosten

Inwieweit Nebenwirkungen, wie die Selektion resistenter Keime beim Patienten oder im Krankenhaus, toxisch allergische Reaktionen oder Durchfälle durch Störung der Darmflora den Nutzen der Antibiotikaprophylaxe aufwiegen, ist heute noch schwer beurteilbar. Dazu müssen vor allem die Vermeidung von schweren Infektionen und nicht nur die Senkung des oft unbedeutenden postoperativen Fiebers als Kriterien benützt werden. In diesem Sinne sind auch die nicht unbeträchtlichen Kosten der Antibiotikaprophylaxe zu beurteilen.

Zusammenfassung

Die prä- oder perioperative Antibiotikaprophylaxe verhütet im wesentlichen nur Infektionen im Operationsgebiet; andere wie z. B. Infektionen der Harnwege, der Lungen oder der Venen werden nicht oder kaum beeinflußt.

Nach vaginalen Hysterektomien und abdominalen Schnittentbindungen mit hohem Infektionsrisiko werden postoperative Infektionen auf ⅓ bis ⅕ vermindert. Bei der abdominalen Hysterektomie sind Infektionen seltener und werden nur in geringerem Maße beeinflußt. Deshalb ist hier eine Antibiotikaprophylaxe in der Regel nicht angezeigt. Weitere Indikationen sind: Radikale Karzinomoperationen und alle Arten von gynäkologischen Eingriffen bei Frauen mit künstlichen Herzklappen. Tierexperimentelle und klinische Untersuchungen haben gezeigt, daß die Antibiotikaprophylaxe präoperativ, spätestens aber intraoperativ, beginnen muß. Eine Einzeldosis eines Antibiotikums hat bei den meisten Operationen dieselbe Wirkung wie eine längerdauernde Prophylaxe. Mehr als 3 Dosen sollten in unserem Fachgebiet nicht verabreicht werden. Am häufigsten werden zur Prophylaxe Cephalosporine verwendet (Vorschläge zur Dosierung s. Übersicht).

Dosierungsschemata der perioperativen Antibiotikaprophylaxe in Gynäkologie und Geburtshilfe:

1) Vaginale Hysterektomie u. a. (vgl. Tabelle 2)
Cephalosporin 1–2 g i. v./i. m.
– bis 1 h präoperativ

2) Sectio mit hohem Infektionsrisiko
Cephalosporin 1–2 g i. v./i. m.
– intraoperativ (nach dem Abnabeln)
– 6 h postoperativ
– 12 h postoperativ

3) Endokarditisprophylaxe bei gastrointestinalen und urogenitalen Eingriffen
a) *hohes Infektionsrisiko*
   Ampicillin 1–2 g i. v./i. m. und
   Gentamycin 1,5 mg/kg i. v./i. m.
   – 0,5–1 h präoperativ
   – evtl. Wiederholung 8 h postoperativ
b) *geringes Infektionsrisiko*
   Amoxicillin 3 g oral
   – 1 h präoperativ
   – 6 h postoperativ

Auch nach prophylaktischer Anwendung sind die typischen Nebenwirkungen der Antibiotika zu erwarten, wenn auch mit geringerer Häufigkeit und in geringerem Ausmaß als bei der längerdauernden Behandlung von Infektionen. Infektionen, die trotz Antibiotikaprophylaxe auftreten, werden häufig durch antibiotikaresistente Keime verursacht.

Literatur

Arsura EL, Fazio RA, Wickremesinghe PC (1985) Pseudomembranous colitis following prophylactic antibiotic use in primary cesarean section. Am J Obstet Gynecol 151: 87–89

Beam TR Jr (1985) Perioperative prevention of infection in cardiac surgery. In: Schönfeld H (ed) Prevention of perioperative infections. Antibiotics and chemotherapy. Karger, Basel, p 114

Berkely AS, Hirsch JC, Ledger WJ (1984) Intravenous versus lavage claforan for caesarean section prophylaxis in labor (Abstracts). Infectious Disease Society for obstetrics-gynecology. Annual Meeting, Asheville, NC, August 1–4

Boothby R, Benrubi G, Ferrell E (1984) Comparison of intravenous cefoxitin prophylaxis with intraoperative cefoxitin irrigation for the prevention of post-cesarean-section endometritis. J Reprod Med 29: 830–832

Bräutigam HH, Hegerfeld R (1984) Qualitätssicherung in der operativen Frauenheilkunde. Bücherei des Frauenarztes, Bd 16. Enke, Stuttgart

Burke JF (1961) The effective period of preventive antibiotic action in experimental incisions and dermal lesions. Surgery 50: 161–167

Burri C, Gasser D (1971) Der Vena-Cava-Katheter. Springer, Berlin Heidelberg New York (Anaesthesiology and resuscitation)

Childs SJ (1985) Perioperative prevention of infection in genitourinary surgery. In: Schönfeld H (ed) Prevention of perioperative infections. Antibiotics and chemotherapy. Karger, Basel, p 1

Chodak GW, Plaut ME (1979) Systemic antibiotics for prophylaxis in urologic surgery: A critical review. J Urol 121: 695–700

Creasman WT, Hill GB, Weed JC Jr, Gall SA (1982) A trial of prophylactic cefamandole in extended gynecologic surgery. Obstet Gynecol 59: 309–314

Crenshaw CA, Kelly L, Turner RJ, Enas D (1972) Bacteriologic nature and prevention of contamination to intravenous catheters. Am J Surg 123: 264–266

Crossley K, Gardner LC (1981) Antimicrobial prophylaxis in surgical patients. JAMA 245: 722–726

Daschner F, Adam D, Marget W (1974) Sepsis und Kontamination bei Nabel- und Venenkathetern. Monatsschr Kinderheilkd 122: 49–53

Decker K, Kadauke A, Hirsch HA (1979) Perioperative Kurzzeit-Antibiotika-Prophylaxe bei vaginalen und abdominalen Hysterektomien. Arch Gynecol 228: 617–618

Elek SD (1956) Experimental staphylococcal infections in the skin of man. Ann NY Acad Sci 65: 85–90

Elliott JP, Flaherty JF (1984) A randomized comparison of three methods of administering „prophylactic" antibiotics at c-section (Abstracts). Infectious Disease Society for obstetrics-gynecology. Annual Meeting Asheville, NC August 1–4

Eron LJ (1985) Prevention of infection following orthopedic surgery. In: Schönfeld H (ed) Prevention of perioperative infections. Antibiotics and chemotherapy. Karger, Basel, p 140

Faden H (1981) Prophylactic antibiotics in pediatric cardiovascular surgery: Current practices. Ann. Thorac Surg 31: 211–213

Fry DE, Harbrecht PJ, Polk HC (1981) Systemic prophylactic antibiotics. Need the „cost" be so high? Arch Surg 116: 466–469

Gibbs RS, Weinstein AJ (1976) Bacteriologic effects of prophylactic antibiotics in cesarean section. Am J Obstet Gynecol 126: 226–229

Gonik B (1985) Single – versus three – dose cefotaxime prophylaxis for caesarean section. Obstet Gynecol 65: 189–193

Gordon HR, Phelps D, Blanchard K (1979) Prophylactic cesarean section antibiotics: Maternal and neonatal morbidity before or after cord clamping. Obstet Gynecol 53: 151–156

Grimes DA, Schulz KF, Cates W Jr (1984) Prophylactic antibiotics for curettage abortion. Am J Obstet Gynecol 150: 689–694

Grossman JH III, Greco TP, Minkin MJ, Adams RL, Hierholzer WJ Jr, Andriole VT (1979) Prophylactic antibiotics in gynecologic surgery. Obstet Gynecol 53: 537–544

Hawrylyshyn PA, Bernstein P, Papsin FR (1983) Short-term antibiotic prophylaxis in high-risk patients following cesarean section. Am J Obstet Gynecol 145: 285–289

Hemsell DL (1985) Perioperative antibiotics for hysterectomy. In: Schönfeld H (ed) Prevention of perioperative infections. Antibiotics and chemotherapy. Karger, Basel, p 73

Hemsell DL, Heard ML, Nobles J, Hemsell PG (1984) Single-dose cefoxitin prophylaxis for premenopausal women undergoing vaginal hysterectomy. Obstet Gynecol 63: 285–290

Henry-Suchet J, Catalan F, Loffredo V et al. (1981) Chlamydia trachomatis associated with chronic inflammation in abdominal specimens from women selected for tuboplasty. Fertil Steril 36: 599–605

Hirsch HA (1984) Antibiotikaprophylaxe in Gynäkologie und Geburtshilfe. Gynäkol Prax 8: 293–303

Hirsch HA (1985) Prophylactic antibiotics in obstetrics and gynecology. Am J Med 78 (Suppl. 6 B): 170–176

Kelley MJ (1980) Wound infection: A controlled clinical and experimental demonstration of synergy between aerobic (Escherichia coli) and anaerobic (Bacteroides fragilis) bacteria. Ann R Coll Surg Engl 62: 52–59

Kunin CM (1980) Urinary tract infections. In: Alexander JW (ed) Symposium on surgical infections. Saunders, Philadelphia

Ledger WJ, Gee C, Lewis WP (1975) Guidelines for antibiotic prophylaxis in gynecology. Am J Obstet Gynecol 121: 1038–1045

Long WH, Rudd EG, Dillon MB (1980) Intrauterine irrigation with cefamandole nafate solution at cesarean section: A preliminary report. Am J Obstet Gynecol 138: 755–758

Madsen PO, Frimodt-Müller N, Nielson OS, Maigaard S (1980) Prophylaxis of infection in transurethral prostatectomy: A double blind study with cefoxitin versus placebo. In: Nelson JD, Grassi C (eds) Current chemotherapy and infectious disease, vol 2. American Society for Microbiology, Washington, pp 1209–1210

Mead PhB (1982) Prophylactic antibiotics in gynecology. In: Ledger WJ (ed) Antibiotics in obstetrics and gynecology; in developments in perinatal medicine, vol 2. Nijhoff, The Hague Boston London

Medical Letter (1981) Antimicrobial prophylaxis for surgery. Med Lett Drugs Ther 23: 77–80

Miles AA, Miles EM, Burke J (1957) Value and duration of defence reactions of the skin to the primary lodgement of bacteria. Br J Exp Pathol 38: 79–96

Petersdorf RG, Curtin JA, Hoeprich PD, Peeler RN, Bennett IL (1957) A study of antibiotic prophylaxis in unconscious patients. N Engl J Med 257: 1001–1009

Pichler H (1976) Über Antibiotikaprophylaxe bei Intensivpatienten. Wien Klin Wochenschr [Suppl 52] 88: 2–24

Polk HC, Lopez-Mayor JF (1969) Postoperative wound infection: A prospective study of determinant factors and prevention. Surgery 66: 97–103

Price DE, Sleigh JD (1970) Control of infection due to Klebsiella aerogenes in a neurosurgical unit by withdrawal of all antibiotics. Lancet II: 1213–1215

Rosenshein NB, Ruth JC, Vilar J et al. (1983) A prospective randomized study of doxycycline as a prophylactic antibiotic in patients undergoing radical hysterectomy. Gynecol Oncol 15: 201–206

Sevin BU, Ramos R, Lichtinger M, Girtanner E, Averette HE (1984) Antibiotic prevention of infections complicating radical abdominal hysterectomy. Obstet Gynecol 64: 539–545

Shulman ST, Amren DP, Bisno AL et al. (1984) A statement for health professionals by the committee on rheumatic fever and bacterial endocarditis of the council on cardiovascular diseases in the young. Circulation 70: 1123 A–1127 A

Stone HH, Hester TR Jr (1973) Incisional and peritoneal infection after emergency celiotomy. Ann Surg 177: 669–678

Stone HH, Hooper A, Kolb LD, Geheber CE, Dawkins EJ (1976) Antibiotic prophylaxis in gastric, biliary and colonic surgery. Ann Surg 184: 443–452

Stumpf PG, March CM (1980) Febrile morbidity following hysterosalpingography: Identification of risk factors and recommendations for prophylaxis. Fertil Steril 33: 487–492
Weinstein L, Goldfield M, Chang T (1954) Infections occurring during chemotherapy. N Engl J Med 251: 247–255
Wilson AJ, Strachan CJL (1985) Perioperative prevention of infection in abdominal surgery. In: Schönfeld H (ed) Prevention of perioperative infections. Antibiotics and chemotherapy. Karger, Basel, p 30

Antibiotikaprophylaxe in der operativen Gynäkologie und Geburtshilfe aus der Sicht des Mikrobiologen

H. ROSIN

Im vorangehenden Beitrag hat Hirsch sehr deutliche Zahlen vorgestellt. Sie beruhen auf einer reichen operativen Erfahrung und zahlreichen eigenen wissenschaftlichen Studien (Hirsch 1984). Seine Ergebnisse und Aussagen finden Bestätigung durch namhafte Fachkollegen (Burke 1975; Gerstner 1982; Hochuli u. Vogt 1984; Sweet et al. 1983).

Dennoch gibt es immer noch Skeptiker. Sie zögern, sich in die Abhängigkeit einer Antibiotikaprophylaxe zu begeben. Sie denken an potentielle negative Begleiterscheinungen und rücken diese in den Vordergrund: den Kostenfaktor, Unverträglichkeitsreaktionen, negative Auswirkungen auf die hygienische und chirurgische Arbeitsdisziplin, Beschleunigung der Resistenzentwicklung und damit Selbstvernichtung der zukünftigen therapeutischen Möglichkeiten usw. Unausweichlich kommen noch Emotionen ins Spiel, wenn gute, differenzierte Empfehlungen zur Antibiotikaprophylaxe durch die pharmazeutische Werbung pervertiert werden in Slogans wie „Antibiotikaprophylaxe ist kalkulierte Therapie" oder mit Abbildungen, die unter der Überschrift „Das Operationsbesteck" 3 Antibiotikaflaschen über einem Skalpell zeigen.

Das zähe Ringen um den richtigen Weg zur per-primam-Heilung nach Operationen, zur „Non-Infektion" (Naumann 1961), währt schon viele Jahre. Es ist die Frage, ob es inzwischen mikrobiologische Erkenntnisse gibt, die zur Einigung über diese Problematik beitragen können. Das scheint möglich und wird erläutert, indem zu 3 von Hirsch besonders betonten Fakten Stellung genommen wird: 1. dem hohen Wert der prä- bzw. intraoperativen Antibiotikagabe, 2. dem hohen Risiko für Mischinfektionen, speziell bei der vaginalen Hysterektomie, 3. der offenbaren Bedeutungslosigkeit der Antibiotikawahl.

Faktum 1: Der Zeitpunkt des Antibiotikaeinsatzes ist ausschlaggebend. Unmittelbar prä- oder intraoperativ eingesetzt kann auch eine Einzelgabe oft ausreichen.

Wo sollen wir diese Maßnahme in unsere erlernte Begriffswelt einordnen?

Prophylaxe	— *Vor*beugung (Expositionsverhütung)
Chemotherapie	— Behandlung der manifesten *Infektion*
Asepsis	— „Fäulnisausschluß" durch *Keimausschluß*
Antisepsis	— „Fäulnishemmung" durch *Keimreduktion/„Virulenzabnahme"*

Prophylaxe wird sie genannt. Aber streng genommen ist es keine Vorbeugung, keine Expositionsverhütung (Naumann 1961, 1979). Das Infektionsrisiko wird nicht vor-

Institut für Medizinische Mikrobiologie und Virologie, Moorenstr. 5, D-4000 Düsseldorf 1

sorglich vermieden, sondern es ist da und wird bekämpft. Aber, eine *Therapie* ist diese intraoperative Antibiotikumgabe auch nicht; denn die manifeste Infektion ist noch nicht entstanden. Eine Maßnahme der *Asepsis* ist sie überhaupt nicht. Sie bewirkt nicht – wie die Sterilisation – einen völligen Ausschluß von Keimen. Der Begriff *Antisepsis* jedoch, die „Fäulnishemmung" durch Keimreduktion oder zumindest „Virulenzabnahme" der Keime, kann sinngemäß für diese intraoperative Antibiotikumgabe zutreffen. Die chemische Antisepsis im Vorfeld der Operation wird mit Antibiotika als gewebefreundlichen antibakteriellen Agentien fortgesetzt – bis zum Ende der Operation, evtl. bis zur Resorption der Wundhämatome und Wundnekrosen. Die von Hirsch analysierten Studienergebnisse dokumentieren, daß das funktioniert. Doch wenn das so ist, dann sollten wir „das Kind auch beim richtigen Namen nennen", dann sollten wir tatsächlich von *Antibiotikaantisepsis* sprechen. Das Ziel unseres ärztlichen Handelns wäre dann klar definiert, die Wege zum Ziel und die Irrwege wären erkennbar, über Auswege, sozusagen über die Prophylaxe der „Antibiotikaprophylaxe", könnte emotionsfreier diskutiert werden.

„Antibiotikaantisepsis" ist aber ein provozierender Begriff. Der große Nachteil der Verwendung von Antibiotika als Antiseptika ist: Sie wirken nicht nur lokal, wo die potentiellen Erreger sind, sondern – systemisch verabreicht – leider auch auf viele harmlose oder sogar nützliche Keime der physiologischen Flora. Die Konsequenzen sind bekannt. Sie gebieten den restriktiven Einsatz von Antibiotika, eigentlich nur als Therapeutika!

So führt die Frage: Muß diese Antibiotikaantisepsis wirklich sein? zum Faktum 2.

Faktum 2: Das hohe Risiko für Mischinfektionen, speziell bei der vaginalen Hysterektomie. Hirsch hat es zweifelsfrei analysiert und dokumentiert: In allen publizierten Studien ist die Rate infektiöser Komplikationen in den antibiotikafreien Kontrollgruppen um ein bedrückendes Maß höher als mit Antibiotika. Doch wie kommen die häufigen Infektionen in diesem Operationsgebiet bloß zustande?

Infektionsmechanismen:
1) Hohe Aggressivität bei obligat pathogenen Erregern (exogen)
2) Hohe Infektionsdosis bei fakultativ pathogenen Erregern (endogen)
3) Gewebsdefekte, Nekrosen, Hämatome u. ä. + Kontamination
4) Kontamination mit Bakterienkonglomeraten in Glykokalix

Die obligat pathogenen Erreger (Staphylococcus aureus, Streptococcus pyogenes, die Gasbrandgruppe usw.) sind dank des hohen Standards von Asepsis und Antisepsis nur noch selten ursächlich.

Mit einer hohen intraoperativen Infektionsdosis, die bei endogenen fakultativ pathogenen Keimen gefordert wird, ist in Sonderfällen zu rechnen, z. B. bei der Eröffnung des Kolons oder beim notfallmäßigen, „komplizierten" Kaiserschnitt. In diesen Sonderfällen ist die Ergänzung der üblichen Antisepsis um prä- und intraoperative Antibiotikagaben auch wenig umstritten.

Bei vaginaler Hysterektomie können Gewebsdefekte, Nekrosen, Hämatome u. ä. zwar leichter kontaminiert werden als bei Operationen an anderen Organen. Aber eine regelmäßig hohe Infektionsdosis ist schwer vorstellbar, und die allgemeine chirurgische Erfahrung lehrt, daß akzidentelle Kontaminationen bei guter Operationstechnik nicht überbewertet werden sollten. Sie werden als Begründung für eine generelle Antibiotikaantisepsis nicht anerkannt.

Kann das für bestimmte Operationen in der Gynäkologie und Geburtshilfe falsch sein? Ist hier, speziell bei der vaginalen Hysterektomie, vielleicht mit besonderen Kontaminationen zu rechnen, etwa mit

Bakterienkonglomeraten in Glykokalix?

Die Bakterien sind vom Grampräparat her als morphologisch sehr einfache Gebilde, Kokken, Stäbchen oder Spirillen, bekannt. Das Elektronenmikroskop zeigt eine komplexe Oberfläche mit vielen Zellorganellen, z.B. den hier auffallenden Fimbrien, auch Pili genannt (Abb. 1). Einerseits brauchen Bakterien diese und andere komplexe Strukturen an ihrer Oberfläche, z.B. zur Anheftung an feste Grenzflächen, wie Zellmembranen (Beachey 1982). Dort sammeln sich ihre Nährstoffe, woanders fließen sie ihnen zu leicht davon. Andererseits bietet diese bizarre Oberfläche viele Angriffspunkte, insbesondere für Immunglobuline, Komplementfaktoren, zytotoxische Lymphozyten usw. Bakterien überleben den Kontakt mit unseren Abwehrkräften nur, wenn sie sich ihnen allmählich nähern und sich durch spezielle Schutzvorkehrungen an sie adaptieren können. Das vollbringen sie in der Inkubationsphase. Auf unseren Schleimhäuten überleben sie am besten in Mikrokolonien,

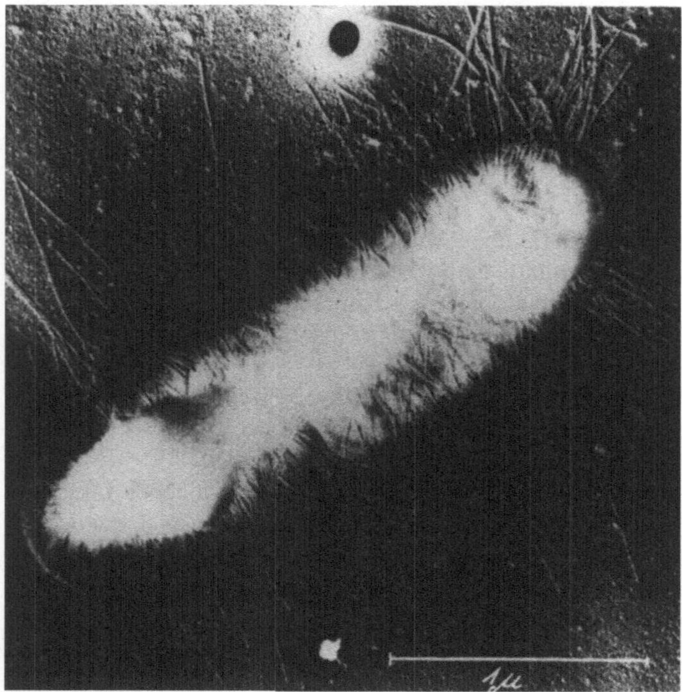

Abb. 1. Elektronenoptische Aufnahme eines Stäbchenbakteriums mit reichem Fimbrien-(Pili-)besatz (Aus: Gerstl F, Semenitz E (1975) Zbl. Bakt Hyg A 232, 48–54)

eingelagert in die Schleimfäden des epithelialen Mukus und zusätzlich eingebettet in eine dicke, selbst produzierte, gemeinsame Schleimkapsel (Abb. 2). Sie wird Glykokalix genannt und besteht in wechselnder Zusammensetzung aus Polysacchariden und Glykoproteiden (Costerton et al. 1981). Sie hat für Bakterien viele Vorteile: sie klebt die Mikrokolonien am Epithel fest, schützt vor abscherenden und abspülenden Effekten, erhöht die Viskosität in der Umgebung der Bakterien und retiniert damit Nährstoffe, und vor allem, sie schützt sehr effektiv gegen die körpereigenen Abwehrkräfte. Eine Diffusionsbarriere für Antibiotika ist sie allerdings nur in speziellen Fällen (Costerton 1980; Richmond 1980).

Alle Bakterienarten brauchen die Glykokalixbildung, allerdings in unterschiedlicher Stärke, zur Erfüllung des Energiebedarfs und zum Schutz. Die harmlosen Keime unserer physiologischen Flora sind besonders darauf angewiesen und sind daher Hauptglykokalixbildner (Costerton et al. 1981). Die Polysaccharidkapseln mehrerer Mikrokolonien, auch verschiedener Bakterienarten, können miteinander verklebt und verwoben sein. Sind fakultativ pathogene Keime im Inneren eines solchen Konglomerates und erfolgt eine Kontamination durch ein ganzes Krümelchen oder eine kleine Scholle dieser Glykokalixkonglomerate in ein Wundgebiet, so sind die potentiellen Erreger vor den körpereigenen Abwehrkräften längere Zeit geschützt. Sie bekommen die Möglichkeit, sich in diesem Schutz zu vermehren und sich dabei auf feindliche Einflüsse durch Adaptation einzustellen. Es kommt bevorzugt und häufig zur Mischinfektion.

Dieser m. E. hier erstmals vorgestellte, zunächst hypothetische Pathomechanismus, die Infektion der vaginalen Operationswunde nach Kontamination mit Glykokalixverbänden und darin eingeschlossener Mischflora, ist eine Synthese der zitierten grundlegenden Ausführungen von Costerton (1980) und der klinischen Beobachtungen, die Hirsch darstellt. Diese Hypothese ist prinzipiell auch auf die Kolonchirurgie und einige Operationen in der Kiefer- und Gesichtschirurgie über-

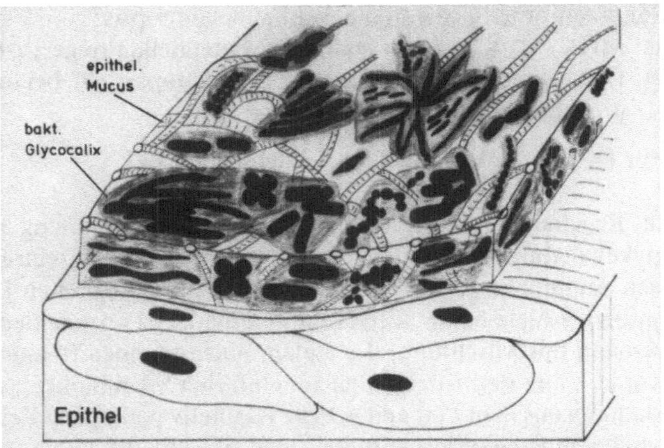

Abb. 2. Schematische Darstellung bakterieller Mikrokolonien (Mischflora), eingelagert in die Schleimfäden des epithelialen Mukus und zusätzlich eingebettet in dicke, klebrige, selbst produzierte Schleimkapseln, die Glykokalix

tragbar. Sie gewinnt an Überzeugungskraft und Wahrscheinlichkeit, indem sie hilft, auch das Faktum 3 zu erklären.

Faktum 3: Der gute Effekt praktisch eines jeden bisher in Prophylaxestudien eingesetzten Antibiotikums. „Einfache" Antibiotika, d. h. Antibiotika die nach üblichen, für die Therapie geltenden Maßstäben, nur ein schmales Wirkungsspektrum haben, das durchaus nicht alle auf der Vaginalmukosa zu erwartenden fakultativ pathogenen Keimen erfaßt, führten zahlenmäßig ebenso oft zum Prophylaxeerfolg wie moderne Breitspektrumantibiotika oder Antibiotikakombinationen (Hirsch in diesem Buch und 1984).

Das ist ein verwirrendes Ergebnis. Es war bisher kein guter Ratgeber, wenn die Neigung zur Prophylaxe gegen die Abneigung kämpfte, dafür gleich das neueste, beste (und teuerste) Medikament, evtl. noch in Höchstdosis, zu wählen. Niemand begründete bisher plausibel genug, warum auch die „einfachen" Antibiotika durchaus zuverlässig effektiv sein können.

Das Studienergebnis wird jedoch verständlicher, wenn wir davon ausgehen, daß tatsächlich das beobachtete hohe Infektionsrisiko bei vaginaler Hysterektomie in erster Linie aus der Inokulation von Bakterienkonglomeraten in Glykokalix resultiert und die unmittelbare Einschleppung primär infektionstüchtiger Erreger bzw. Erregermengen in Hämatome oder Wundnekrosen deutlich seltener erfolgt. Dann sind – in Übereinstimmung mit den Studienergebnissen – keine großen Anforderungen an die Antibiotikaantisepsis zu stellen.

Regelanforderungen an die Antibiotikaantisepsis:
1) MHK gegen die Hauptglykokalixbildner
   →Isolierung potentieller Erreger aus dem Glykokalixschutz vor ihrer Adaptation
2) MAK gegen nicht adaptierte potentielle Erreger
   →Teilveränderungen an Oberfläche u. Wachstumsverhalten erhöhen Opsonisation u. Phagozytose

Sonderanforderungen an die Antibiotikaantisepsis:
1) MHK/MBK gegen präadaptierte potentielle Erreger; z. B. bei Vaginitis
2) Evtl. Umwandlung in intensive Frühtherapie; z. B. bei infiziertem Fruchtwasser u. Wehentätigkeit

Zur DD hilft mikroskopische Schnelldiagnostik!

Im Regelfall wird eine vollständige Wachstumshemmung allein gegen die Hauptglykokalixbildner benötigt. Die minimalen Hemmkonzentrationen, MHK, der meisten Antibiotika gegen die Mehrzahl der physiologischen Hauptglykokalixbildner unserer Schleimhäute liegen sehr niedrig. Es ist anzunehmen, daß ein Glykokalixverband mit Mischflora, der zudem noch an einen fremden Standort transferiert wurde, unter den Effekten auch „einfacher" Antibiotika schnell auseinanderfällt. Dadurch aus dem Verband gelöste fakultativ pathogene Keime geraten nun unvorbereitet in Kontakt zur körpereigenen Abwehr, für die sie jetzt meistens ein leichtes Opfer sind. Finden Antikörper, Komplement und andere Faktoren nicht sofort den richtigen Angriffspunkt, so können schon kleinere Veränderungen an der Oberfläche der Bakterien und in ihrem Wachstumsverhalten solche Angriffspunkte aufdekken. Entsprechende Teilveränderungen am Bakterium sind schon bei subinhibitorischen Antibiotikaeffekten zu erwarten. Die Konzentrationen eines Antibiotikums, die abwehrsteigernde Veränderungen am Bakterium herbeiführen, werden MAK, minimale antibakterielle Konzentrationen, genannt (Lorian et al. 1978; Ahlstedt 1981). Diese Konzentrationen sind zur Therapie eines manifesten Infektionsherdes unzureichend. Gegen nichtadaptierte Keime jedoch können sie die Immunabwehr oft schon sehr effektiv unterstützen. Ein MAK-Effekt wird auch dann in der Regel ausreichen, wenn resistentere, aber noch nicht adaptierte Erreger direkt akzidentell ins Wundgewebe inokuliert werden.

Nur in Sonderfällen werden höhere Anforderungen an die Antibiotikaantisepsis gestellt, z. B. wenn Keime ins Wundgebiet gelangen, die durch eine vorbestehende Vaginitis bereits an die körpereigenen Kräfte präadaptiert sind und unter dem Selektionsdruck von Vorbehandlungen der Patientin über voll aktivierte Resistenzmechanismen verfügen. Sehr wichtig, aber auch sehr schwierig, ist im Einzelfall die Entscheidung, ob noch eine „Prophylaxe" oder besser schon eine *intensive Frühtherapie* gegen eine klinisch noch kaum evidente, de facto aber schon manifeste, Infektion indiziert ist. Je früher und intensiver die Antibiotikatherapie einsetzt, um so kürzer kann sie sein (Sweet et al. 1983). Vier bis fünf Behandlungstage können ausreichen. Bei der Differentialdiagnose zwischen Regelfall und Sonderfall ist die bakteriologische Diagnostik hilfreich, im Eilfall schon die mikroskopisch-bakterioskopische Schnelldiagnostik (Sweet et al. 1983). Auf das zu wählende Antibiotikum bezogen, sollte ebenfalls zwischen Regelanforderungen und Sonderanforderungen unterschieden werden.

Antibiotika zur Antisepsis

Regelanforderungen:
Nur prä-/intraoperative Gabe
Parenterale Applikation
Etwa Tagesnormdosis in 1 Infusion
Geringe Eiweißbindung (?)
Geringe Gallengängigkeit!!
Gute Aktivität gegen grampositive Keime
MAK-Effekte gegen gramnegative Stäbchen (Gute Aktivität gegen β-Laktamasebildende Bacteroidesarten?)

Sonderanforderungen:
Gute Aktivität gegen obligat pathogene Erreger
Gute Aktivität gegen Hospitalismuserreger
Gute Aktivität gegen resistente Anaerobier
Gute Aktivität gegen Chlamydien?

Zur DD hilft mikroskopische Schnelldiagnostik!

Die in der Antibiotikaantisepsis gewünschte schnelle Wirkung erfordert nur die unmittelbar prä- bzw. intraoperative Gabe bei parenteraler Applikation. Zu empfehlen ist, etwa eine Tagesnormdosis (*untere* vom Hersteller empfohlene Tagesdosis) eines „einfachen" Antibiotikums als Infusion über die gesamte Operationsdauer zu verabreichen. Damit müßte die gewünschte antibakterielle Aktivität an den im Verlauf des Eingriffs gesetzten und dabei eventuell kontaminierten Schnitt- und Wundstellen bei guter Operationstechnik meistens gewährleistet werden. Eine Dosierung wie zur Therapie einer manifesten Infektion ist hier nicht erforderlich. Eine geringe Eiweißbindung wird die sofortige Verfügbarkeit des Antibiotikums im Wundsekret vermutlich begünstigen. Sie könnte hier beachtenswerter sein als in der Therapie. Das Antibiotikum sollte eine geringe Gallengängigkeit haben, damit die physiologische Flora des Darms, speziell die dort so nützlichen Glykokalixbildner, möglichst unbeeinträchtigt bleiben. Das zu wählende Antibiotikum sollte eine gute Aktivität gegen grampositive Keime (Hauptglykokalixbildner) besitzen. Gegen fakultativ pathogene Erreger aus der Gruppe der gramnegativen Stäbchen werden bei nicht zu stark kompromittierter körpereigener Abwehr subinhibitorische Effekte ausreichen. Eine gute Aktivität gegen β-laktamasebildende Bacteroidesarten, Bacteroides fragilis oder Bacteroides bivius, muß offenbar nicht gegeben sein, kann aber Vorteile bringen, wenn in der Postmenopause diese Bakteroidesarten die Vagina verstärkt besiedeln. Darüber hinausgehende Anforderungen sind im besonderen Einzelfall zu erfüllen. Auch bei dieser Entscheidung kann die mikroskopische Schnelldiagnostik helfen. Die Durchführung einer Antibiotikaantisepsis (statt „Antibiotikaprophylaxe") wird auch aus mikrobiologischer Sicht für die von Hirsch genannten Indikationen unterstützt, solange das hohe Infektionsrisiko nicht anders reduziert werden kann.

Die Infektion von Operationswunden nach Kontamination mit Glykokalixverbänden und darin enthaltener Mischflora ist eine Hypothese, die neue Anregungen gibt. Sie erklärt die Studienergebnisse, nach denen eine unmittelbar prä- oder intraoperativ eingesetzte Antibiotikaantisepsis auch mit Antibiotika zum Erfolg führt, die nach den üblichen, für die Therapie geltenden Maßstäben, nur ein schmales Wirkungsspektrum haben. Weitere Anstrengungen, unter diesem neuen Aspekt die Infektionsgefahr mit rein operativen Mitteln zu beheben, werden ermutigt.

Literatur

Ahlstedt S (1981) The antibacterial effects of low concentrations of antibiotics and host defence factors: A review. J Antimicrob Chemother [Suppl C] 8: 59–70

Beachey EH (1982) Die Adhärenz von Bakterien an Schleimhautoberflächen. Immun Infekt 10: 51–56

Burke JF (1975) Preventive antibiotics in surgery. Postgrad Med 58: 65–68

Costerton JW (1980) Pseudomonas aeruginosa in nature and disease. In: Sabath LD (ed) Pseudomonas aeruginosa: The organism, diseases it causes, and their treatment. Huber, Bern Stuttgart Vienna, p 15

Costerton JW, Irvin RT, Cheng K-J (1981) The bacterial glycocalyx in nature and disease. Am Rev Microbiol 35: 299–324

Gerstner JG (1982) Chemoprophylaxis for major gynaecological and obstetric surgery. J Antimicrob Chemother 10: 359–360

Hirsch HA (1984) Antibiotikaprophylaxe in Gynäkologie und Geburtshilfe. Gynäkol Prax 8: 293–303

Hochuli E, Vogt HP (1984) Kaiserschnitt und Infektrisiko. Geburtshilfe Frauenheilkd 44: 767–771

Lorian V, Koike M, Zak O, Zanon U, Sabath LD, Grassi GG, Stille W (1978) Effects of subinhibitory concentrations of antibiotics on bacteria. In: Siegenthaler W, Lüthy R (eds) Current chemotherapy. Proceedings of the 10th Internat. Congress of Chemotherapy, vol 1. p 72. American Society for Microbiology, Washington

Naumann P (1961) Antiseptik und Aseptik im Wandel der Zeit. Med Welt 13: 611–617
Naumann P (1979) Antibiotikaprophylaxe in der Traumatologie: Mikrobiologische Aspekte. Unfallheilkunde 82: 270–274
Richmond MH (1980) Resistance of pseudomonas aeruginosa to antibiotics. In: Sabath LD (ed) Pseudomonas aeruginosa: The organism, diseases it causes, and their treatment. Huber, Bern Stuttgart Vienna, p 176
Sweet RL, Yonekura ML, Hill G, Gibbs RS, Eschenbach DA (1983) Appropriate use of antibiotics in serious obstetric and gynecologic infections. Round-table discussion of obstetric-gynecologic infections. Am J Obstet Gynecol 146: 719–739

Sectio caesarea. Stellung in der heutigen Geburtshilfe und technische Aspekte

E. Hochuli[1], J. Benz[2], M. Litschgi[3], H. P. Vogt[1], W.K. Marti[4]

Eines der immer wiederkehrenden und sozusagen zum „Dauerbrenner" hochstilisierten Themen ist sicher die Frage nach der optimalen bzw. zulässigen oder gerade noch zulässigen *Sectiofrequenz*. Die weltweit zu beobachtende Zunahme der Frequenz, deren Verlaufskurve sich in den letzten Jahren zumindest an einigen Orten etwas verflacht hat oder deren Höhenflug gar zum Stillstand gekommen ist, hat mehr und mehr nach Retorsionsmaßnahmen gerufen. Denn es ist nach wie vor unübersehbar, daß eine *Sectioletalität* besteht! Sie dürfte bei 1–2‰ liegen, möglicherweise höher. Unter 1364 Kaiserschnitten der letzten 20 Jahre hatten wir beispielsweise 3 Todesfälle, entsprechend einer Letalität von 2,2‰. Dazu ist immer noch mit einer bemerkenswerten oder gelegentlich sogar erheblichen *Sectiomorbidität* zu rechnen, und dies trotz den Fortschritten in Anästhesie, in der Bekämpfung von Schockzuständen und Gerinnungsstörungen, sowie von Amnioninfektionssyndromen und anderen im Zusammenhang mit Schwangerschaft und Geburt auftretenden Komplikationen. – Diese an sich *nicht befriedigende Situation* mit einer instabilen Sectiorate und der nicht zu vernachlässigenden Letalitäts- und Morbiditätsquote zeigt denn auch bereits Ansätze zum *Umdenken*.

Da sich die Operationstechnik nur unwesentlich gegenüber früher geändert hat, teils auch heute noch ähnliches Nahtmaterial verwendet wird, stellen wahrscheinlich die technisch-handwerklichen Aspekte beim Kaiserschnitt eine eher untergeordnete Rolle dar.

Sectiofrequenz

Die Abb. 1 vermittelt Ihnen bereits beim Einstieg in unsere zentrale Thematik eine Vielfalt von Meinungen über ein vertretbares medianes Frequenzverhalten. Wir sind derzeit in der Schweiz in der Lage, von den in einer *Arbeitsgemeinschaft* zusammengeschlossenen *Schweizerischen geburtshilflich-gynäkologischen Abteilungen und Frauenkliniken* (einfachheitshalber alle als Frauenkliniken subsumiert) bereits eine über 2 Jahre kumulierte, relativ große Datenbank in Gyäkologie und Geburtshilfe zu haben (derzeit 126850 registrierte Patienten). Diese Arbeitsgemeinschaft setzt sich aus insgesamt 59 Kliniken aus der ganzen Schweiz zusammen, mit dem Ziel,

---

[1] Frauenklinik, Kantonsspital, CH-8596 Münsterlingen
[2] Frauenklinik, Kantonsspital, CH-8400 Winterthur
[3] Frauenklinik, Kantonsspital, CH-8200 Schaffhausen
[4] Kantonsspital, CH-8596 Münsterlingen

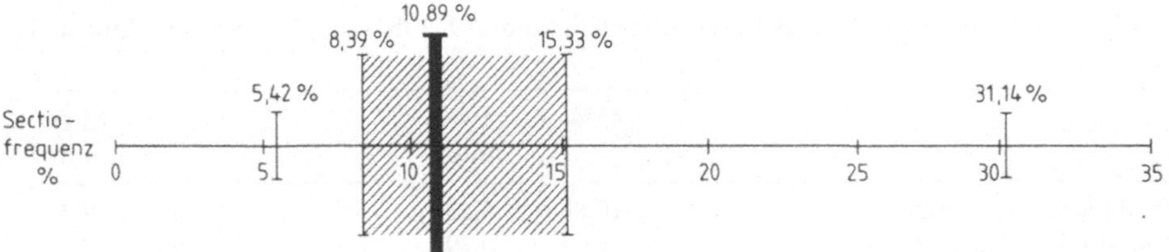

Abb. 1. Graphische Darstellung der Schnittentbindungen in der Schweiz (n = 6460). (Hochuli et al. 1985)

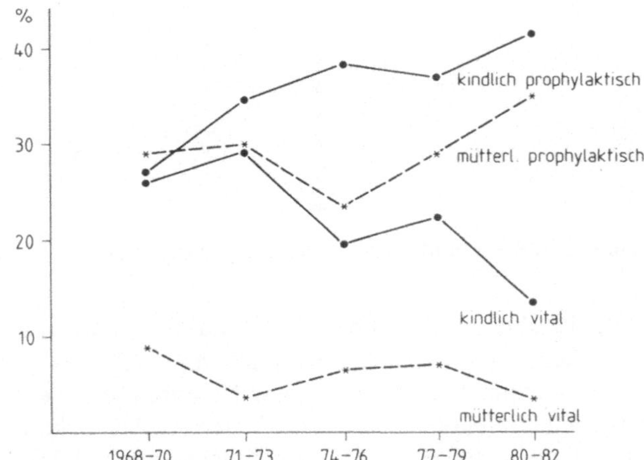

Abb. 2. Indikationswandel – Frauenklinik Münsterlingen. (Vogt et al. 1983)

über diese gemeinsame Statistik, die als Nebenprodukt jährlich eine Klinikstatistik mit identischer Nomenklatur für alle liefert, eine effiziente *Qualitätskontrolle* (Hochuli 1981) betreiben zu können. Mit den verfügbaren Zahlen kann sich jede Klinik (wie das bereits bei der bayerischen – und ehemals Münchner – Perinatalerhebung der Fall ist und derzeit auch an anderen Orten nachvollzogen wird) einordnen und ihr *Klinikprofil* orten. Die kurzfristige Verfügbarkeit der statistischen Ziffern garantiert jederzeit eine Momentanbeurteilung. Wir sind also nicht mehr wie früher darauf angewiesen, aufgrund von über Jahre hinweg zu addierenden Patienten- und Operationszahlen auf ein gerade noch aussagekräftiges Datenmaterial zu kommen. Denn wenn man heute beispielsweise Kaiserschnittpublikationen über 5000 bis 10000 Kaiserschnitte liest, reichen diese meistens bis „anno domini" zurück. In der Zwischenzeit hat sich selbstverständlich sehr vieles geändert, und wir können höchstens den auch bei uns hinlänglich bekannten Indikationswandel zahlenmäßig dokumentieren (Abb. 2).

Die *durchschnittliche Sectiofrequenz* in der genannten Arbeitsgemeinschaft scheint in den letzten 2 kumulierten Jahren (1983 und 1984) bei insgesamt 6460 Kaiserschnitten mit 10,89% und einem Medianbereich zwischen 8,39% und 15,33% vertretbar und wahrscheinlich auch vernünftig zu sein (s. Abb. 1). Während des Beobachtungszeitraumes wurden insgesamt 59303 Geburten registriert. Dies entspricht bei einem Geburtenanfall in der Schweiz von ca. 150000 knapp 40%.

Tabelle 1. Kumulierte Statistik der Schweizer Kliniken (1.1.1983–31.12.1984) (Hochuli et al. 1985)

	n	∅%	Minimum	P_{25}	P_{75}	Maximum
Totale Schnittentbindungen	6460	10,89	5,42	8,39	15,33	31,14
Primäre Sectio caesarea	2394	4,04	0,39	2,95	5,76	9,45
Sekundäre Sectio caesarea	2436	4,11	1,38	3,08	5,97	19,47
Primäre Resectio caesarea	1328	2,24	0,00	1,43	3,27	8,22
Sekundäre Resectio caesarea	302	0,51	0,00	0,23	0,74	4,16

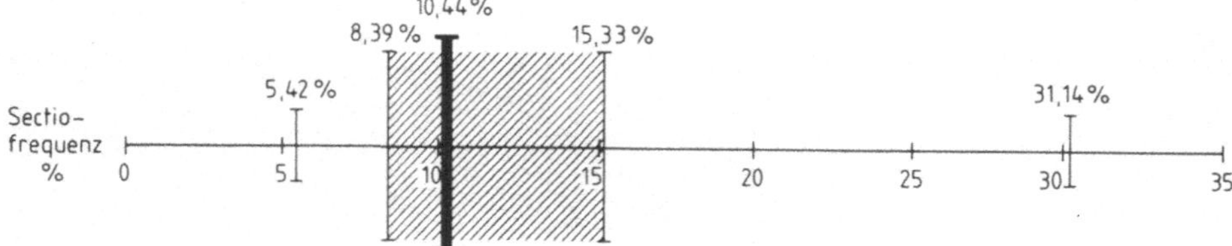

Abb. 3. Schnittentbindungen Münsterlingen (n = 190). (Hochuli et al. 1985)

Es ist aber nicht zu übersehen, daß die Frequenzzahlen in diesen sich auf die ganze Schweiz verteilenden Kliniken von 5,42% bis 31,14% (!!) schwanken. Es ist unwahrscheinlich, daß sich diese Differenzen durch eine Häufung von Risikosituationen einerseits oder durch ein Fehlen solcher Faktoren andererseits allein erklären. Vielmehr sind es die sog. persönlichen guten Erfahrungen oder Meinungen der einzelnen Klinikchefs, gelegentlich als Vertreter einer extremen Schulmeinung, die zu diesem Dissens der Auffassungen führen. Der sog. statistische Medianbereich (Perzentilen 25–75) liegt immerhin zwischen 8,39% und 15,33%, was an sich eine genügende, sog. unauffällige Streubreite beinhalten sollte. Trotzdem befinden sich 29 von 59 Kliniken außerhalb dieses Bereichs und siedeln sich entweder im auffällig geringen oder auffällig erhöhten Frequenzbereich an. Das ist die derzeitige Situation, wobei der Medianbereich sich als eine statistische und nicht (oder noch nicht) eine verbindliche Größe versteht.

Ähnliche Überlegungen sind dann anzustellen, wenn wir die *primären, die sekundären Sectiones bzw. die primären und sekundären Resectiones in ihrem Frequenzverhalten* aufschlüsseln (Tabelle 1). – Um das eigene Klinikprofil nochmals im Vergleich mit den schweizerischen Zahlen darzustellen, sind die kumulierten Münsterlingen-Zahlen wie in Abb. 3 einzuordnen. Unser statistisch gesehen unauffälliges gesamthaftes Sectiofrequenzverhalten wird offensichtlich „erkauft" durch eine eher zurückhaltende Indikationsstellung zur primären Sectio, was zumindest zu diskutieren ist und zu klinikinterner Kritik bzw. Analyse auffordert.

Wenn wir Sectiofrequenzen im deutschsprachigen Raum (Brun del Re et al. 1981) *mit der schweizerischen Sectiofrequenz vergleichen,* sind diese teils tiefer, meistens aber höher! (Tabelle 2). Wenn wir in Betracht ziehen, daß viele dieser Publikationen älteren Datums sind und vom Zeitpunkt der Publikation an gelegentlich nochmals 10–20 Jahre zurückreichen, ist ohne fehlzugehen damit zu rechnen, daß derzeit die Sectiofrequenzen meistens höher liegen.

Tabelle 2. Sectiofrequenzen im deutschsprachigen Raum.
(Aus Brun del Re et al. 1981)

UFK Aachen	(Jung 1974)	9,6%
UFK Basel	(Käser 1978)	11,9%
UFK Bonn	(Plotz 1974)	16%
Berlin	(Saling 1974)	8%
UFK Düsseldorf	(Beck 1974)	14%
UFK Erlangen	(Ober 1978)	11,6%
UFK Frankfurt	(Halberstadt 1974)	13%
UFK Hamburg	(Thomsen 1978)	16,8%
UFK Heidelberg	(Kubli 1974)	13%
UFK Jena	(Moebius 1976)	10,8%
UFK Mainz	(Friedberg 1978)	12%
UFK München	(Zander et al. 1975)	14,1%
MPS	(1975)	12,7%
MPS	(1975–77)	13,2%
DDR	(1976)	4,3%
BRD	(1973, Hueter)	ca. 6–7%

Indikationswandel

Wie bereits angesprochen, hat sich an den meisten Kliniken im Verlaufe der letzten Jahre ein deutlicher Indikationenwandel, nicht zuletzt aufgrund eines besseren pathophysiologischen Verständnisses für den „feto-materno-plazentaren" Ablauf in graviditate und sub partu, etabliert. Die Notfallsectiones sind aus vitaler kindlicher Indikation zurückgegangen, die mehr präventiven Indikationen (Beckenendlage, Frühgeburt) angestiegen. Dieser Wandel dokumentiert sich zwangsläufig und gelegentlich auch eruptionsähnlich im Frequenzverhalten einzelner Kliniken über die letzten Jahre. Eine Graphik aus der Heidelberger Universitätsklinik, die uns vor kurzem anläßlich eines Fortbildungskurses präsentiert wurde, illustrierte dieses unübersehbare Phänomen (Rüttgers 1983). Was aber ebenso unübersehbar ist, ist die Tatsache, daß sich durch eine laufend steigende Sectiofrequenz weder die fetale Mortalität noch die fetale Azidosemorbidität (als eigentliche geburtshilfliche Leistungsziffer, wie wir dies einmal benannt haben (Hochuli 1974)) von einem gewissen „Level" an noch in irgend einer Form beeinflussen lassen. Ähnliches können wir auch an unserer Klinik beobachten, nachdem sich seit 1975, nach Einführung der generellen Geburtenintensivüberwachung, die Azidosefrequenz konstant zwischen etwa 7 und 8‰ hält, die Sectiofrequenz aber um rund 3–4% angestiegen ist und sich erst seit 1979 auf ca. 10% einpendelt (Abb. 4).

Ohne auf die Frequenzunterschiede an den genannten Kliniken im einzelnen eingehen zu wollen (erwähnt sind nur Gründe wie Universitätsklinik versus Kantonsspital, divergierende Ansichten über die Beckenendlageentbindung etc.), werden doch vor allem in Kliniken mit sehr hohen Frequenzziffern Ansätze zu einem Umdenken immer deutlicher artikuliert. Als solche sind beispielsweise zu nennen:

— Resectio nur in 50–60% nötig
— vor fetaler intrapartaler Indikation→FBA
— Beckenendlage – vaginal?

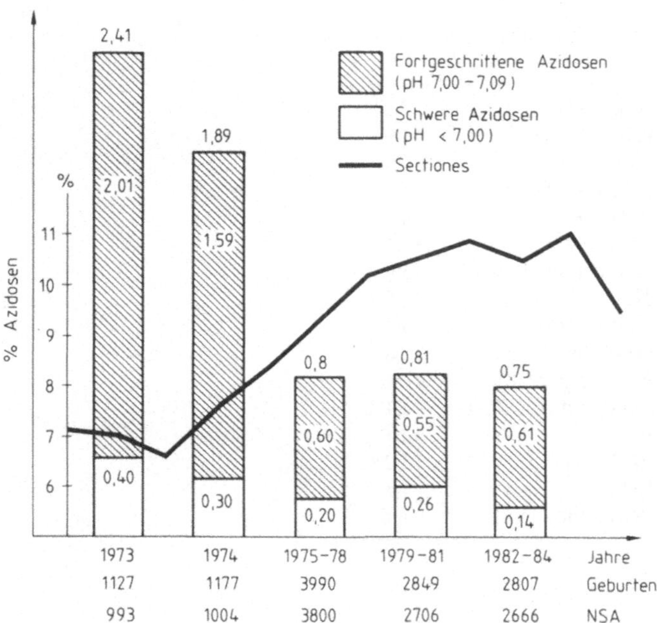

Abb. 4. Häufigkeit der fortgeschrittenen und schweren Azidosen in der Nabelschnurarterie (NSA) und Kaiserschnittfrequenz. (Hochuli et al. 1985)

— keine Einleitung bei ungünstigem Befund
— mehr Geduld bei protrahierten Geburten?

Ein *Status nach Sectio* ruft nicht obligat nach einer Resectio (nach dem Leitsatz „once a ceasarean – ever a ceasarean"). – Als realisierbare vaginale Geburten werden 40–50% genannt. Da die kephalopelvinen Disproportionen (als obligate Resectioindikation) in einem Sectiokollektiv sich nach unseren Ergebnissen kaum verändern, zahlenmäßig eine Minorität darstellen, dürften bei hohen Kaiserschnittfrequenzen nach erfolgtem Umdenken doch sehr rasch höhere Quoten vaginaler Entbindungen möglich sein.

Es steht die Behauptung im Raum, daß aufgrund der geburtshilflichen *Intensivüberwachung* zwangsläufig die Sectiorate ansteige. Nach verschiedenen Kontroversen, auf die wir im einzelnen nicht mehr eingehen möchten, ist der weltweit festgestellte Sectiofrequenzanstieg aber nicht durch die Geburtsüberwachung allein, sondern als Folge eines besseren geburtsphysiologischen Verständnisses (das zu einem großen Teil durch die moderne Überwachung gewonnen wurde) zu verstehen (Hochuli 1980). Ob durch die Kardiotokographie per se vermehrte Sectioraten zustande kommen, ist denkbar, nicht aber unbedingt nötig [beispielsweise in unserem Fall: sinkende Sectiozahlen wegen „drohender kindlicher Asphyxie" in den letzten Jahren, konstante Azidoserate bei weniger Fetalblutgasanalysen (durchschnittlich 6 auf 1000 Geburten)].

Aus verschiedenen Gründen, nicht zuletzt aus didaktischen, ist es jedoch sicher angebracht, *fetale Blutgasanalysen* in das Überwachungsprogramm einzubauen. Wahrscheinlich können in Fällen von Unsicherheit in der CTG-Interpretation Kaiserschnitte verhindert werden, wie dies Saling (1984) in Frankfurt an seinem eigenen Patientengut zu zeigen vermochte.

Beckenendlage – vaginales Geburtsprozedere? – Eine Standardfrage der letzten Jahre, die eigentlich nach den Empfehlungen der eigens zur Lösung dieser Problematik geschaffenen Kommission im deutschen Sprachbereich nun beantwortet sein sollte. Aus den Empfehlungen ist herauszulesen, daß ein vaginales Geburtsprozedere in etwa 50% aller Beckenendlagen möglich sein sollte. In diese Diskussion nicht miteinbezogen ist die Frage nach der Stellung der terminnahen Wendung, die derzeit immer noch kontrovers behandelt wird.

Die Diskussion um die *programmierte Geburt* mit der Gefahr einer Geburtseinleitung bei ungünstigem Befund dürfte derzeit durch die allen geläufigen, öffentlichen Diskussionen wahrscheinlich verstummt sein. – Daß trotzdem und vielerorts noch programmiert wird, ist unbestritten. Auf jeden Fall begibt man sich in schlechte Hände, wenn bei ungünstigem Pelvic-„Score" trotzdem eingeleitet wird. Der programmierten Geburt steht die programmierte Sectio ins Haus!

Mehr Geduld bei *protrahierten Geburten?* – Den früher akzeptierten Leitsatz, die Sonne dürfe während einer Geburt nicht zweimal auf- bzw. untergehen, d. h. die Geburtsdauer sollte nicht mehr als 24 Stunden betragen, kann man heute nicht mehr nachvollziehen. Wir wissen, daß protrahierte Geburten ein erhöhtes Hypoxie- und Aziditätsrisiko beinhalten, falls sub partu nicht Vorkehrungen getroffen werden, um eine sich anbahnende uteroplazentare Funktionseinschränkung frühzeitig zu verhindern. Wenn wir protrahierte Geburten derzeit aus der Sicht des Feten in der Hand haben, hat sich das *psycho-sozio-ökologische Umfeld* doch wesentlich verändert. In unseren Breitengraden sind praktisch bei allen Geburten die Ehepartner dabei, so daß gelegentlich der Partner zuerst dekompensiert, und wir explizite aus einer partnerschaftlichen Situation heraus aktiv werden müssen.

Sectioletalität

Zahlen aus regionalen Statistiken, Landesstatistiken oder kollaborativen Studien untereinander zu vergleichen, ist aus verschiedenen Gründen meist nicht zulässig und auch wenig ergiebig. Zudem müßten aktualisierte, d. h. über einen kurzen übersehbaren Zeitraum abrufbare Ziffern vorliegen. Ansonsten bleibt nicht viel mehr, als das Kopfnicken über die früher sicher in vielen Belangen anderen Bedingungen mit hohen Letalitätsziffern. Aktuelle Zahlen sind u. a. aus der bayerischen Perinatalerhebung wie auch aus der schweizerischen Statistik verfügbar und auch aussagekräftig.

Wir haben in unserem Patientengut eine vergleichsweise sehr niedrige Letalität, nämlich 1983/84 bei insgesamt 6460 Kaiserschnitten 4 Todesfälle, entsprechend einer Letalität von 0,63‰. – Die Letalität in der bayerischen Studie beträgt z. B. 1982 0,73‰ und 1983 0,26‰ bei einer durchschnittlichen Sectiofrequenz von 11,97% und 13,09% (Zimmer, persönliche Mitteilung) (Tabelle 3). – Nimmt man Bezug auf unsere hauseigene Sectioletalität (über 20 Jahre 2,2‰ bei 1364 Kaiserschnitten), so steht man unter dem Eindruck des langsamen *Rückganges der Letalität,* vorwiegend in den letzten Jahren. Ein Einpendeln auf ein gewisses Niveau (s. die errech-

Tabelle 3. Sectioletalität

	Bayerische Perinatalerhebung	schweizerische Arbeitsgemeinschaft	
1982		1983/84	
Sectiones	11038 = 11,97%	Sectiones	6460 = 10,89%
Letalität	8 = 0,73‰	Letalität	4 = 0,63‰
1983			
Sectiones	11434 = 13,09%		
Letalität	3 = 0,26‰		

neten Ziffern, vielleicht bei andauernd annähernd identischen Werten gelegentlich als *Standardletalität* zu bezeichnen) ist anzunehmen. – Es wird somit aber *immer eine Letalität* geben, wenn diese auch um das Zwei- bis Dreifache oder Mehrfache zurückgegangen ist und für die zu einem Teil konkomitierende Erkrankungen (z. B. Eklampsie) verantwortlich sind. Aber auch septische Komplikationen, Lungenembolien und narkosebedingte Zwischenfälle, generell vermeidbar, werden nicht verschwinden.

Sectiomorbidität

Was ebenso belastet, ist die immer noch erhebliche Morbidität, wobei heute vor allem die infektiösen Komplikationen im Vordergrund des Interesses stehen (s. auch die anderen Beiträge zu diesem Thema).

Wie wir an unserer Klinik beobachten konnten, ist eine rückläufige Tendenz postoperativer Infekte unverkennbar (Abb. 5). Da gleichzeitig der *Antibiotikaverbrauch ebenfalls rückläufig* war, sind diese 2 auf den ersten Blick kaum miteinander vereinbaren Tatsachen nur im Zusammenhang mit einer auch zeitlich gut übereinstimmenden Intensivierung der *Krankenhaushygiene* zu erklären. Der gesamte Antibiotikaverbrauch ist bei der Sectio caesarea nach 1968 von 70,7% auf 40,8% gesunken (Abb. 5). Wenn auch der *therapeutische Einsatz* stark zurückgegangen ist, nämlich von 50% auf 16,6%, ist der Trend zur vermehrten *prophylaktischen Anwendung* gesamthaft betrachtet seit 1975 unverkennbar, wobei der überschießende „Peak" von 76,5% zwischen 1976 und 1979 in einer Prophylaxestudie seine Erklärung findet (Abb. 6). Unter einer *wirksamen Krankenhaushygiene* verstehen wir:

- Allgemeine Krankenhaushygiene und
- gezielte (oder generelle) antibakterielle Maßnahmen (aseptisches Vorgehen unter der Geburt, Zurückhaltung in vaginalen Untersuchungen, Verhinderung protrahierter Geburten, Antibiotika bei vorzeitigem Blasensprung und Wehenbeginn (cave: Keimpumpe), Verwendung eines Intrauterinkatheters zur Wehendruckmessung mit der Möglichkeit zur intrauterinen Instillation von Antibiotika).
- Minimale Manipulation während der Intensivüberwachung.
- Weitgehender Verzicht auf Mikroblutuntersuchungen (ohne Einbuße der diagnostischen Effizienz!).

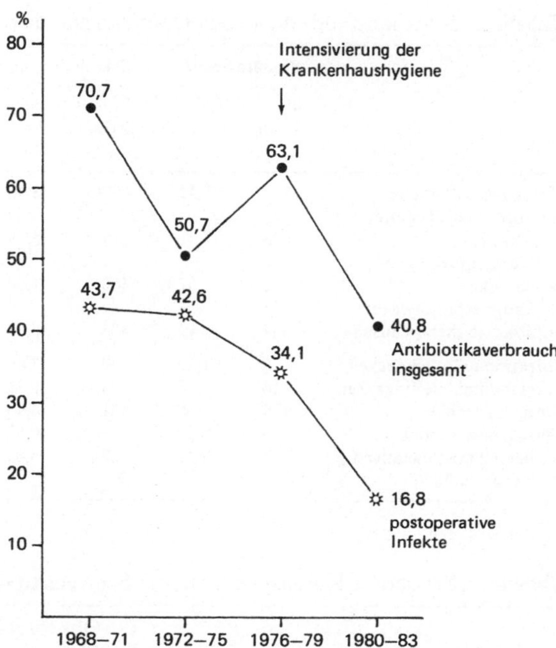

Abb. 5. Antibiotikaverbrauch bei
der Sectio caesarea (1209) an der
Frauenklinik Münsterlingen von
1968 bis 1983. (Vogt et al. 1984)

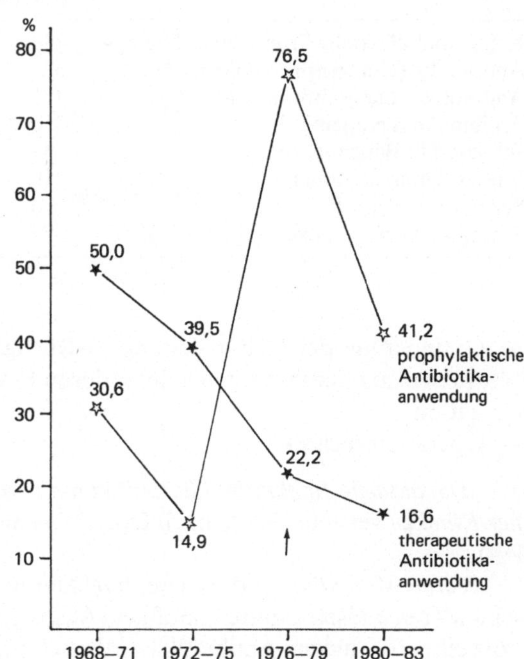

Abb. 6. Anwendung prophylaktischer und therapeutischer Antibiotikaverabreichung bei der Sectio caesarea (1209) an der Frauenklinik Münsterlingen 1968–1983 (Vogt et al.
1984)

Tabelle 4. Infektionsmorbidität nach Operationsmodus

	Primäre Sectio		Sekundäre Sectio		Primäre Resectio		Sekundäre Resectio	
	[n = 2390]	[%]	[n = 2436]	[%]	[n = 1331]	[%]	[n = 303]	[%]
Keine antibakterielle Prophylaxe/Therapie	1365	57,11	937	38,46	911	68,44	163	53,80
Antibiotika (Kurzzeitprophylaxe)	428	17,91	863	35,43	194	14,58	79	26,07
Antibiotika (Langzeitprophylaxe)	132	5,52	186	7,64	43	3,23	14	4,62
Antibiotika therapeutisch	387	16,19	454	18,64	139	10,44	39	12,87
Infektion in Bauchdecken	38	1,59	59	2,42	11	0,83	2	0,66
Intraabdominale Infektion	16	0,67	13	0,53	1	0,08	2	0,66
Harnwegsinfekte	155	6,86	121	4,96	60	4,51	8	2,64
Sepsis ohne Schock	5	0,21	9	0,37	2	0,15	0	0,00
Fieber > 2 postoperativen Tagen > = 38 °C	79	3,31	107	4,49	25	1,88	9	2,97

Tabelle 5. Sekundäre Kaiserschnitte in der Schweiz. (n = 2436)

	Ohne vorzeitigen Blasensprung		Mit vorzeitigem Blasensprung	
	[n = 1821]	[%]	[n = 615]	[%]
Keine antibakterielle Prophylaxe/Therapie	784	43,05	153	24,88
Antibiotika (Kurzzeitprophylaxe)	582	31,96	281	45,69
Antibiotika (Langzeitprophylaxe)	123	6,75	63	10,24
Antibiotika therapeutisch	316	17,35	138	22,44
Infektion in Bauchdecken	41	2,25	18	2,93
Intraabdominale Infektion	10	0,55	3	0,49
Sepsis ohne Schock	6	0,33	3	0,49
Fieber > 2 postoperativen Tagen > = 38 °C	80	4,39	27	4,39

– Optimierung der Geburtsleitung (→Rückgang des mekoniumhaltigen Fruchtwassers mit der ihm eigenen infektiösen Potenz), →rechtzeitige Operationsindikation!
– Operationstechnik.

Die aktuelle Infektmorbiditätssituation in der Arbeitsgemeinschaft angeschlossener Kliniken versteht sich je nach Operationsmodus und Antibiotikaeinsatz (Tabelle 4).

Febrile Morbidität und andere *Infektparameter* sind erwartungsgemäß bei den sekundären Kaiserschnitten häufiger (Ausnahme: Harnwegsinfektionen), und dies trotz einer freizügigen Antibiotikaverabreichung in irgend einer Form in ca. 62% aller Fälle versus ca. 40% beim primären Kaiserschnitt oder ca. 30% bei der primären Resectio. Wie wir wissen, ist eine Antibiotikaprophylaxe bei Kaiserschnitten nur bedingt wirksam. Wahrscheinlich sind dafür die großen potèntiellen Infektionsflächen und/oder mangelnde Kontraktionsbereitschaft des Uterus verantwortlich.

Tabelle 6. Alle Schnittentbindungen in der Schweiz. (n = 6460)

	Keine antibakterielle Prophylaxe/Therapie		Antibakterielle Prophylaxe/Therapie	
	(n = 3374)	[%]	(n = 3083)	[%]
Infektion in Bauchdecken	18	0,53	92	2,98
Intraabdominale Infektionen	1	0,03	31	1,01
Harnwegsinfekte	15	0,44	329	10,67
Sepsis ohne Schock	1	0,33	15	0,49
Andere postoperative Infektionen	7	0,21	82	2,66
Fieber > 2 postoperativen Tagen > = 38 °C	20	0,59	200	6,49

Tabelle 7. Alle Schnittentbindungen in der Schweiz (n = 6460). (Hochuli et al. 1985)

	Ohne Thromboembolieprophylaxe		Mit Thromboembolieprophylaxe	
	(n = 1266)	[%]	(n = 5194)	[%]
Verdacht auf tiefe Venenthrombose	0	0,00	3	0,06
Gesicherte tiefe Venenthrombose	1	0,08	7	0,13
Verdacht auf Lungenembolie	1	0,08	10	0,19
Gesicherte Lungenembolie	1	0,08	2	0,04

Zudem ist möglicherweise eine Langzeitprophylaxe über 4 Tage, wie sie u. a. Elliot et al. (1982) bevorzugen, effektvoller. Für die Detailanalyse fehlen z. Z. noch größere Zahlen, zumal die primäre Sectio und primäre Resectio, sowie die sekundäre Sectio und sekundäre Resectio keine identischen Infektionsmuster haben. Immerhin zeigt das Beispiel des vorzeitigen Blasensprungs, daß ein vermehrter antibakterieller Einsatz offenbar wirksam ist. Die Morbiditätsraten gleichen sich an (Tabelle 5).

Stellen wir generell die *globale infektiöse Kaiserschnittmorbidität* mit und ohne antibakterielle Therapie einander gegenüber (was nach dem vorhin gesagten eigentlich nicht erlaubt ist, aber immer wieder gemacht wird), so wird die Effizienz aller medikamentöser Maßnahmen zusammen, ohne Berücksichtigung von Risikofaktoren, durch die vorliegenden Zahlen zumindest relativiert (Tabelle 6).

Als weitere, gelegentlich fatale Komplikationen interessieren besonders die *Thromboembolien* in Abhängigkeit der bei uns geläufigen prophylaktischen Maßnahmen. Unsere Zahlen ergeben generell, trotz der vielen ohne Thromboseprophylaxe durchgeführten Operationen, eine bescheidene Thromboemboliefrequenz (Tabelle 7). Wir sind derzeit aber nicht imstande, anhand dieser Zahlen gesicherte Unterschiede in den Thromboemboliefrequenzen mit oder ohne Prophylaxe zu identifizieren (es werden höchstens Tendenzen sichtbar), wobei selbstverständlich die Frage nach der Selektion und dem Prophylaxeverfahren mit hineinspielt. Beachtenswert ist zumindest die Vielfalt der Prophylaxeverfahren in unserem Patientengut.

Technische Aspekte

Darunter verstehen wir: Nahttechnik und Nahtmaterial.

Die *Bauchdecken* werden derzeit vorzugsweise von einem Pfannenstielschnitt aus (evtl. modifiziert) eröffnet, da die kosmetischen Auflagen durch die Patienten immer größer werden. Gelegentlich kommt man dabei allerdings in des Teufels Küche (cave: kleiner Schnitt – großes Kind und zusätzlich erst noch Beckenendlage!), was gerade in solchen Fällen den Vorteil einer abdominalen Beckenendlagengeburt gegenüber einer vaginalen Geburt mehr als relativiert.

Eine entsprechende Entwicklung konnten wir auch an unserer Klinik beobachten (Abb. 7).

Zum Teil wird auch heute noch der Längsschnitt bevorzugt, besonders in Notfallsituationen. Diese Indikation scheint uns weniger wichtig, da bei einigermaßen gewandten Operateuren das Kind in einem ähnlichen Zeitintervall durch einen Pfannenstielschnitt entwickelt werden kann. Wir bevorzugen den Längsschnitt bei infektiösen Komplikationen (Amnioninfektionssyndrom), da wir eine potentiell mögliche Abszedierung im Bereich der Bauchdecken beim Pfannenstielschnitt bedeutend höher einschätzen (= größere Wundfläche) als beim Medianschnitt. – In amerikanischen und englischen Lehrbüchern wird der Längsschnitt z. T. noch an erster Stelle erwähnt, da er den Vorteil der kürzeren „induction to delivery" erbringe und die anatomischen Verhältnisse besonders bei Status nach Sectio einfacher seien.

Uterotomie: Der korporale Längsschnitt wird eigentlich bis auf wenige Ausnahmen (beispielsweise Placenta praevia bei Plazentavorderwandsitz und Multiparität mit nachfolgender Tubenligatur) heute nicht mehr gemacht. Zur Diskussion steht neu der isthmische Längsschnitt, der aber als solcher in seiner anatomischen Begrenzung gesehen werden muß und nicht in einem korporalen Längsschnitt endet. Die Indikationen dafür sind kleine Frühgeburten bei nicht entfaltetem, unterem Uterin-

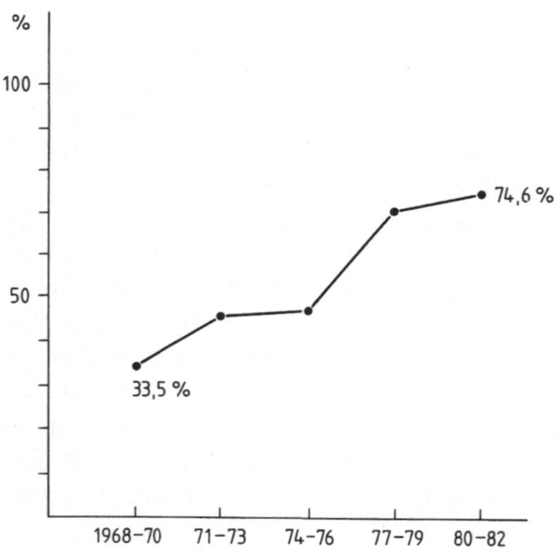

Abb. 7. Operativer Zugang: Pfannenstiel. (Vogt et al. 1983)

segment. Besonders Beckenendlagen werden auf diese Weise entwickelt. Diese Schnittrichtung und die nachgehende, schonende Entwicklung ist aber nicht unproblematisch und bedarf eines erfahrenen Operateurs.

Ober (zit. in Brun del Re et al. 1981) und Käser (zit. in Brun del Re et al. 1981) empfehlen (oder empfahlen) beim isthmischen Querschnitt, das Blasenperitoneum, nicht aber die Harnblase selbst, abzupräparieren. Eine relativ hohe Uterotomie erbringe folgende Vorteile: Besser entfaltetes, unteres Uterinsegment mit geringerer Gefahr einer Verletzung der A. uterina und der Möglichkeit, die Uterotomie beidseits seitlich und kranialwärts (am besten digital) zu erweitern.

Die Entwicklung des Kindes: In fast allen Fällen läßt sich das Kind manuell entwickeln, ohne Zuhilfenahme mechanischer Hilfsmittel. Schwierig wird die Entbindung erst dann, wenn der Kopf tief in das kleine Becken eingetreten und der Muttermund vollständig eröffnet ist. Die Entwicklung ist in solchen Fällen nur mit einer Hilfsperson ohne Überforderung der physischen Rohkraft des Operateurs möglich, indem diese von vaginal her den Kopf unter aseptischen Kautelen hochschiebt und damit dem Operateur die Entwicklung erleichtert. Bimanuelles Vorgehen kann als mühsamere Variante ebenfalls versucht werden. – Auf die Beckenendlagengeburt sei besonders hingewiesen, die u. U. bei engen Verhältnissen, Konstriktionsring im unteren Uterinsegment, Deflexionshaltung des kindlichen Schädels, kleinem Bauchschnitt sehr problematisch sein kann.

Auch die Extraktion aus Querlage ist bei der Sectio kaum technisch einfacher als die früher geübte innere Wendung durch einen erfahrenen Operateur. Die Uterotomie sollte aber grundsätzlich nach lateral erweitert werden und nicht in Form eines isthmikokorporalen T-Schnittes, der im Bereich der Schnittstelle bereits die potentielle Rupturgefährdung bei einer nachfolgenden Schwangerschaft in sich trägt.

Leitung der Plazentarperiode: Es empfiehlt sich nach unserer Erfahrung, generell die Plazenta manuell zu lösen, falls sie nicht durch einfaches Exprimieren gelöst und ohne weiteres gefördert werden kann. Eine Nachtastung, nicht aber eine Nachkurettage, ist auf jeden Fall unumgänglich, um evtl. auch konkomitierende Erkrankungen des Uterus wie Mißbildungen etc. gleichzeitig erfassen zu können.

Erweiterung des Zervikalkanals: In vielen Kliniken wird bei nicht eröffnetem Muttermund der Zervikalkanal teils digital, teils instrumentell erweitert. Wir tun das nicht, ohne Vor- oder Nachteile dokumentieren zu können.

Nahttechnik

Die Naht der Uterotomiewunde sollte nach den derzeitigen Vorstellungen mit einer sog. einschichtigen muskulären Einzelnahtknopfreihe erfolgen. Es ist dabei zu beachten, daß nicht zu viele Nähte gesetzt werden, um die Durchblutung der Naht und damit die Haltefestigkeit bei weiteren Schwangerschaften bzw. Geburten nicht zu gefährden. Darüber folgt eine fortlaufende seromuskuläre Naht. Die darunter-

Tabelle 8. Verschluß der Uterotomie (11 Kliniken). (Brun del
Re 1984)

	Dexon/Vicryl	Catgut
Muskel	6	5
„Muskelfaszie"	5	3
Peritoneum	7	3

liegende Muskularis wird v. a. deswegen mitgefaßt, um damit die Wundhöhle zu
verkleinern. Weitere Nähte erübrigen sich.

In den angloamerikanischen Lehrbüchern, auch neuesten Datums, wird die
fortlaufende Muskelnaht empfohlen. Es stellt sich die Frage, ob evtl. die verbleiben-
de Resthöhle durch eine Redondrainage drainiert werden soll, wobei das seitliche
retroperitoneale Herausleiten des Drains (wie bei der Radikaloperation nach Wertheim) nicht immer einfach sein dürfte.

Nahtmaterial: Soviele Ärzte – soviele Meinungen – soviele Diagnosen – soviele
Therapien! Unter diesem Slogan könnte man besonders die Diskussionen über das
bei der Uterusnaht verwendete Nahtmaterial miteinbeziehen. Wenn auch bei mo-
derner operativer Taktik den aktuell auf dem Markt sich anbietenden und durch einen hydrolytischen Abbau sich auszeichnenden, absorbierbaren Fäden den Vorzug
gegeben werden sollte, ist man bei persönlichen Umfragen immer wieder erstaunt,
daß noch sehr oft der Cromcatgut verwendet wird. Dies hat beispielsweise eine
kürzliche Umfrage an verschiedenen größeren amerikanischen Kliniken bestätigt
(Hartko et al. 1982). Auch wir müssen eingestehen, daß wir gerade bei der Uterusnaht diesen elastischen, in seinem Zug dosierbaren Faden noch nicht missen möchten. Eine Umfrage an verschiedenen schweizerischen Kliniken durch Brun del Re
(1984) bestätigt den oben erwähnten Slogan (Tabelle 7).

Lassen wir deshalb einmal die persönlichen Meinungen und guten persönlichen
Erfahrungen sprechen, was das auch immer heißen mag! Das gilt auch für die Naht
der Bauchdecken. – Sicher ergibt allein die Intrakutannaht der Haut die sichtbar
besten Ergebnisse und kostet zudem am wenigsten.

Literatur

Brun del Re R (1984) Nahttechnik und Nahtmaterial in der Schweiz. Int. Symposium: Mo-
    derne Nahtmaterialien und Nahttechnik in Gynäkologie und Geburtshilfe, München
Brun del Re R, Käser O, Friedberg V, Ober KG, Thomsen K, Zander J (1981) Die geburtshilf-
    lichen Operationen. In: Käser O, Friedberg V, Ober KG, Thomsen K, Zander J (Hrsg) Gy-
    näkologie und Geburtshilfe, 2. neubearb Aufl, Bd II/2. Thieme, Stuttgart S 18.1–18.33
Elliot JP, Freeman RK, Dorchester W (1982) Short versus long course of prophylactic antibio-
    tica in ceaserean section. Am J Obstet Gynecol 143: 740–746
Hartko WJ, Ghandekar G, Kemman E (1982) Suture materials currently used in obstetric-
    gynecology surgery in the United States: A questionnaire survey. Obstet Gynecol 59:
    241–247
Hochuli E (1974) Die kindliche Hypoxie- und Azidosemorbidität. Schweiz Med Wochenschr
    104: 1717–1720

Hochuli E (1980) Der Versuch einer Kosten-Nutzenanalyse im Perinatalbereich. Z Geburtshilfe Perinatal 184: 383–394

Hochuli E (1981) Qualitätssicherung – Qualitätskontrolle in Geburtshilfe und Gynäkologie. Ther Umsch 38: 567–577

Rüttgers H (1983) Der aktuelle Stand in der geburtshilflichen Überwachung. Vortrag der Chefärztekonferenz, Bern

Saling E (1984) Intracranielle Blutungen des Neugeborenen. Rundtischgespräch Deutscher Gynäkologen-Kongreß, Frankfurt

Vogt HP, Brühwiler H, Graf U (1983) Ist die Kaiserschnittfrequenz zu hoch? Eine Analyse anhand von 1108 Fällen. Vortrag Herbsttagung Oberrheinische Gesellschaft für Geburtshilfe und Gynäkologie, Tübingen

Vogt HP, Brühwiler H, Hochuli E (1984) Perinatale Intensivüberwachung und Infektmorbidität. Vortrag Jahrestagung Oberrheinische Gesellschaft für Geburtshilfe und Gynäkologie, Mulhouse

Prophylaxe und Therapie der Narbenkeloide

G. Plewig

Hypertrophische Narben und Keloide sind als pathologisches Narbengewebe anzusehen mit einem Defekt in der Kollagenbiosynthese. Die Synthese der Kollagenpeptidketten und die nachfolgenden enzymatisch gesteuerten postribosomalen Modifikationsschritte im Kollagenmolekül sind gestört. Beispielsweise ist die Prolinhydroxylaseaktivität im Keloidgewebe signifikant höher als in regelrechtem Narbengewebe. Das Typ-III-Kollagen ist in Keloiden, im Vergleich zur normalen Haut, deutlich erhöht, assoziiert mit einer Vermehrung von Chondroitin-4-Sulfat. Eine verstärkte Kollagensynthese, und weniger ein gestörter Kollagenabbau, werden als Ursache der exzessiven Kollagenmengen in Narbenkeloiden angenommen. Prophylaxe und Therapie von Narbenkeloiden sind daher auf die Kontrolle der stark vermehrten Kollagenüberproduktion in den ersten Monaten nach Verletzungen oder chirurgischen Eingriffen ausgerichtet (Janssen de Limpens 1983; Kerl et al. 1981). In der vorliegenden Arbeit werden ausgewählte Verfahren zur Therapie hypertrophischer Narben und Keloide gemeinsam vorgestellt, da sie sich im wesentlichen gleichen; viele sind nicht neu, lassen sich aber heute aus entsprechender Distanz leichter beurteilen. Nicht eingegangen wird auf die Notwendigkeit einer gewebeschonenden, möglichst atraumatischen Wundversorgung, besonders bei Patienten mit bekannter Keloiddiathese.

„Die Behandlung des Keloids im ersten Stadium, dem seiner Bildung, ist aussichtsreich. Sie besteht allgemein in kochsalzfreier Kost nach Art der Lupusdiät: im wesentlichen aus Milch, Gemüsen, Obst; zusätzlich A-Vitamin, heißen Bädern, Massage mit 1% Salicylvaseline. Die Erfolge sind günstig. Die Diät ist rd. 1–2 Monate lang erforderlich. Ist das Keloid jedoch bereits weiß oder verhärtet, so muß es zunächst beseitigt werden: Exzision mit dem Messer, Diathermieschlinge oder Elektroagulation. Diät ist ratsam" (Keller 1952).

Im folgenden sollen 7 ausgewählte Keloidtherapieverfahren diskutiert werden.
1. Exzision: nur in Kombination mit Röntgenstrahlen, Glukokortikosteroiden oder Kompression;
2. Röntgenbestrahlung: alleine oder kombiniert (wie unter 1);
3. Laserstrahlen;
4. Kryochirurgie;
5. Glukokortikosteroide: lokal oder intraläsional;
6. Druckverband;
7. Orgotein.

Universitäts-Hautklinik, Moorenstr. 5, D-4000 Düsseldorf 1

Exzision

Die alleinige Exzision eines Keloids ohne weitere Behandlungsmaßnahmen gilt heute als obsolet, da Rezidive fast unausbleiblich, Rezidivkeloide größer als das Ausgangskeloid sind, häufig mehr als einmal (dann oft von verschiedenen Ärzten) nachexzidiert werden und so ein Circulus vitiosus entsteht. Daher sollte man sich, auch auf Drängen eines Patienten, nicht zu einer Keloidentfernung entscheiden, es sei, daß die Indikation vom Arzt gestellt wird. Ist aus kosmetischen und funktionellen Gründen die Entfernung eines Keloids indiziert, wird diese Maßnahme mit einer Röntgenbestrahlung und/oder einer Glukokortikosteroid- oder Kompressionstherapie kombiniert. Das zeitliche und technische Vorgehen wird unter den jeweiligen Abschnitten besprochen. *Dermabrasion (Hautschleifung)* von hypertrophischen Narben oder Keloiden wurde zwar gelegentlich empfohlen, gilt aber heute nicht mehr als sinnvolle Therapiemaßnahme (Friederich u. Horn 1973). Mit gutem Erfolg lassen sich eingesunkene Aknenarben im Gesicht abschleifen, jedoch nicht an Brust, Rücken, Schultern oder Oberarmen wegen der erhöhten Gefahr der Keloidbildung in diesen Regionen. Die Dermabrasion ist im allgemeinen nicht zur Korrektur von hypertrophischen Narben und von Keloiden geeignet. Sie kann sogar zu einem keloidiformen Zustand führen, bekannt von der Schleifbehandlung von Tätowierungen.

Röntgenbestrahlung

„Es besteht Übereinstimmung darüber, daß alleinige Dermatoröntgentherapie, kombinierte chirurgisch-röntgentherapeutische Maßnahmen sowie intraläsionale Injektionsbehandlung mit Glukokortikoiden mit und ohne vorherige chirurgische Maßnahmen zur Behandlung von Keloiden in Frage kommen" (Braun-Falco et al. 1976).

Das Ansprechen auf Röntgenstrahlen hängt wesentlich vom Alter der Keloide ab. Frische, schnellwachsende Keloide bilden sich relativ gut nach Röntgenbestrahlung zurück, und die besten Erfolge einer Dermatoröntgentherapie sind in den ersten 6 Monaten nach Auftreten des Keloids zu erzielen.

Alleinige Röntgenbestrahlung

Als Indikation werden Keloide in den ersten 6 Monaten angegeben. Sind die Keloide älter als 2 Jahre, gilt diese Indikation nicht mehr. Die Strahlenqualität bzw. die Gewebehalbwerttiefe (GHWT) soll der Dicke des Keloids entsprechen. Als Bestrahlungsgerät wird häufig, so auch an der Düsseldorfer Hautklinik, der Dermopan (Siemens) eingesetzt. Die Strahlenqualität bei den meisten Keloiden beträgt 29–50 kV; Filter 0,4–1,0 mm Al; Halbwertdicke (HWD) 0,3–0,9 mm Al bei einer GHWT von 3,0–12,0 mm. Alle üblichen Vorsichtsregeln der Radiotherapie sind dabei zu beachten: richtige Indikationsstellung, Vermeidung einer Bestrahlung über kritischen Zonen (Epiphysen bei Jugendlichen, Keimdrüsen, Brustdrüsen etc.);

Ausblenden des Keloids mit Bleifolien; Abschirmen anderer Körperpartien; Ausbildung des Arztes nach den festgelegten Vorschriften des Strahlenschutzes. Die Dosis liegt bei etwa 400–500 R alle 4 Wochen, bei großflächigen Keloiden 200 R, bis zu einer Gesamtdosis von 1200–1600 R, maximal jedoch 1800 R.

Röntgenbestrahlung nach operativer Entfernung von Keloiden in Kombination mit Glukokortikosteroiden

Sind Keloide bereits älter als 6 Monate, wird folgende Therapiemodalität empfohlen: Exzision des Keloids, aber zunächst keine prophylaktische Röntgenbestrahlung, jedoch nach abgeschlossener Wundheilung die intraläsionale Injektion von Glukokortikosteroidkristallsuspension (z. B. Volon A 10), verdünnt mit physiologischer Kochsalzlösung und/oder einem Lokalanästhetikum (s. unten). Sollte sich nach erfolgter Exzision und intraläsionaler Steroidinjektion doch eine Keloidneigung abzeichnen, wird eine Röntgenbestrahlung durchgeführt (Strahlenqualität in KV, GHWT, HWD: s. oben): In monatlichen Abständen 3- bis 4mal werden dabei jeweils 400–500 R appliziert: oder 7 bis 14 Tage nach der Exzision täglich bis wöchentlich jeweils 200 R bis zu einer Dosis von 1200–1600, maximal 1800 R.

Laserstrahlen

Bei fast jeder neuen Entwicklung auf technischem oder therapeutischem Gebiet folgt der Phase der Euphorie und manchmal unkontrollierten Therapieempfehlung nach einer gewissen Zeit die etwas ausgewogenere Stellungnahme. Die Behandlung mit Laserstrahlen ist hierfür ein gutes Beispiel. Neben der Verödung von Gefäßmälern (Naevi flammei), die mit Laserstrahlen in bestimmten Fällen ausgezeichnete Erfolge bringt, werden als weitere Indikationen Falten in alternder Haut, Ulcus cruris und Keloide genannt. Eine Übersicht über die Kontrolle des Bindegewebsmetabolismus mit Laserstrahlen (Abergel et al. 1984) versucht die Indikation dieser Therapieform bei Keloiden zu untermauern. Diese Meinung wird jedoch von anderen Autoren nicht geteilt. Zur Keloidbehandlung wurden die Argonlaser und der Neodym-Yak-Laser eingesetzt. Da die bestrahlten Keloide zwar oft flacher, in vielen Fällen jedoch breiter wurden, gelten Keloide heute nicht mehr als Indikation für eine Laserstrahlenbehandlung. Laseranwendungen können bei prädisponierten Patienten sogar Narben hervorrufen (hypertrophische Narben oder echte Keloide), wie sich im Verlauf der Argonlasertherapie von Feuermälern im Gesicht zeigte. Die Laserausrüstung ist zudem sehr teuer und das Verfahren sehr aufwendig. Erstaunlich günstige Erfolge wurden 1985 mit CO_2-Lasern gemeldet; die entsprechenden Publikationen stehen noch aus.

Kryochirurgie

Die Kryochirurgie ist durch verbesserte Geräte, Thermosonden und die Ausbildung von Ärzten in dieser speziellen Technik zu einem wichtigen Therapieverfahren geworden, das einen festen Platz besonders bei der Behandlung von Schleimhaut-

und Hauttumoren hat (Breitbart 1983). Auch an der Düsseldorfer Hautklinik wird diese Technik bei entsprechender Indikation, manchmal auch bei Keloiden eingesetzt. Wiederholte Gefrier- und Auftauzyklen, richtige Temperaturkontrolle in und um die Keloide, Schutz der gesunden Umgebung durch Pelotten und gute postoperative Wundversorgung können zu befriedigenden Ergebnissen führen. Kryochirurgie ist mit starker Ödementwicklung, Wundschmerz, tiefer Wundnekrose, langsam heilenden Wunden und Hyper- und Hypopigmentierungen verbunden.

Glukokortikosteroide

Das von den Dermatologen wahrscheinlich am häufigsten praktizierte Verfahren in der Keloidtherapie besteht in der lokalen oder intraläsionalen Glukokortikosteroidbehandlung. Drei Anwendungsmöglichkeiten haben sich durchgesetzt:

Pflaster. Ein spezielles Pflaster (Sermaka-Folie), in das pro Quadratzentimeter 4 µg Fludroxycortid inkorporiert ist, wird, genau der Größe und Form des Keloids entsprechend zugeschnitten, aufgeklebt und ggf. durch ein weiteres Pflaster (Fixomull) fixiert. Es soll 24–72 h lang einwirken. Die Behandlung kann nach 12–24 h wiederholt werden für die Dauer von 2 bis 6 Wochen. Sitz und Größe des Keloids bestimmen die Dauer der Behandlung. Als Nebenwirkungen gelten Hypopigmentierung der umgebenden gesunden Haut sowie Hautatrophie und Teleangiektasienbildung.

Okklusivtechnik. Große Keloide werden zweckmäßigerweise mit einer glukokortikosteroidhaltigen Salbe oder Creme behandelt, unter Umständen mit Abdeckung der Umgebung mit harter Zinkpaste. Darüber wird eine Plastikfolie (Occlufol) und/ oder gewöhnliche Haushaltsfolie gelegt und mit Pflastern, Mullbinden, TG-Schlauchverbänden oder Binda-Netzen fixiert. Auch hier wird der Verband für 12–36 h belassen. Zeitdauer der Therapie und Nebenwirkungen sind ähnlich wie bei der Anwendung der glukokortikosteroidhaltigen Pflaster.

Intraläsionale Injektion. Sie ist vielleicht die wirksamste und am häufigsten einzusetzende Behandlung der Keloidtherapie. Bevorzugt wird Volon A 10 Kristallsuspension verwendet, mit physiologischer NaCl und/oder einem Lokalanästhetikum (Meavarin 0,5/1,0% oder Scandicain 0,5/1,0% ohne Adrenalin) im Verhältnis 1:2 bis 1:4 verdünnt. Auch andere Handelspräparate können benutzt werden (Betnesol Kristallsuspension, Celestan Depot, Delphicort 25, Diprosone Depot, Hostacortin H 10 mg, Lederlon 5–20, Monocortin Depot, Urbason etc.). Zur besseren Handhabung werden eine 5-ml-Spritze und eine nicht zu dünne Kanüle gewählt. Die Suspension wird streng intraläsional injiziert. Der häufigste Fehler bei dieser Behandlung ist eine peri- oder subläsionale Anwendung sowie der Einsatz unverdünnter oder zu hoher Mengen der Suspension. Die Injektionsfrequenz hängt von der Keloidlokalisation oder dem Keloidtyp ab: meist alle 2–3 Wochen 2- bis 5mal. Als Nebenwirkungen sind zu beachten: Schmerzhaftigkeit beim Infiltrieren des Keloids, Atrophie des Keloids mit Überkorrektur, Atrophie der gesunden umgebenden Haut oder sogar Lipoatrophie bei falscher Injektionstechnik und unverdünnter Suspension.

Druckverband

Vielleicht wirksamer als allgemein bekannt, jedoch aufwendig und an eine gute Kooperation des Patienten gebunden, ist die Druckverbandtechnik. Konsequenter
Druck bringt viele hypertrophische Narben und Keloide zur Rückbildung. Hierfür
werden Schablonen, Pelotten, Pflaster, Platten, Binden, Kompressionsstrümpfe,
-hosen oder andere, der besonderen Körperlokalisation und Keloidausdehnung an-
gepaßte Hilfsmittel verwendet. Der Kompressionsdruck sollte Tag und Nacht über
viele Monate einwirken. Nachteilig sind die lange Behandlungsdauer, die ständigen
Kontrollen sowie die Bewegungseinschränkung. Gerade bei großflächigen hypertrophischen Narben und Keloiden im Kindes- und Jugendalter bringt diese Technik gute Erfolge.

Orgotein

Die neueste Empfehlung zur Keloidtherapie besteht in der intraläsionalen Injektion von Orgotein (Grösser et al. 1984). Es handelt sich um das Enzym Superoxid-
Dismutase, einem aus Rinderleber gewonnenen kupfer- und zinkhaltigen Protein
(Bartsch et al. 1981; Flohe u. Loschen 1981; Huber 1981). Als zugelassene Indikation des Präparates werden Arthrosen, Arthritis, Bursitis, Zystitis und Proktitis genannt. Auch bei der Behandlung der Induratio penis plastica wird die Substanz eingesetzt (Landthaler 1984).

Bei der Keloidtherapie wird Orgotein (Peroxinorm 4 mg oder 8 mg), mit 1–2 ml
physiologischer NaCl-Lösung verdünnt, intraläsional injiziert, und der Vorgang alle 1–2 Wochen etwa 6- bis 10mal wiederholt. Nebenwirkungen sind Hämatombil-
dung durch die Injektion und allergische Reaktionen, da es sich um ein Fremdpro-
tein handelt, die bis zum allergischen Schock gehen können (Grösser et al. 1984).

Varia

Die Liste der Empfehlungen zur Keloidtherapie ist außerordentlich vielfältig und
umfangreich. Viele Ärzte teilen besondere Erfolge mit der einen oder anderen Technik mit, oft begründet auf persönliche Erfahrungen. Kontrollierte Wirksamkeitsstu-
dien liegen dabei meist nicht vor. Weitere mögliche Behandlungsmodalitäten, die
von Patienten gerne akzeptiert werden, sind das Einmassieren von sog. Narbenbe-
handlungsmitteln, die u. a. Heparinoide und Hyaluronidase enthalten. Als Beispiele seien genannt: Antiphlogistika (Lasonil: Heparinoide und Hyaluronidase),
Wundbehandlungsmittel (Emdecassol); Keratolytika (Calmurid und Calmurid HC
Salbe: Harnsäure, Milchsäure, Betain mit und ohne Hydrokortison).

Der Erfolg der Keloidbehandlung soll erst Jahre nach Abschluß der ärztlichen
Bemühungen bewertet werden, um nicht zu früh optimistische Darstellungen zu geben. Vier Jahre werden als Nachbeobachtungszeitraum genannt. Die Erfahrung hat
gezeigt, daß Unfallnarben und postoperative Narben im Laufe der Zeit weicher,
blasser und flacher werden.

Literatur

Abergel RP, Meeker CA, Lam TS, Dwyer RM, Lesavoy MA, Uitto J (1984) Control of connective tissue metabolism by lasers: Recent developments and future prospects. J Am Acad Dermatol 11: 1142–1150

Bartsch G, Menander-Huber W, Marberger H (1981) Orgotein, new drug for the treatment of Peyronie's disease. Eur J Rheumatol Inflamm 4: 250–259

Braun-Falco O, Goldschmidt H, Lukacs S (1976) Dermatologic radiotherapy. Springer, Berlin Heidelberg New York, pp 108–110

Breitbart EW (1983) Kryochirurgie: Methodik und Ergebnisse. Hautarzt 34: 612–619

Flohe L, Loschen G (1981) Der therapeutische Wirkungsmechanismus von exogen zugeführter Superoxiddismutase: Befunde und Ausblicke. Eur J Rheumatol Inflamm 4: 183–200

Friederich HC, Horn W (1973) Narben, Keloide und Atrophien des Hautorgans. In: Braun-Falco O, Petzoldt D (Hrsg) Fortschritte der praktischen Dermatologie und Venerologie, Bd 7. Springer, Berlin Heidelberg New York, S 93–101

Grösser A, Stark F, Landthaler M (1984) Behandlung von hypertrophen Narben und Keloiden mit Orgotein. Hautarzt 35: 377–378

Huber W (1981) Orgotein-(bovine Cu-Zn superoxyde dismutase) anti-inflammatory protein drug: Discovery, toxicology and pharmacology. Eur J Rheumatol Inflamm 4: 173–182

Janssen de Limpens AMP (1983) Scars, hypertrophic scars and keloids. Chir Plast 7: 223–232

Keller P (1952) Die Behandlung der Haut- und Geschlechtskrankheiten in der Sprechstunde. Springer, Berlin Göttingen Heidelberg

Kerl H, Auböck L, Bayer U (1981) Über die Entstehung und Behandlung pathologischer Narben – klinische und mikromorphologische Untersuchungen. Z Hautkr 56: 282–300

Landthaler M (1984) Behandlung der Induratio penis plastica. Hautarzt 35: 327–328

Nichtablative, formverändernde Mammaeingriffe im Gesamtspektrum gynäkologischer Operationen

S. POTTHOFF, L. BECK und H. G. BENDER

Die Brustchirurgie wurde an der hiesigen Frauenklinik erst wieder eingeführt, nachdem Herr Professor Beck 1971 die Leitung der Klinik übernommen hatte.

Da die plastische und Wiederherstellungschirurgie in dieser Region in erster Linie von der Westdeutschen-Kieferklinik unter Betonung der Operationen im Kopf- und Halsbereich vertreten wurde, sahen wir bald die Notwendigkeit, – wie auch andere Universitäts-Frauenkliniken – die plastischen Eingriffe an der Brust mit in unser operatives Spektrum aufzunehmen.

Fritjof Capra: „Wir können eigentlich nie über die Natur sprechen, ohne auch über uns selbst zu reden." [11] Diese ursprünglich von Heisenberg formulierte Erkenntnis fand bei den Vorbereitungen zu diesem Vortrag und in den dargestellten Ergebnissen wieder ihre volle Bestätigung: Anders als bei medizinisch unumgänglichen Eingriffen, wie z. B. beim Karzinom oder Uterus myomatosus mit ausgeprägter Blutungsanämie wird die Indikation zu einem plastischen Eingriff an der Brust im wesentlichen von dem Wunsch der Patientin getragen, in dem immer somatische, psychische und soziale Teilaspekte bewußt oder unbewußt, mehr oder weniger ausgeprägt zum Ausdruck kommen: die zu kleine Brust; die große schwere Brust; Schmerzen; Haltungsbeschwerden; Minderwertigkeitsgefühle; der Ehemann; der Partner; die Freunde; die Mode; Bilder in illustrierten Zeitungen; der Wunsch, sich sportlich zu betätigen; um einige wiederholt vorgetragene Wünsche zu erwähnen. Gerade beim Wunsch nach Verkleinerung und Vergrößerung tritt oft die heute in der Gesellschaft weitverbreitete Einstellung zutage: „Machen, was technisch machbar ist." Eigene psychische Probleme und solche mit der Umwelt, dem Partner werden neben perfektionistischen Normvorstellungen vom äußeren Erscheinungsbild auf die Brust projiziert.

Die Ergebnisse spiegeln aber auch die subjektive Einstellung der Person des Arztes wider. So mag der Arzt mehr zu der Einstellung tendieren, der Patientin würde er am meisten helfen, wenn er ihren Wünschen möglichst weit entgegenkommt. Kann in manchen Situationen aber nicht eine die Operation versagende Entscheidung des Arztes für die Patientin mehr Hilfe bedeuten, selbst wenn der Arzt die Wünsche und Vorstellungen der Patientin verstehen und nachvollziehen kann?

Der individuellen Situation der einzelnen Patientin wird der Arzt am ehesten gerecht, wenn er in einem ausführlichen Gespräch mit der Patientin, falls sie es wünscht, mit ihrem Ehemann die vorgetragene Problematik und das operative Vorgehen am besten anhand von Abbildungen durchspricht.

Universitäts-Frauenklinik, Moorenstr. 5, D-4000 Düsseldorf 1

Augmentationsplastik

Von den 79 Augmentationsplastiken (Abb. 1) lag bei 20 Patientinnen, also 25%, eine einseitige Mikromastie vor als angeborener Defekt, als Zustand nach Bestrahlung vor der Entwicklung der Brust infolge eines Hämangioms oder wegen Hautverbrennungen. Die übrigen 59 Patientinnen erhielten die Augmentationsplastik wegen beidseitiger Mikromastie.

Wir legen die Prothesen von einem Hautschnitt oberhalb der lateralen Submammafalte ein. Als Prothesen wurden in den meisten Fällen Silastikgelprothesen verwandt, nur in einigen Fällen zweikammerige. Auch wurden fast alle Prothesen präpektoral gelegt. Immer legten wir, wie auch bei allen anderen plastischen Eingriffen, eine Redondrainage, die nach 24 spätestens 48 h entfernt wurde. Eine konstriktive Kapselfibrose trat bei 14% der Patientinnen auf, so daß eine erneute Operation notwendig wurde. In diesen Fällen haben wir die Kapseln zirkulär durchtrennt oder die Prothesen lediglich durch kleinere ersetzt.

Von 14 Patientinnen mit Augmentationsplastik liegen psychiatrische Befunde von Herrn Professor Molinski oder Herrn Dr. Dmoch aus unserem Hause vor, welche die Indikation von psychiatrischer Seite bestätigen und keine Kontraindikation gegen den Eingriff sehen.

Geht man die Befunde durch, so handelt es sich trotz aller individuellen Differenziertheit um depressiv strukturierte, unsichere Patientinnen mit geringem Selbstwertgefühl, was oft auch schon in der Körperhaltung und der Sprache deutlich wurde. Die Patientinnen erhoffen sich von der operativen Korrektur der Brüste eine nachhaltige Stärkung ihres Selbstbewußtseins, einzelne auch mehr Zuwendung vom Partner oder Ehemann.

Wir sind nicht der Meinung, daß die operative Beseitigung der Mikromastie geeignet ist, die depressive Persönlichkeitsstruktur aufzuheben. Die Operationen werden durchgeführt unter der Vorstellung, daß der Eingriff – verstanden als somati-

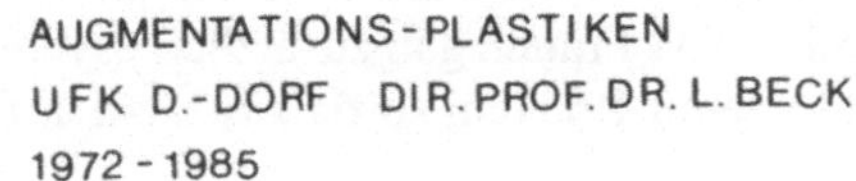

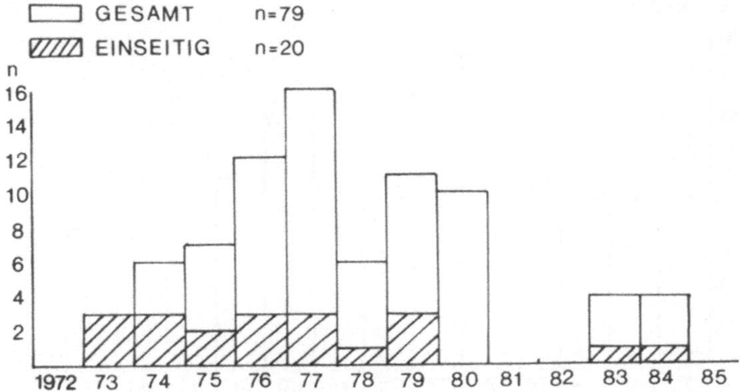

Abb. 1. Zahl der Patientinnen mit Augmentationsplastiken 1972–1985

sche Komponente einer ganzheitlichen Therapie im Sinne bio-psycho-sozialer Medizin – hilfreich die psychische Stabilisierung der Patientin unterstützen kann [18]. Die Operation erscheint uns inadäquat, wenn der Arzt bei schwerwiegender depressiver Struktur der Patientin den Wunsch zur Vergrößerung allein aufgrund der Größe der Brust nicht nachvollziehen kann. Auch wenn die Erwartungen an die Operation seitens der Patientin so unrealistisch überhöht erscheinen, daß nach der Operation mit erneuten Schwierigkeiten, jetzt aber wegen der Operationsfolgen, zu rechnen ist, halten wir es für ratsam, von der operativen Korrektur Abstand zu nehmen. Diese Empfehlungen gelten für alle plastischen Eingriffe.

Reduktionsplastik

Die Reduktionsplastiken haben wir anfangs nach der von Strömbeck angegebenen Methode operiert [37, 38]. Die obere Resektion haben wir aber bald aufgegeben und dünnen in diesem Bereich die Brust nur noch von hinten her aus. Die Schablone von Strömbeck [37] verwenden wir eigentlich nur noch zur Abmessung der Zirkumferenz des zu deepithelisierenden Hautbezirks zur Aufnahme der Mamille. Mit zunehmender Erfahrung wird die Messung immer mehr durch Augenmaß ersetzt.

Insgesamt haben wir bei 272 Patientinnen Reduktionsplastiken durchgeführt (Abb. 2). Die Frequenz ist über die Jahre etwa konstant geblieben mit ca. 20 Plastiken pro Jahr.

Die Altersverteilung (Abb. 3) der Patientinnen mit Reduktionsplastiken ist anders als bei den Patientinnen mit Augmentationsplastiken. Die meisten Augmentationsplastiken fielen mit 76% in die Gruppe der 20–39jährigen, dagegen macht diese Altersgruppe nur 52% der Reduktionsplastiken aus.

Bei der Indikation (Tabelle 1) standen an erster Stelle (132 Patientinnen) somatische Beschwerden bedingt durch die Größe der Brüste in Verbindung mit Haltungsbeschwerden. Bei 109 Frauen war die Größe der Brüste die alleinige Indikation. Ein geringer Teil von 31 Frauen gab zusätzlich psychische Probleme an. Dieses waren Frauen mit kleineren Brüsten, so daß zusätzlich die psychische Indikation

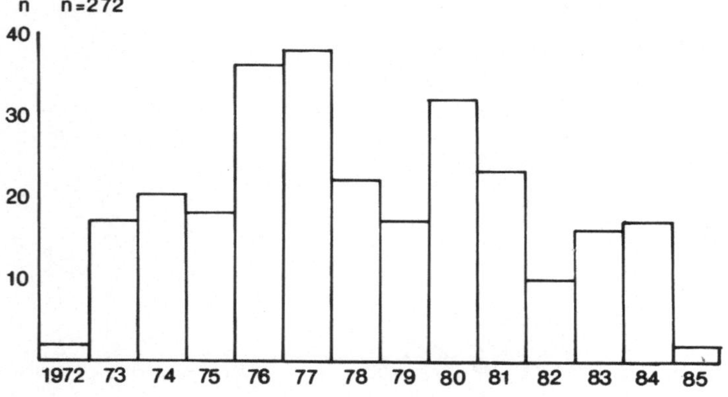

Abb. 2. Zahl der Patientinnen mit Reduktionsplastiken 1972–1985

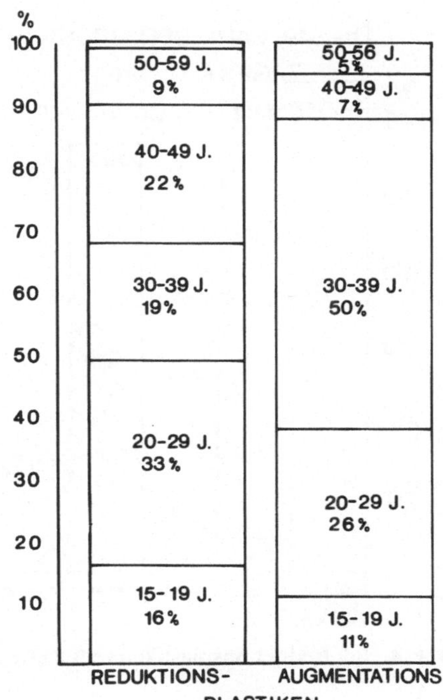

Abb. 3. Altersverteilung der Patientinnen mit Augmentations- und Reduktionsplastiken 1972–1985

Tabelle 1. Indikationen zur Reduktionsplastik 1972–1985

Somatische und statische Beschwerden	132
Somatische Beschwerden	109
Somatische, statische und psychische Beschwerden	16
Somatische und psychische Beschwerden	15

aufgeführt wurde, um den Eingriff zu rechtfertigen. Besondere Probleme bieten in diesem Zusammenhang immer wieder Situationen, wenn Mütter, auch Eltern mit ihren 16–18 Jahre alten Töchtern kommen, mit der Bitte, um Brustverkleinerung bei der Tochter, die Töchter selbst aber den Wunsch nicht vorbringen. Diesen „jungen Mädchen" gerecht zu werden, erscheint mir recht schwierig.

Bei den Reduktionsplastiken wurden die einzelnen Brüste bis auf Ausnahmen um mehr als 200 g Gewebe verkleinert (Abb. 4). An 50 Brüsten wurde lediglich eine Hautreduktion vorgenommen. Bei nur 4% der Brüste wurden bis 199 g Gewebe entfernt, bei 25% 200 bis 499 g, bei 49% 500 bis 999 g, bei 17% 1000 bis 1499 g. Die größte Menge von entferntem Gewebe betrug 3000 g pro Seite. Größere Brüste wiesen im allgemeinen eine ausgeprägte Ptose auf, so daß die Mamillen nicht gerade nach oben versetzt werden können. Wir verwenden in diesen Fällen nicht die Operationstechnik nach McKissock [24], sondern bevorzugen die Teilrotation der Mamille, wobei der laterale, die Mamille versorgende Gewebeschenkel, durchtrennt wird. Abhängig von der Größe der Brust und damit der reduzierten Menge Gewebe ist es häufiger notwendig, den lateralen Schenkel zu durchtrennen (schraffierter Anteil der Säulen in der Abbildung). Wurden 200 bis 499 g Brustgewebe entfernt, muß-

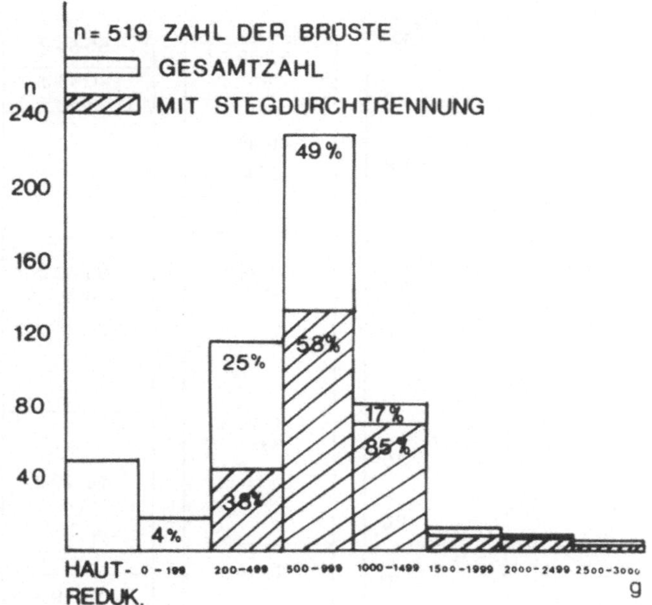

Abb. 4. Bei Reduktionsplastiken reduzierte Menge Brustgewebe 1972–1985

Tabelle 2. Mamillennekrosen bei Reduktionsplastiken 1972–1985 (n = 469 Brüste, Mamillennekrosen n = 7)

1973	1100 g
1973	700 g
1973	980 g
1975	1450 g
1975	1230 g
1980	2380 g
1980	2250 g

te in 38% der Fälle der laterale Schenkel durchtrennt werden. Bei Reduktionsmengen von 500 bis 999 g wurde die Durchtrennung in 58% der Fälle und bei Reduktionsmengen von 1000 bis 1499 g in 85% der Fälle erforderlich.

Die schwierigste Komplikation bei der Reduktionsplastik ist die Mamillennekrose. Von den 469 Brüsten mit Reduktion von Brustgewebe (die Reduktionen, bei denen nur Haut reduziert wurde, sind in der Zahl nicht enthalten) wurde an 7 Brüsten die Mamille postoperativ nekrotisch (Tabelle 2), das sind 1,5%. Die Gefahr der Mamillennekrose steigt mit der Menge des reduzierten Gewebes, worauf wiederholt in der Literatur hingewiesen wurde [40].

Daneben ist die Erfahrung des Operateurs ein wesentlicher Faktor, ein Faktor, der in den meisten wissenschaftlichen Veröffentlichungen in der Medizin unberücksichtigt bleibt.

Die kürzlich veröffentlichte Absprache [25] zwischen der Deutschen Gesellschaft für Gynäkologie und Geburtshilfe und der Deutschen Gesellschaft für Chirurgie sowie dem Berufsverband Deutscher Chirurgen und dem Berufsverband der Frauenärzte hinsichtlich der plastischen Eingriffe an der weiblichen Brust interpretieren wir so, daß der Gynäkologe die Eingriffe vornehmen soll, der sie gelernt hat und dazu gehört Erfahrung! Aus diesen Gründen werden die plastischen Eingriffe an der Brust bei uns nur von Professor Beck und den Oberärzten vorgenommen. Die Abnahme der Mamillennekrosen in den letzten Jahren führen wir neben der zunehmenden Erfahrung der Operateure hauptsächlich auf die oben bereits erwähnte Abänderung der ursprünglichen Operationstechnik nach Strömbeck zurück.

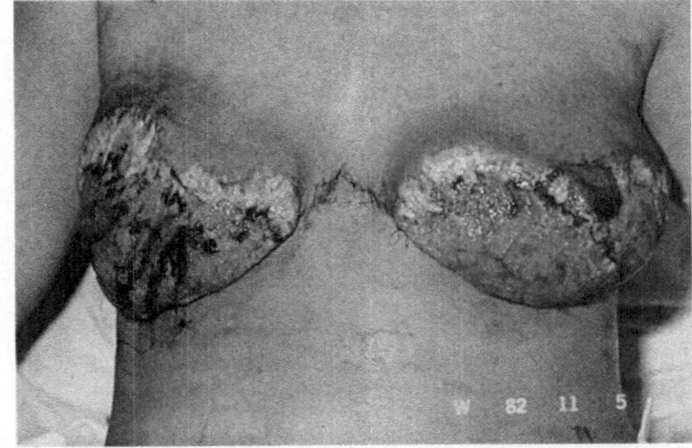

Abb. 5. Pyoderma gangränosum 8. Tag postoperativ

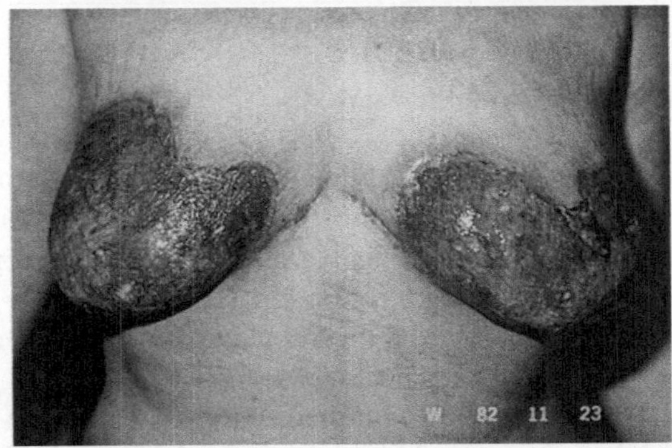

Abb. 6. Pyoderma gangränosum 14. Tag nach Therapiebeginn

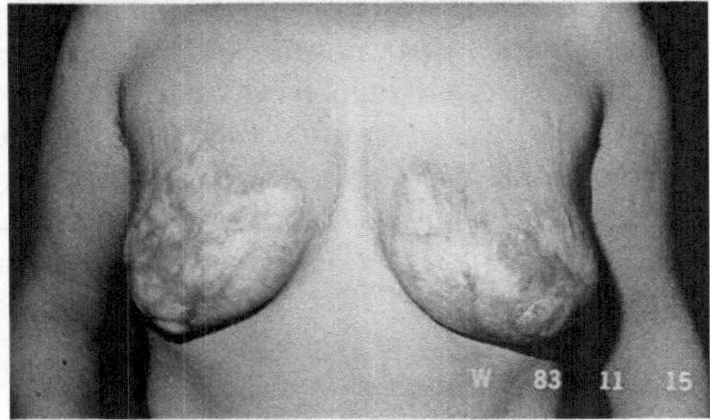

Abb. 7. Pyoderma gangränosum 1 Jahr nach abgeschlossener Therapie

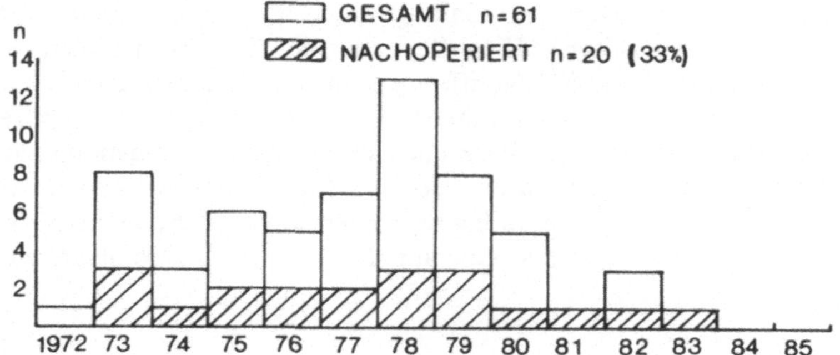

Abb. 8. Zahl der Patientinnen mit subkutaner Mastektomie 1972–1985

Tabelle 3. Indikationen zur subkutanen Mastektomie 1972–1985

Mastopathie Grad III nach Prechtel	21
Mikrokalzifikationen	10
Multiple Zysten	2
Multiple Fibroadenome	5
Karzinophobie	3
Kontralaterale Ablatio	2
Zustand nach Reduktionsplastik	1
Lobuläres Carcinoma in situ	17

Pyoderma gangränosum

Ein sehr seltenes Krankheitsbild, das im Zusammenhang mit Reduktionsplastiken in Düsseldorf 2mal aufgetreten ist, sich aber bei allen anderen Läsionen der Haut entwickeln kann, ist das Pyoderma gangränosum. Ein sehr schwerer Verlauf bei einer 17jährigen Patientin in der Frauenklinik der Kliniken der Landeshauptstadt in Düsseldorf-Gerresheim, Chefarzt Prof. Dr. W. Gerteis, brachte uns auf die Idee bei einer Patientin in unserer Klinik. Die Abb. 5–7 zeigen die 17jährige Patientin am 8. Tag nach der Reduktionsplastik, 14 Tage nach immunsuppressiver Therapie und 1 Jahr später. Die Abbildungen verdanken wir Herrn Oberarzt Dr. W. Audretsch [1]. Beim Pyoderma gangränosum, auch vikariierende Pyodermie genannt, handelt es sich um eine Autoimmunerkrankung, wobei die Haut nach Verletzungen ulzerös zerfällt. Die Diagnose wurde bei beiden Patientinnen von Kollegen der Universitäts-Hautklinik, Direktor Prof. Dr. G. Plewig, gestellt. Auf Empfehlung der Hautklinik erfolgte eine immunsuppressive Therapie. Eine operative Korrektur ist wegen der Gefahr eines Wiederauftretens des Pyoderma gangränosum nicht möglich.

Subkutane Mastektomie

Seit 1972 wurden 61 subkutane Mastektomien (Abb. 8) durchgeführt. Davon wurden wegen unbefriedigender Spätresultate bzw. Beschwerden aufgrund der Kapselfibrosen (schraffierter Anteil der Säulen) bei 33% operative Revisionen notwendig.

In der Tabelle der Indikationen zur subkutanen Mastektomie (Tabelle 3) haben wir die verschlüsselten Indikationen aufgeführt, die an 1. Stelle standen, so wie sie die Dokumentationsassistentin aus den Krankenblättern entnommen hat. Geht man die Akten im einzelnen durch, erkennt man die Komplexität der Indikationen. Die einzelne Diagnose setzt sich aus einer Summe von mehreren Einzelfaktoren zusammen wie z. B. wiederholte Probeexzisionen, Karzinophobie, familiäre Belastung usw.

Bei der Durchführung der subkutanen Mastektomie sind 2 Gesichtspunkte zu berücksichtigen: Auf der einen Seite sollte der Drüsenkörper möglichst vollständig entfernt werden, auf der anderen Seite erwartet die Patientin ein kosmetisch akzeptables Ergebnis [29]. Das operative Vorgehen hängt von der Größe der Brust ab. Bei großen Brüsten ist neben der Entfernung des Drüsenkörpers zusätzlich eine Hautreduktion erforderlich. Bei 37 Patientinnen, das sind 61%, wurde der Drüsenkörper primär durch eine Prothese ersetzt. Anfangs bevorzugten wir überwiegend die präpektorale Position der Prothesen. Aufgrund der großen Zahl nicht befriedigender kosmetischer Resultate wurden später die Prothesen subpektoral eingelegt. Bei 2 Patientinnen boten sich Fettlappen zum Aufbau an.

Die anfangs wohl aufgrund zu einfacher mechanischer Vorstellungen an die subkutane Mastektomie gestellten Erwartungen waren vom kosmetischen Ergebnis her allgemein enttäuschend. Psychologische Nachuntersuchungen von Perez-Gay [26] ergaben auch, daß die Brüste nach der subkutanen Mastektomie ihre psychische und körperliche Bedeutung als Sexualorgane in den meisten Fällen verloren hatten. Der 1975 von uns veröffentlichte Indikationskatalog [29] war nach unserer heutigen Einstellung zu weit gegriffen. Heute raten wir einer Frau zu einer subkutanen Mastektomie nur noch unter strenger Indikationsabwägung.

Rekonstruktion der Brust nach Ablatio mammae

Die Rekonstruktion der weiblichen Brust nach einer Ablatio mammae wegen Mammakarzinoms umfaßt 3 Schritte:
1. die Bildung einer ausreichend großen Hauttasche, 2. den Ersatz der Brustdrüse, und 3. die Rekonstruktion der Areola und Mamille. Für ein befriedigendes kosmetisches Ergebnis mit Seitengleichheit ist oft zusätzlich eine Formanpassung der kontralateralen Brust erforderlich.

Der ausdrückliche Wunsch der Patientin stellt auch hier die Indikation zur Rekonstruktion dar. Das Stadium des Karzinoms spielt für die Indikation, auch für den Zeitpunkt der Operation eine untergeordnete Rolle. Auch Patientinnen mit schlechter Prognose sollte man bei dringendem Wunsch zum Wiederaufbau die Rekonstruktion nicht vorenthalten.

Die Empfehlungen vieler Kliniken gingen vor Jahren dahin, mit der Rekonstruktion 6–12 Monate nach der Amputation zu warten, weil dann die Narbenbildung durch die Ablatio abgeschlossen ist, die Haut sich wieder gelockert hat und Nachbehandlungen wie adjuvante Chemotherapie und Nachbestrahlung abgeschlossen sind. Die Unsicherheit, ob die Rekonstruktion nicht die Prognose ungün-

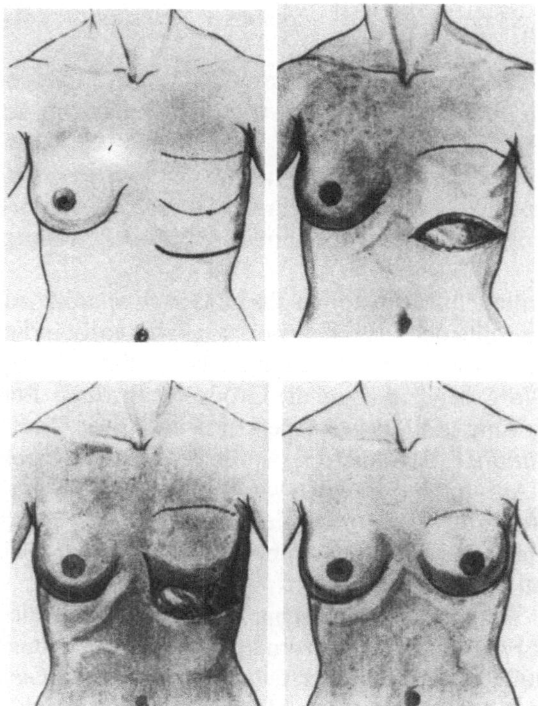

Abb. 9. Abdominothorakale Verschiebeplastik nach Bohmert

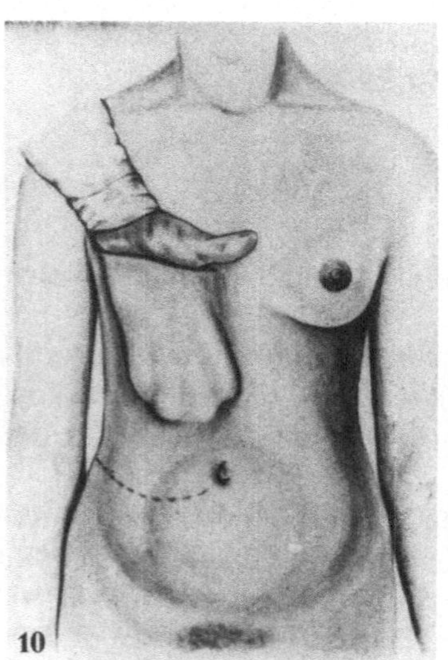

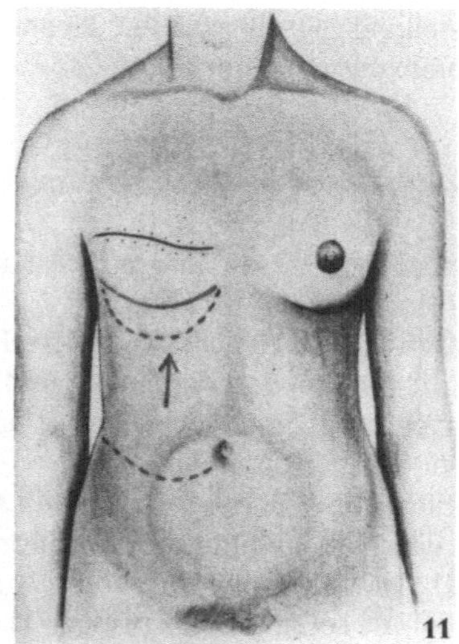

Abb. 10. Abdominothorakale Verschiebeplastik nach Lemperle
Abb. 11. Verschiebeplastik nach Lemperle

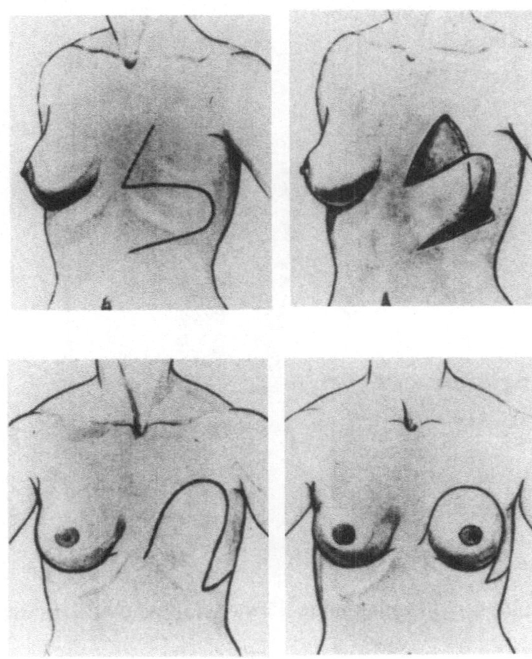

Abb. 12. Thorakoepigastrische Rotationslappenplastik nach Bohmert

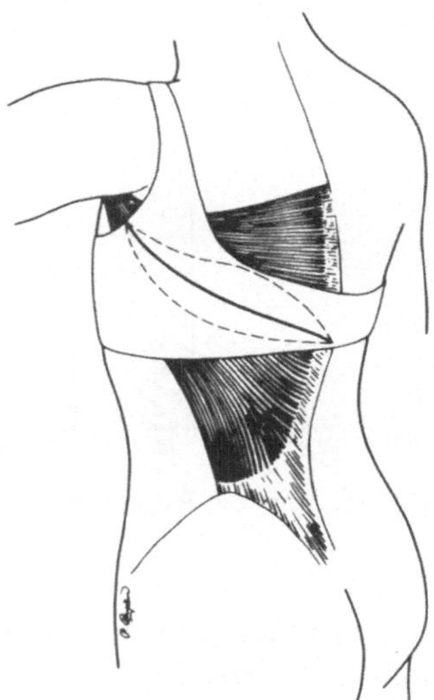

Abb. 13. Schwenklappenplastik mittels muskulokutanem Latissimus-dorsi-Insellappen nach Bostwick

stig beeinflussen könnte, mag mit dazu beigetragen haben. Inzwischen haben Studien von Kubli [19] sowie Lejour [21] zeigen können, daß die Prognose der Patientinnen hinsichtlich Überlebensrate, Fernmetastasen und Lokalrezidiven durch die Rekonstruktion nicht verschlechtert wird, hinsichtlich der Lokalrezidive eher günstiger ist. Die Rekonstruktion wird heute, außer bei der selten noch notwendigen Nachbestrahlung, schon frühzeitig empfohlen. Je länger mit der Rekonstruktion gewartet wird, um so weniger Frauen machen davon Gebrauch.

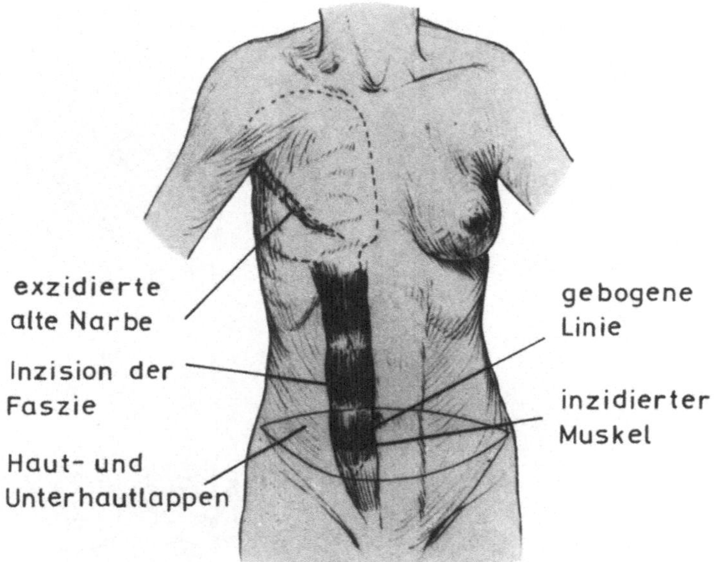

Abb. 14. Muskulokutane Schwenklappenplastik mittels M. rectus abdominis

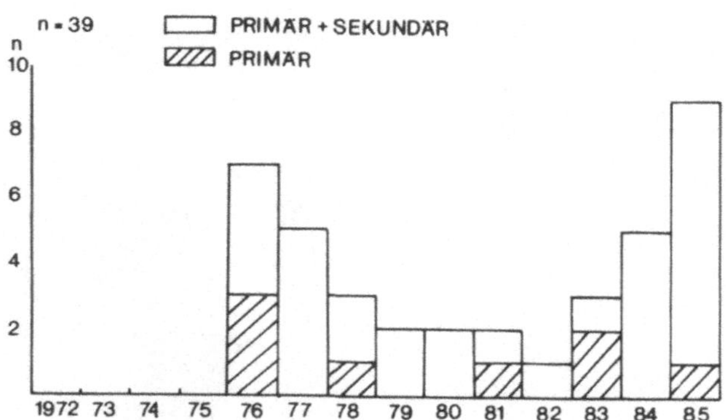

Abb. 15. Zahl der Patientinnen mit Brustrekonstruktion nach Ablatio mammae 1972–1985

Zur Bildung einer Hauttasche zur Aufnahme der Prothese als Ersatz für das Volumen der Brustdrüse sind verschiedene Verfahren entwickelt worden:
1. die abdominothorakale Verschiebeplastik nach Bohmert (Abb. 9) [3],
2. die abdominothorakale Verschiebeplastik nach Lemperle (Abb. 10 und 11) [22],
3. die thorakoepigastrische Rotationslappenplastik nach Bohmert (Abb. 12) [6, 7],
4. die Schwenklappenplastik mittels muskulokutanem Latissismus-dorsi-Insellappen nach Bostwick (Abb. 13) [8],
5. die muskulokutane Schwenklappenplastik mittels M. rectus abdominis (Abb. 14) [17, 33].

Alle diese Verfahren haben den Nachteil, daß zusätzlich Narben entstehen. Bei den muskulokutanen Schwenklappenplastiken fehlen Studien mit langen Beobach-

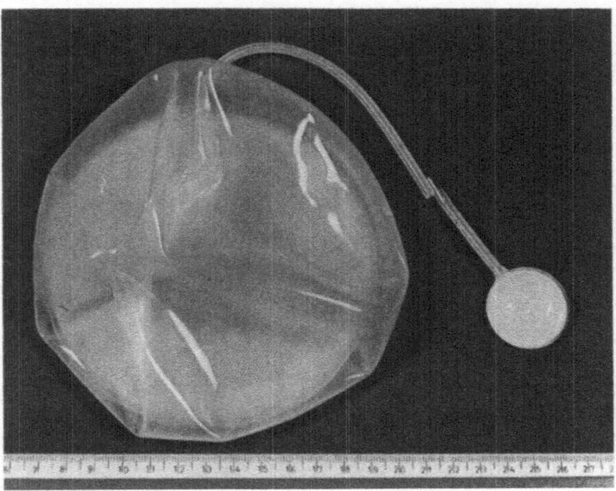

Abb. 16. Hautexpander

tungszeiten über die funktionellen Ausfälle durch die Entfernung der entsprechenden Muskeln.

Wir haben insgesamt 39 Rekonstruktionen der Brust durchgeführt (Abb. 15).
Seit 1983 verwenden wir ausschließlich den Hautexpander [32]. Die derzeit elegan-
teste und neueste Methode zur Bildung einer Hauttasche zur Aufnahme der Prothese und Schaffung einer Brustwölbung scheint uns die Verwendung des Hautexpanders zu sein [32]. Dabei wird der Hautexpander aus Silikon (Abb. 16) submuskulär
gelegt mit einem kleinen Pilotballon an der seitlichen Thoraxwand. Über den Pilotballon wird durch Injektion von 0,9%iger Natriumchloridlösung in Abständen von
14 Tagen der Expander aufgefüllt. Die Haut wächst wie in der Adoleszenz nach.
Hiermit lassen sich vor allem auch große Brustvolumina wiederherstellen und man
erreicht eine recht natürliche Brustform ohne zusätzliche Narben. Den Hautexpander gibt es in verschiedenen Größen in 100 ml Stufen. Bei der Einlage wird der Expander so weit aufgefüllt, daß keine Falten mehr da sind, das sind ca. 150 bis
180 ml. 4–6 Wochen später werden in Abständen von 14 Tagen 20–30 ml 0,9%ige
Natriumchloridlösung injiziert. Eine natürliche und etwas ptotische Brustform ohne gravierende Kapselfibrose wird man am ehesten erreichen, wenn der Expander
um ein Volumen aufgefüllt wird, das 150–200 ml größer ist als die endgültige Prothese. Auf jeden Fall sollten zwischen der letzten Auffüllung und dem Auswechseln
des Expanders gegen eine endgültige Silikonprothese 4–6 Wochen Abstand liegen.

Wir haben uns einmal von einer Patientin drängen lassen, diesen Zeitabstand
nicht einzuhalten, so daß die Kapsel nachher zu sehr schrumpfte und die Brust zu
klein wurde. Man plant am besten von vornherein für die Gesamtmaßnahme eine
Dauer von 6 Monaten ein. Wird die Rekonstruktion mittels Hautexpander erwogen, ist darauf zu achten, daß die Gefäß- und Nervenversorgung des M. pectoralis
major bei der Brustamputation geschont wird, da sonst ein Teil des M. pectoralis
major atrophisch werden kann.

Durch die Spannung der Narbe nach einem Thoraxquerschnitt nach Stewart
wird bei der Hautexpansion oft verhindert, daß die Brust wie auf der kontralateralen Seite eine spitze Form erhält. Diese Problematik ließe sich vielleicht beheben,
wenn wir bei der Ablatio eine Schnittführung wählen, so daß nachher eine S-förmi-

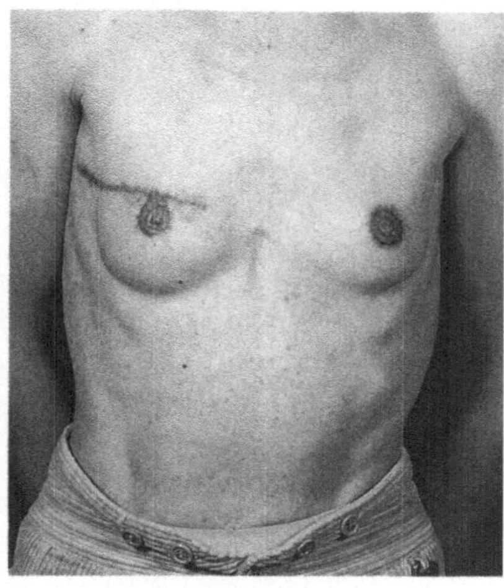

Abb. 17. Zustand nach Rekonstruktion einer Brust mittels Hautexpander, Teilung der kontralateralen Warze und Verwendung der Haut des kontralateralen Warzenhofes

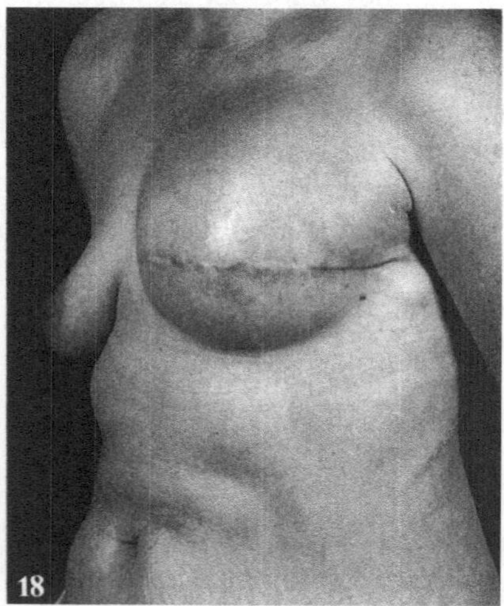

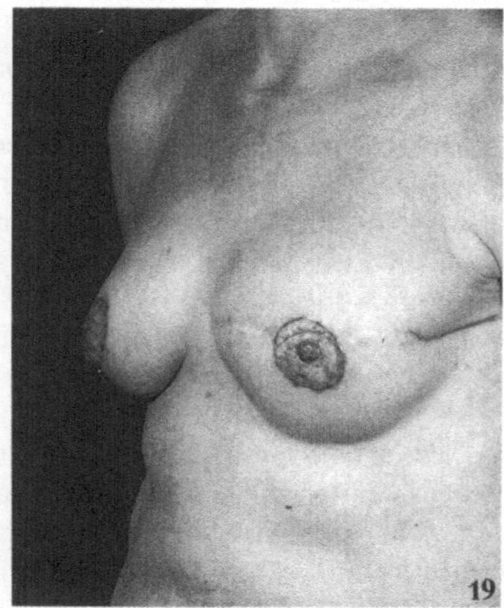

Abb. 18. Zustand vor dem Ersatz des Hautexpanders durch eine endgültige Prothese

Abb. 19. Zustand nach Rekonstruktion mittels Hautexpander

ge oder bogenförmige anstatt einer geraden queren Narbe entsteht. Die S-förmige oder bogenförmige Narbe ist dehnungsfähiger als eine gerade.

Zur Rekonstruktion der Brustwarze und des Warzenhofes ist immer eine zweite Operation erforderlich, nachdem die endgültige Größe für die Brust erzielt wurde. Ist auf der kontralateralen Seite eine Größenanpassung nötig, können diese Eingriffe kombiniert werden. Die Brustwarze läßt sich am einfachsten durch Teilung der kontralateralen Brustwarze erreichen [9, 34]. Auch der Ersatz durch die Kuppe der zweiten Zehenbeere oder des Ohrläppchens sind empfehlenswert [10].

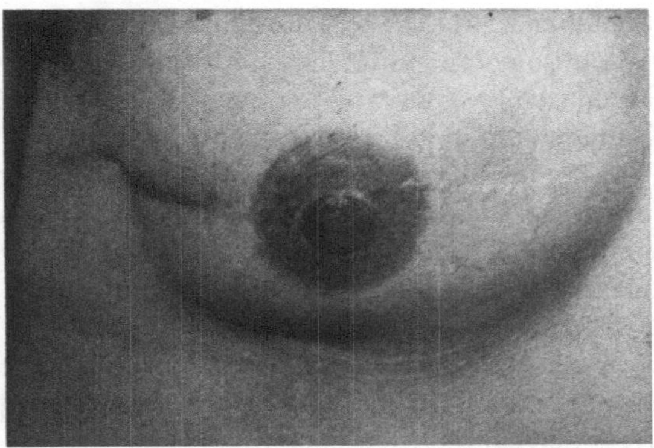

Abb. 20. Rekonstruierte Brust mittels Hautexpander. Die Warze wurde frei nach Teilung der kontralateralen Warze transplantiert. Die Areola tätowiert

Ist eine Größenanpassung der kontralateralen Brust mit Reduktion der Haut erforderlich, ist es am einfachsten, bei genügend großem Warzenhof die entfallene Haut in Streifen zur Rekonstruktion der Areola zu verwenden (Abb. 17–19). Die kleinen Labien werden zur Bildung einer Areola wegen langfristiger Pigmentveränderungen nicht mehr verwandt. Das trifft auch für die Hautentnahme aus der Leistenbeuge zu. Am einfachsten ist es, die Areola zu tätowieren (Abb. 20). Langfristig erzielt man hiermit die beste konstante Pigmentierung. Die Tätowierungskosten werden von den Krankenkassen übernommen.

Stellt man sich nun die Frage, ob der doch recht große operative Aufwand, der mit der Rekonstruktion der Brust nach Ablatio mammae einhergeht, seine Berechtigung hat, ist zu sagen, daß der Wiederaufbau der Brust den Patientinnen im Rahmen der psychosozialen Rehabilitation eine wichtige Hilfe ist. Wenn auch die Bedeutung der Brust als Sexualorgan in den meisten Fällen verloren ist, so läßt sich mit den geschilderten operativen Maßnahmen die äußere Form der Brust mit Seitengleichheit weitgehend wiederherstellen. Die Frauen können wieder ausgeschnittene Kleider, einen Bikini und ansprechende Unterwäsche tragen sowie unbehindert Schwimmen und sonstige Sportarten treiben [30]. In Kliniken, wo die chirurgische Wiederherstellung der Brust als Teil des Therapieplanes im Rahmen der Rehabilitationsmaßnahmen regelmäßig angeboten wird, machen 10–20% der Frauen davon Gebrauch.

Gedanken zu formverändernden Eingriffen an der Brust aus ganzheitlicher Sicht

Die folgenden Gedanken werden manchem zunächst fremd erscheinen: Unter holistischer, ganzheitlicher Betrachtungsweise zeigt sich, daß immer mehr oder weniger ausgeprägt, biologische, psychologische und soziale Teilfaktoren in allen Stadien von Gesundheit und Krankheit zusammenwirken. So erfährt der Begriff „psychosomatisch" derzeit einen Bedeutungswandel. Lange Zeit grenzte man psychosomatische Krankheiten wie z. B. Asthma bronchiale, Ulcus ventriculi von den eigentlichen, den „richtigen" organischen Krankheiten ab, oder verstand unter psychosomatisch Störungen, für die keine eindeutig diagnostizierbare organische Ursache erkennbar war [36]. Margret Singers, die frühere Präsidentin der Amerikanischen psychosomatischen Gesellschaft, formulierte 1974: „Die psychosomatische Medizin hat sich erweitert von der Untersuchung psychischer Faktoren bei chronischen Krankheiten hin zur Untersuchung psychischer Faktoren bei allen Krankheiten" [24]. Stierlin [36] spricht von einer Familienpsychosomatik. Wolff [42], Vorsitzender des wissenschaftlichen Beirats der Bundesärztekammer, formulierte in seinem Referat über „Die medizinische Entwicklung" auf dem Ärztetag 1983: „Die psychosomatische und psychosoziale Medizin sind von den entlegenen Rängen in deren Mitte gerückt."

Aus dieser Sicht können wir Medizin nur noch als psychosomatische, ja eigentlich nur als bio-psycho-soziale Medizin verstehen [28]. Nur diese Betrachtungsweise erfaßt den ganzen Menschen in seinem sozialen Umfeld.

Die Integration der psychischen und sozialen Komponente in die somatische Medizin und auf dem Boden der somatischen wissenschaftlichen Medizin ist die uns gestellte zukünftige Aufgabe, so daß in Zukunft der Ausdruck „psychosomatische Medizin" verschwinden wird, weil alle Medizin bio-psycho-sozial sein wird [39].

Unter ganzheitlicher Betrachtungsweise ist jedes somatische Symptom auch symbolhafter Ausdruck des Gesamtindividuums [15, 16]. „Solange ich nur von den Blutungen spreche, wird man nur das Blut sehen und nicht das, was in Wirklichkeit dahinter steckt." schreibt Marie Cardinal im „Schattenmund" [12]. Was in Wirklichkeit dahinter steckt, ist der unsichtbare, der geistig-seelische Anteil der Krankheit, das eingentliche Leiden des Menschen. Das somatische Symptom ist quasi nur die sichtbare Spitze des darunter befindlichen unsichtbaren Teils des Eisberges. Der unsichtbare geistig-seelische Anteil der Erkrankung, des somatischen Symptoms ist meist unbewußt.

Die unbewußten Konflikte stellen sich uns bildhaft, symbolisch dar, z.B. in Träumen. Unser gesamtes Tun und Handeln, unsere Haltung, unser Gang, unsere Sprache, unsere Schrift, unsere Kleidung, unsere persönliche Umgebung sind überwiegend nicht bewußter symbolhafter Ausdruck der Person. Auch somatische Symptome und Krankheiten sind als ein symbolhafter nonverbaler Ausdruck des einzelnen Menschen zu verstehen. Unbewußte Inhalte können wir nicht direkt verbalisieren. Dazu bedarf es nichtverbaler Ausdrucksmittel. Bilder und Zeichnungen stellen eine nonverbale Ausdrucksmöglichkeit uns unbewußter Inhalte dar. Mittels Spontanzeichnungen kann der Patient den bewußten sowie den unbewußten Anteil des somatischen Symptoms zum Ausdruck bringen [14]. „Begreift und akzeptiert man Psyche als Träger der geistigen Lebenskraft, der persönlichen Werte, der individuellen Bedeutung, und Physis als ihren großen Partner für die Spanne eines Lebens, so kann sich eine neue Dimension für die Erfassung von Gesundheit und Krankheit eröffnen. Man könnte dann z.B. nicht nur nach der Ursache einer Erkrankung und ihrer Symptome fragen, sondern danach, was sie dem betreffenden Einzelmenschen bedeutet sozusagen, was sie ihm sagen will", schreibt Susan Bach [2]. Elisabeth Kübler-Ross [20], die seit 1970 mit Spontanzeichnungen arbeitet, formulierte: „Es könnte ein Werkzeug werden, das die Krusten von Abwehr, die so viele Therapiestunden benötigten, bevor eine entscheidende Veränderung stattfinden kann, mit einem Schnitt durchtrennt." Schon Freud (zit. nach [41]) machte die Erfahrung, daß das „somatische Symptom verschwand, wenn die Gedankenassoziationen einem Patienten erlaubten, für ein Symptom einen Sinn zu finden, was deutlich zeigt, daß in diesem Fall die unbewußten Gedanken, die am Ursprung des Symptoms standen, und die während der Assoziation des Kranken aufgetreten identisch waren" [41]. Nach Anna Freud „erlaubt die Technik der Symbolübersetzung einen Sprung von der obersten Schicht des Bewußtseins zur untersten Schicht des Unbewußten mit Auslassung der dazwischenliegenden Schichten von alten Ich-Tätigkeiten ohne erst die Abwehrmechanismen des Ichs mühselig rückgängig zu machen" [13].

Das folgende Beispiel verdeutlicht diese Möglichkeiten. Eine 18jährige Patientin stellt sich mit mehreren tastbaren Knoten in beiden Brüsten vor. Sie hatte mit 16 Jahren ihre erste Mamma-PE links. Histologie: Fibroadenom. Ein Jahr später erfolgt die zweite PE rechts. Histologie: Fibroadenom. Wäre die Patientin älter, hätten wir vor Jahren vielleicht eine subkutane Mastektomie erwogen. Wir haben jetzt von einer erneuten Operation abgeraten und kurzfristige Kontrollen empfohlen. Aber ist der Patientin damit geholfen? Können die Kontrollen langfristig eine maligne Entartung verhindern? Solchen Situationen stehen wir recht hilflos gegenüber.

Die Patientin war bereit, eine Spontanzeichnung anzufertigen. Das Material: DIN A 4 Block Querformat. 10 Wachsmalstifte in den Farben weiß, gelb, orange, rot, grün, hellblau, dunkelblau, violett, braun und schwarz. Die Patientin hat für die Anfertigung der Zeichnung 30 min Zeit. „Ich selbst im Kreis der Familie" war das gestellte Thema. Mit diesem Thema erfaßt man den intraindividuellen und den interindividuellen psychischen Anteil, gewissermaßen den gesamten bio-psycho-sozialen Komplex.

Die 18jährige Patientin zeichnete 2 Bilder: „Woche" und „Wochenende" (Abb. 21 und 22). Die Patientin gab mir freundlicherweise die Erlaubnis zur Veröffentlichung der Bilder.

„Woche": Sie selbst sitzt links am Schreibtisch, oben im Bild die Mutter, rechts der Vater.

„Wochenende": Die Patientin oben links, die Mutter mit Wäsche, rechts der Vater, 2 Brüder.

Auf die Frage nach den Gefühlen beim Zeichnen und Betrachten der Bilder wurde die Patientin sehr traurig. Auffällig ist, daß sie bis auf den Wäschekorb der Mutter nur die schwarze Farbe verwandte. Sie ist als Zwilling geboren. Vielleicht deshalb 2 Bilder. Zuerst kam ihr Bruder auf die Welt. Sie habe immer ein Junge sein wollen. Seit 7 Jahren geht sie am Wochenende zum Fußballplatz und interessiert sich für Fußballmeldungen. In der Woche ist sie seit einigen Jahren politisch stark engagiert. Typisch weibliche Hobbys hat sie keine. An sexuellen Beziehungen zu Jungen ist sie nicht interessiert. Sie beabsichtigt Abitur zu machen und macht einen recht intelligenten Eindruck im Gespräch. Mit ihrer Mutter, die ihre Selbstbestätigung hauptsächlich durch Hausarbeit erhält – der Wäschekorb ist das einzige Farbige auf den beiden Bildern –, kann sie sich kaum identifizieren.

Anhand der Spontanzeichnungen läßt sich die symbolische Bedeutung der Brustknoten dieser Patientin ahnen: Sie erreicht damit, daß ihr durch unsere reparative symptomatische Medizin [27] die Brüste als weibliches Geschlechtsmerkmal durche jede PE Stück für Stück verkleinert werden. Man versteht auch, daß die alleinige Beseitigung des somatischen Symptoms, des Brustknotens, die andere Seite der Wirklichkeit, die psychische Komponente, das unbewußte, unterdrückte oder

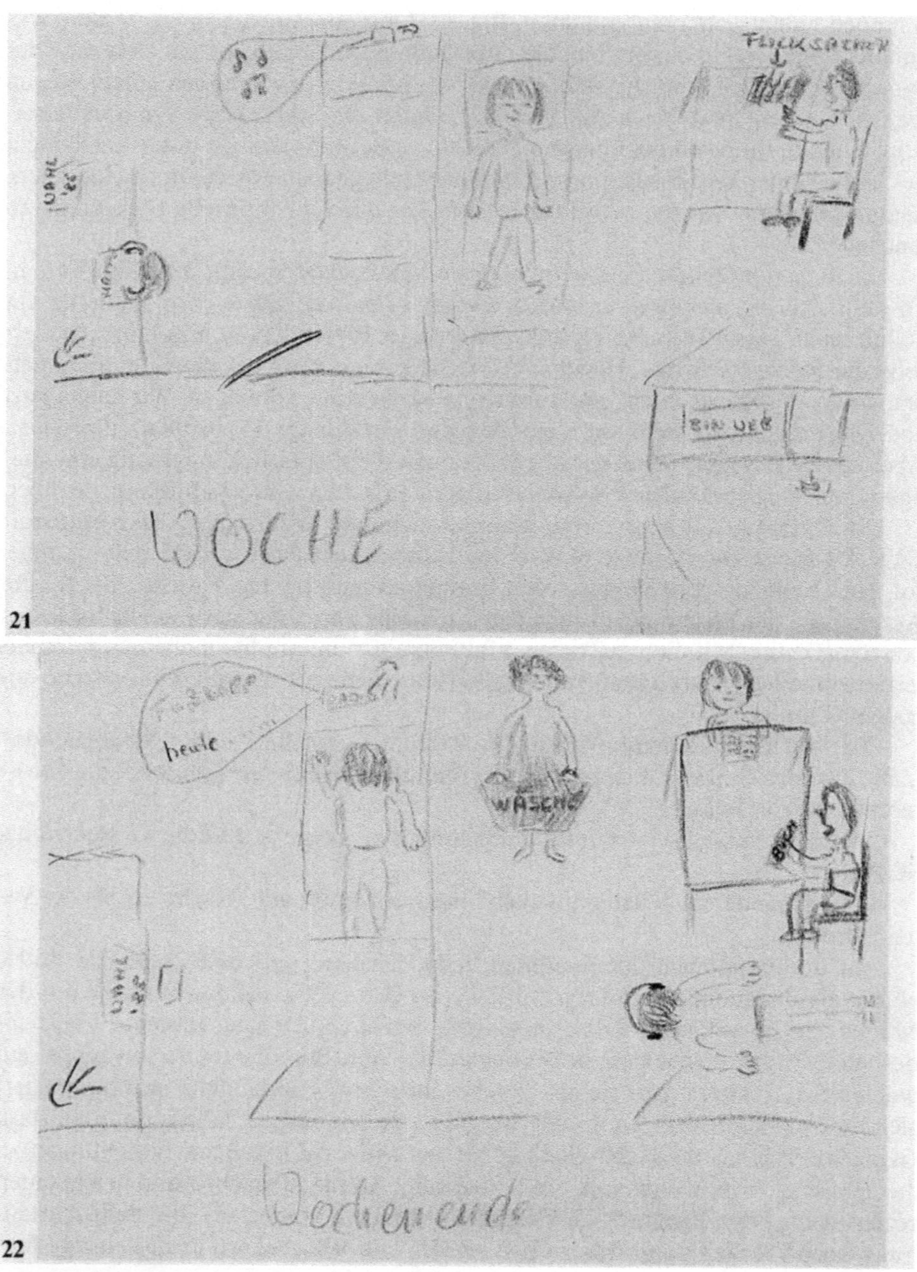

Abb. 21. Spontanzeichnung einer 18jährigen Patientin „Woche"

Abb. 22. Spontanzeichnung derselben 18jährigen Patientin „Wochenende"

verdrängte Leiden der Patientin nicht behebt. So werden auch die Rezidive verständlich.

Vor dem Hintergrund ganzheitlicher – bio-psycho-sozialer – Betrachtungsweise stellt sich die Frage: Ist nicht der Wunsch der Patientinnen nach einem plastischen formverändernden Eingriff an der weiblichen Brust in vielen Fällen symbolischer Ausdruck eines viel tiefer liegenden Anliegens und ist nicht die plastische Brustchirurgie auch symbolischer Ausdruck einer zunehmend prothetischen Gesellschaft?

Literatur

1. Audretsch W, Densow D, Lennartz KJ (1984) Technik und klinische Bedeutung der drüsenbetonten Reduktionsplastik der Mamma (10-Jahres-Übersicht). Vortrag 10. Akademische Tagung deutsch-sprechender Hochschullehrer der Gynäkologie und Geburtshilfe, Köln
2. Bach SR (1961) Spontanes Malen und Zeichnen im neurochirurgischen Bereich. Ein Beitrag zur Früh- und Differenitaldiagnose. Schweiz Arch Neurol Neurochir Psychiatr 87: 1–57
3. Baumeister RG, Bohmert H (1982) Verschiebung der Hautweichteildecke von der Bauch- zur Brustregion zum Ausgleich des Hautdefizits bei der Konturwiederherstellung. In: Bohmert H (Hrsg) Brustkrebs und Brustrekonstruktion. Thieme, Stuttgart New York
4. Bender HG, Beck L, Greuel H, Mannherz KH, Potthoff S, Werner C, Denzer E (1977) Rekonstruktion nach subcutaner Mastektomie. Arch Gynecol Bd 224
5. Bender HG, Beck L (1979) Komplikationen bei Eingriffen an der Mamma. In: Beck L, Intra- und postoperative Komplikationen in der Gynäkologie. Thieme Stuttgart
6. Bohmert H (1975) Eine neue Methode zur Rekonstruktion der weiblichen Brust nach radikaler Mastektomie. In: Bohmert H (Hrsg) Plastische Chirurgie des Kopf- und Halsbereichs. Thieme Stuttgart
7. Bohmert H (1982) Verfeinerung der Technik des thorakoepigastrischen Lappens aufgrund anatomischer Studien. In: Bohmert H (Hrsg) Brustkrebs und Brustrekonstruktion. Thieme Stuttgart New York
8. Bostwick H et al. (1979) Sixty latissimus dorsi flaps. Plast Reconstr Surg 63: 31
9. Bostwick J (1983) Aesthetic and Reconstructive Breast Surgery. Mosby St Louis Toronto London
10. Brent B, Bostwick J (1977) Nipple-areola reconstruction with auricular tissues. Plast Reconstr Surg 60: 353
11. Capra F, Dürr HP (1983) Die Wende wird kommen. Wird die Zeit reichen? Psychologie heute 10 Nr 7: 28–40
12. Cardinal M (1979) Schattenmund. Rowohlt Taschenbuch Hamburg
13. Freud A (1984) Das Ich und die Abwehrmechanismen. Fischer Frankfurt/Main (Geist und Psyche, Bd 16)
14. Furth GM (1982) Die Verwendung von Zeichnungen, angefertigt in einer Lebenskrise. In: Kübler Ross E, Verstehen was Sterbende sagen wollen. Einführung in ihre symbolische Sprache, Kreuz Verlag Stuttgart, S 83–119
15. Groddeck G (1983) Krankheit als Symbol. Schriften zur Psychosomatik. Bücher des Wissens. Fischer Verlag Frankfurt/Main
16. Grotjahn M (1977) Die Sprache des Symbols. Der Zugang zum Unbewußten. Kindler München. (Geist und Psyche)
17. Hartrampf CR, Scheflan M, Black PW (1982) Breast reconstruction following mastectomy with a transverse abdominal island flap. Anatomical and clinical observations. Plast Reconstr Surg 69: 216

18. Herz DG, Mohmski H (1981) Psychosomatik der Frau. Springer, Berlin Heidelberg New York
19. Kubli F, Lorenz U (1983) Die chirurgische Rekonstruktion nach Brustamputation. In: Kubli F, Nàgel GA, Kadach U, Kaufmann M (Hrsg) Aktuelle Onkologie 8. Neue Wege in der Brustkrebsbehandlung. W Zuckschwerdt-Verlag, München Bern Wien
20. Kübler-Ross E (1983) Befreiung aus der Angst. Berichte aus den Workshops „Leben, Tod und Übergang". Kreuz Verlag Stuttgart
21. Lejour M, DeMey A, Mattheiem W (1983) Local recurrences and metastases of breast cancer after 194 reconstructions. Chir Plast 7: 131
22. Lemperle G (1982) Verschiedene Schwenk- und Verschiebeplastiken in der rekonstruktiven Brustchirurgie. In: Bohmert H (Hrsg) Brustkrebs und Brustrekonstruktion. Thieme, Stuttgart New York
23. Lemperle G, Spitalny HH (1980) Reconstruction of the nipple and areola after radical mastectomy. Acta Chir 79: 155
24. McKissock PK (1976) Reduction mammaplasty with a vertical bipedical flap technique. Clin Plast Surg 58: 568
25. Oehlert E, Ungeheuer, Hempel K, Koschade E (1984) Mitteilungen. Deutsche Gesellschaft für Gynäkologie und Geburtshilfe 4: 10, 11
26. Perez-Gay B (1981) Eine Nachuntersuchung bei Frauen nach subcutaner Mastektomie mit Augmentationsplastik wegen Präcanzerosen der Mamma aus psychosozialer Sicht. Materialien Psychoanalyse 7: 8
27. Peters UH (1984) Haben Schmerzkliniken einen Sinn? Münchner Wochenschr 126: 665–666
27. Potthoff S (Okt. 1983) Der Frauenarzt nach 10 Jahren psychosomatischer Beeinflussung, Rückblick und Ausblick. Akademische Feier, 60. Geburtstag Prof Dr med Hans Molinski, Düsseldorf
29. Potthoff S, Werner C, Bender HG, Beck L (1975) Probleme der Indikation und des operativen Vorgehens bei der subkutanen Mastektomie. Arch Gynecol 219: 153–155
30. Potthoff S, Bender HG, Wilke J, Beck L (1979) Grundlagen und Erfahrungen mit der operativen Rehabilitation nach Ablatio mammae. In: Jung H, Liedtke B (Hrsg) Zusatz- und Nachbehandlung des Mammakarzinoms. Enke, Stuttgart
31. Potthoff S, Bender HG, Beck L (1985) Möglichkeiten der rekonstruktiven Mamma- Chirurgie. DMW 11014: 549–551
32. Radovan C (1982) Breast reconstruction after mastectomy using the temporary expander. Plast Reconstr Surg 69: 195
33. Robbins TH (1979) Rectus abdominis myocutaneous flap breast reconstruction. Aust NZ J Surg 49: 527
34. Singer MT (1974) Presidential address-engagement involvement: A central phenomenon in psychological and phyiological research. Psychosom Med 36: 1
35. Spitalny HH, Lemperle G (1982) Techniken zur Wiederherstellung der Brustwarze. In: Bohmert H (Hrsg) Brustkrebs und Brustrekonstruktion. Thieme, Stuttgart New York
36. Stierlin H (1983) Familientherapie-Familienmedizin. Med Klin 78: 542–546
37. Strömbeck JO (1960) Mammaplasty: report of a new technique based on the two pedicle procedure. Br J Plast Surg 13: 79
38. Strömbeck JO (1971) Reduction mammaplasty. Surg Clin North Am 51: 453
39. Uexküll T von (1985) Psychoanalytiker vergessen die Somatik. Ärztezeitung 91: 2
40. Werner C, Beck L, Bender HG, Greuel H, Mannherz KH, Potthoff S, Schuck U (1977) Nachuntersuchung von Patientinnen mit Mamma-Rekonstruktionsplastik nach Strömbeck (1972–1975). Geburtshilfe Frauenheilkd 37: 566
41. Widlöcher D (1984) Was eine Kinderzeichnung verrät. Methode und Beispiele psychoanalytischer Deutung. Fischer, Frankfurt/Main. (Geist und Psyche)
42. Wolff HP (1983) Entwicklungen in der medizinischen Forschung und Wissenschaft. Deutsches Ärzteblatt 23: 39–44

Die Latissimus-dorsi-Schwenklappenplastik bei der Behandlung des primär inoperablen Mammakarzinoms und zum plastischen Wiederaufbau der Brust nach Ablatio

H. Jung

Das große, die ganze Brust durchsetzende und oft eine ganze Thoraxhälfte einnehmende primäre Mammakarzinom stellt therapeutisch grundsätzlich ein Problem dar.

Eine optimale Behandlung, die sich auch in der Überlebenserwartung der Patientin niederschlagen soll, ist primär und allein chirurgisch nicht möglich. Aus der Biologie des Mammatumors muß man dabei auf eventuell schon vorhandene Metastasen Rücksicht nehmen, die erfahrungsgemäß bei einer sofortigen Resektion des Primärtumors innerhalb von 48 h in ein foudroyantes Wachstum übergehen.

Die Behandlung des primär inoperablen Mammakarzinoms ist daher nur aus der Kombination einer zytostatischen, strahlentherapeutischen und operativen Behandlung möglich. Wir pflegen in diesen Fällen grundsätzlich eine kombinierte zytostatische und strahlentherapeutische Behandlung zu beginnen, um in der Peripherie des Primärtumors, in dem im allgemeinen oberhalb und unterhalb der Brust

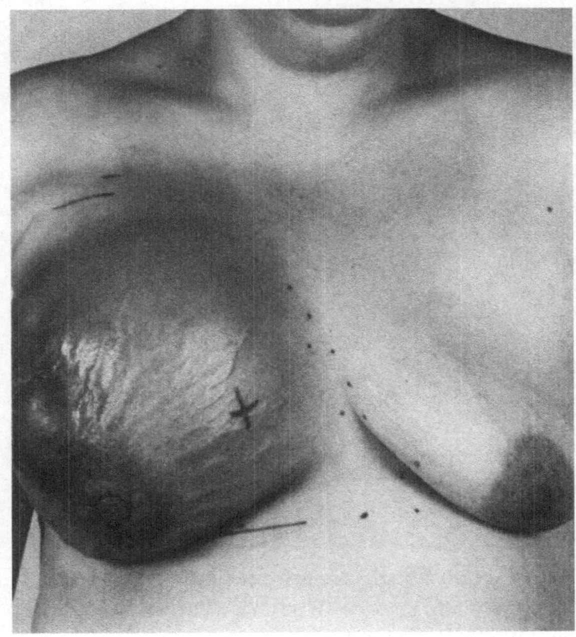

Abb. 1. Patientin D. N. Histologisch durch Probeexcision gesichertes, die ganze Brust rechts durchsetzendes und die Axilla ausmauerndes Mammakarzinom $T_4N_2M_1$.

Frauenklinik der Rheinisch Westfälischen-Wilhelms-Universität Aachen, Goethestr. 27/29, D-5100 Aachen.

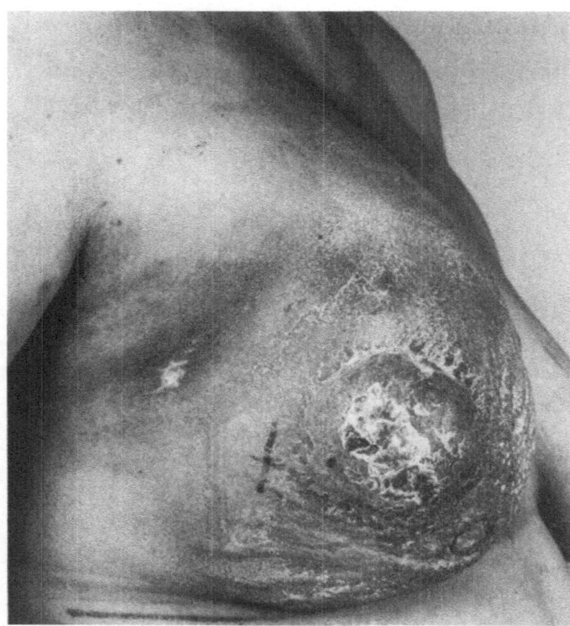

Abb. 2. Durch Vorbestrahlung wurde der Tumor in seinem primären Umfang etwa zur Hälfte reduziert. Die subkutanen Hautmetastasen sind im wesentlichen jedoch im geplanten operativen Grenzbereich einer radikalen Ablatio soweit reduziert, daß die Operation möglich wird.

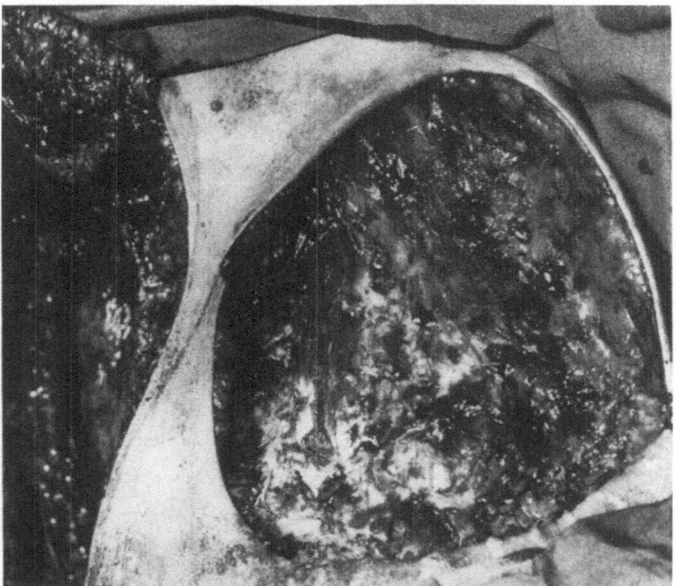

Abb. 3. Nach Ablatio der Brust bis auf die Thoraxwand mit Entfernung des Musculus pectoralis major und minor wird seitlich nach hinten ein Latissimus dorsi-Haut-Muskel-Fettlappen mobilisiert.

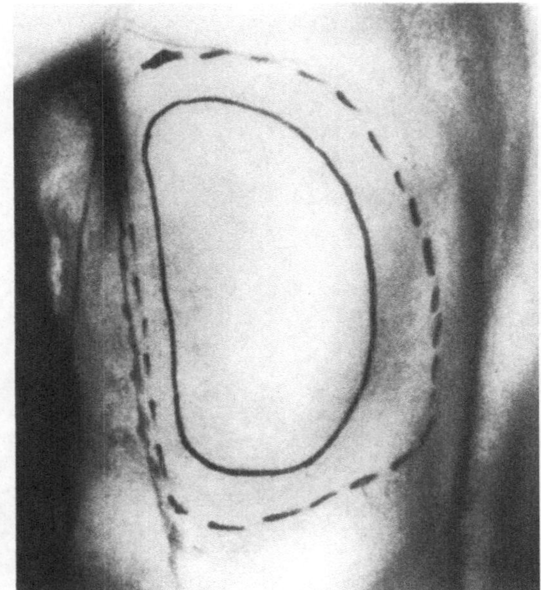

Abb. 4. Der bei einer anderen Patientin auf der Gegenseite bei gleicher Operationsmethode aufgezeichnete Haut- Muskel- und Fettlappen vor der Operation. Die kleinere zentrale Circumferenz der Haut ist gegenüber dem subkutanen größeren Muskel- und Fettlappenbereich vorher markiert.

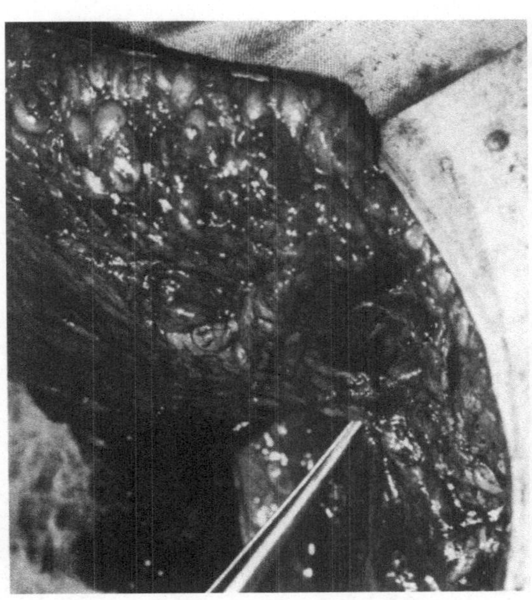

Abb. 5. Die Gefäßversorgung des Musculus-latissimus-dorsi-Muskelhautlappens wird dargestellt.

in die Haut der Thoraxwand subkutane oder intrakutane Metastasen vorwachsen, ein herdfreies Operationsareal zu erreichen.

Meist erzielt man schon nach 3wöchiger – am besten stationärer – Therapie einen eindeutigen Rückgang des oft ulzerierten karzinomatösen Prozesses (Abb. 1 und 2). Selbst großflächig ulzerierte Bereiche trocknen dabei aus und werden daher im Sinne der präoperativen Vorbereitung keimfrei.

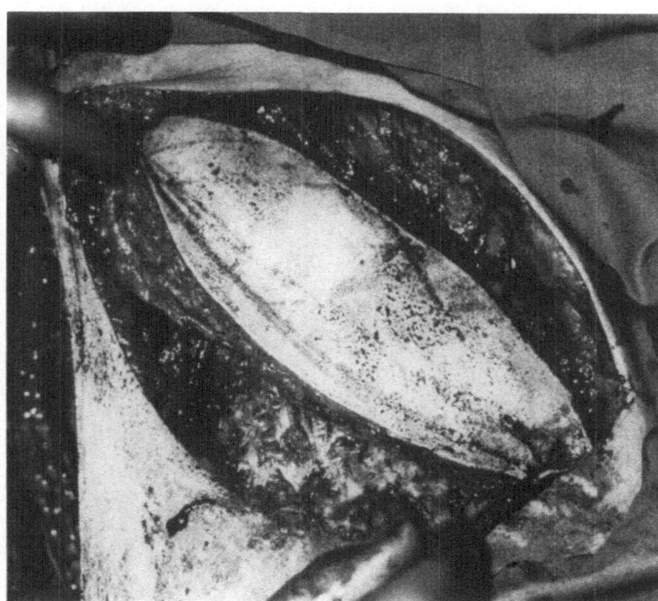

Abb. 6. Der Musculus latissimus-Lappen wird unter einer bestehenden Hautbrücke hindurch in den Bereich der zu deckenden Ablatiofläche eingepaßt.

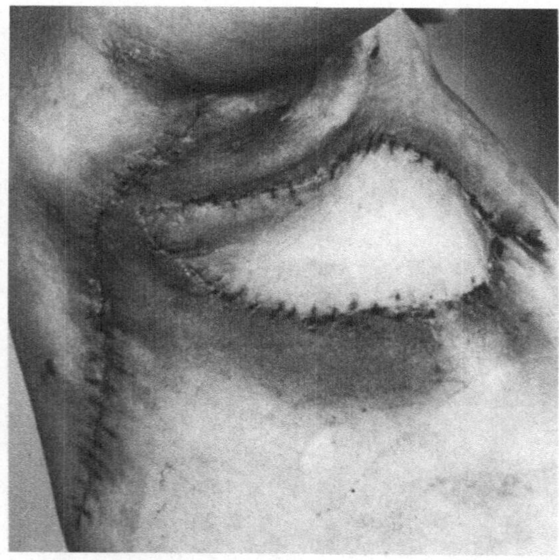

Abb. 7. Der Latissimus dorsi-Schwenklappen ist in das Bett der Ablatio bereits eingeheilt. Auch die Entnahmestelle des Musculus latissimus dorsi-Schwenklappens ist nach Nahtversorgung primär verheilt.

Ein endgültiges und für die Patientin kosmetisch befriedigendes Ergebnis ist selbstverständlich nur durch eine zusätzliche operative radikale Maßnahme möglich. Bei der Ausdehnung des oft die halbe Thoraxhälfte durchsetzenden Tumors und wegen der Vorbehandlung durch Strahlentherapie wird verständlicherweise eine einfache Ablatio mit Drüsenausräumung nicht möglich sein.

Die bei der radikalen Abladierung der Brust entstehenden großflächigen Defekte sind daher nur durch kosmetische Schwenklappendeckungen erreichbar.

Aufgrund der Einfachheit der operativen Technik und der sehr befriedigenden

Ergebnisse haben wir in den letzten Jahren unter den dazu vorgeschlagenen Schwenklappenplastiken die Latissimus-dorsi-Schwenklappenplastik nach Olivari in eigener Modifikation gegenüber den Verschiebeschwenklappenmethoden nach Schrudde (1964), Toennissen und Olivari (1974, 1975) und den abdominalen Rotations-und Verschiebeplastiken nach Bohmert (1974–1975) vorgezogen. Entscheidend für diese Methode war die einfache technische Durchführkeit im Sinne einer großflächigen Deckung, wobei der Lappen beliebige Breite und Länge erhalten kann. Dabei spielt selbstverständlich auch die bei dieser Methode geringe Störung des Lymphabflusses bzw. des venösen Abflusses eine entscheidende Rolle. Nach radikaler Ablatio bis auf die Thoraxwand, da es sich meistens um progressive Karzinome handelt, (Abb. 3), wird der vorher auf die seitliche und hintere Thoraxwand aufgezeichnete Schwenklappen zunächst im Bereich der Haut umschnitten (dicke Linie in Abb. 4). Je nach plastischem Ziel (Deckung eines großen abladierten Defektes oder Aufbau der Brust) kann der dahinterliegende breitere Muskelanteil in seiner Größe variiert werden (punktierte Linie Abb. 4). Bei der Mobilisierung des Schwenklappens von der Thoraxwand müssen die ver- und entsorgenden Gefäße der A. und V. thoracodorsalis besonders beachtet und geschont werden, da nur

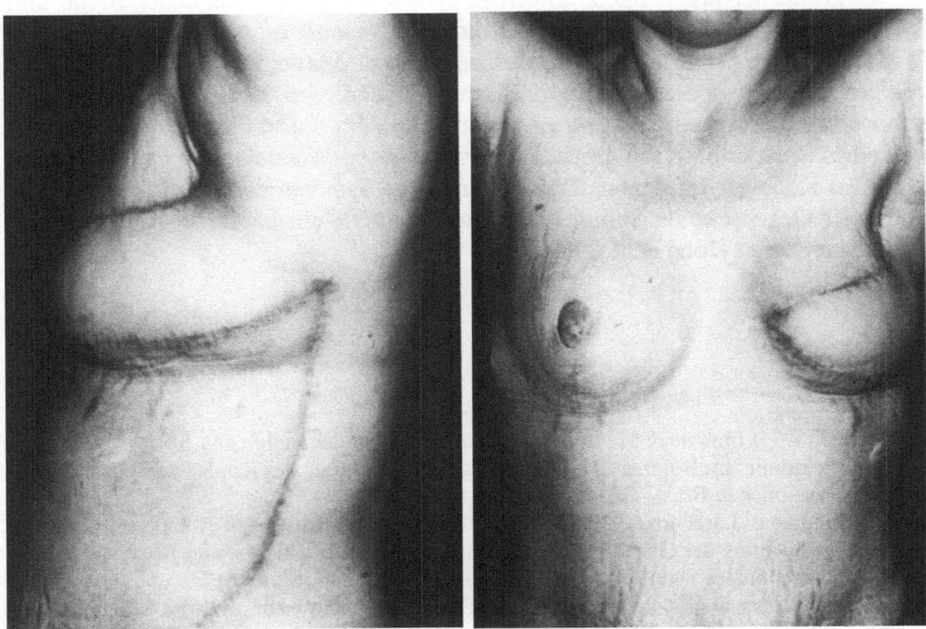

8   9

Abb. 8. Patientin T. M. geb. am 15.1.1945. Zustand nach radikaler Mastektomie außerhalb ohne TNM-Einteilung einige Jahre zuvor mit Entfernung des Musculus pectoralis major und minor. Eine Musculus latissimus dorsi-Hautmuskelschwenklappenplastik wurde unter Resektion der alten Narbe eingeschwenkt. Hier etwa 10 Tage nach der Operation.

Abb. 9. Ergebnis einige Monate später nachdem das primäre Implantat zum Brustaufbau unter der Schwenklappenplastik nach Auswechseln vergrößert und die rechte Brust durch Reduktion größenmäßig angepaßt war.

durch sie eine optimale Versorgung des Lappens möglich ist. Es ist daher unwichtig, bereits bei der vorausgehenden Ablatio mit Ausräumung der Axilla nicht nur die Gefäße der A. und V. thoracica longa, sondern auch die A. und V. thoracodorsalis schonend zu behandeln (Abb. 5).

Es gibt danach eine Modifikationsmöglichkeit, entweder den mobilisierten Lappen unter der stehenden Hautbrücke (Abb. 6) hindurchzuziehen oder je nach Mobilisierbarkeit der gesamten Haut der seitlichen Thoraxwand diese Brücke zu durchtrennen. In dem hier gezeigten Beispiel ist die Hautbrücke belassen worden. Der spindelförmige Lappen wird jetzt probeweise unter der Hautbrücke hindurchgezogen wobei die Haut an der obersten Spitze vorher von der Herkunftshaut ganz abgelöst war und nur der Muskel- und Fettlappenanteil die kontinuierliche Verbindung herstellt. Nach Fixierung mit monifilem resorbierbarem Fadenmaterial (PDS) wird die Haut des eingeschwenkten Lappens mit der Umgebung vernäht und die Entnahmestellte auf der seitlichen Rückseite des Thorax entsprechend durch Naht versorgt (Abb. 6; Abb. 7: Befund nach 2 Wochen).

Schon nach 5 bis 6 Tagen kann die in Verbindung mit der Zytostase vorher begonnene Strahlentherapie, die im allgemeinen nach etwa der Hälfte der Dosis unterbrochen werden sollte, um eine Restdosis für die Nachbehandlung zur Verfügung zu haben, fortgeführt und abgeschlossen werden.

Aufgrund der fast beliebig langen Lappenbildung mit erheblicher Breite und Wendemöglichkeit eignet sich die Methode insbesondere auch zum plastischen Wiederaufbau einer Brust nach vorausgegangener Ablatio, besonders nach gleichzeitiger Entfernung des M. pectoralis major, so daß eine heute meist bevorzugte subpektorale Protheseneinlage ausscheidet. Die Abb. 8 und 9 zeigen die Möglichkeit eines Brustaufbaus mit großem Latissimus-dorsi-Wendelappen mit gleichzeitigem Gel-Kochsalz-Implantat. Dabei wurde zur Symmetrieadaption die gesunde Brust der Gegenseite im Sinne des leichteren Ausgleichs beider Brustgrößen und Formen reduziert (Jung et al. 1980).

Literatur

Bohmert H (1975) Eine neue Methode zur Rekonstruktion der weiblichen Brust nach radikaler Mastektomie. In: Bohmert, H. (Hrsg) Plastische Chirurgie des Kopf- und Halsbereiches und der weiblichen Brust. Thieme, Stuttgart

Jung H, Liedtke B, Lamberti G (1982) Rekonstruktion einer Brust nach Ablatio mit kosmetischer Angleichung der Gegenseite. In: Bohmert H (Hrsg) Brustkrebs und Brustrekonstruktion. Internationales Symposium in München 1980. Thieme, Stuttgart

Schrudde J, Krause D (1964) Die Verschiebe-Schwenklappenplastik und die Möglichkeiten ihrer Anwendung. Zentralbl Chir 14: (1964): 14

Toenissen J, Olivari N (1975) Plastisch-rekonstruktive Probleme nach Ablatio mammae und Strahlentherapie. In: Bohmert, H. (Hrsg) Plastische Chirurgie des Kopf- und Halsbereiches und der weiblichen Brust. Thieme, Stuttgart, 1975

Elektive Eingriffe in der Gynäkologie – die Rolle der Patientin

H. Molinski

Das Thema elektive Eingriffe in der Gynäkologie löst auf den ersten Blick Verwunderung aus: man weiß nicht so recht, was gemeint sein soll. Und doch ist es nützlich, daß dieses Thema überhaupt erst einmal in Worte gekleidet und damit zur Diskussion gestellt wurde. Doch warum stellt der Gynäkologe die elektiven Eingriffe zur Diskussion? Beunruhigt ihn etwas?

Das Eigenschaftswort „elektiv" soll darauf hinweisen, daß der Eingriff wahlweise erfolgt. Der Gynäkologe merkt nun, daß diese elektive Natur gewisser Eingriffe die Rolle der Patientin und damit auch die Rolle des Arztes verändert. Er spürt, daß damit die Grundlagen des Arztseins eine Veränderung erfahren.

Der Gynäkologe stellt selbst in Frage, ob bei jedem Myom, bei jedem Unterleibsschmerz, ob bei jeder Blutung sofort hysterektomiert werden soll. Derselbe Gynäkologe ist aber dem dranghaften Operationsverlangen jener verzweifelten Frau ausgesetzt, die es einfach nicht akzeptieren kann, daß ihre unerträglichen Schmerzen ohne einen Organbefund zustande kommen sollen. Zudem bleibt auch im Gynäkologen selber ein Zweifel lebendig, ob nicht vielleicht doch eine organische Verursachung wirksam sein könnte, die nur noch nicht erkannt worden ist. Andererseits weiß der Gynäkologe, daß sein Messer keine Neurose entfernen kann. Darüber hinaus versteht der Gynäkologe, daß eine Hysterektomie nachhaltig in das bewußte und unbewußte Erleben der Frau eingreifen kann, und er weiß aus seiner klinischen Erfahrung um die vielen Sexualstörungen, Depressionen, narzißtischen Symptome und Störungen in der Partnerschaft, die nach Hysterektomie auftreten können. Er weiß also, daß der ihm selbst schwer faßbare psychische Status der Patientin oft in die Entscheidung zur Operation mit einbezogen werden muß.

Wenn man den Wortlaut des mir gestellten Themas bedenkt, erkennt man jedoch, daß ich mich nicht mit der Eröterung einzelner klinischer Bilder, wie etwa der Hysterektomie, begnügen darf. Es geht vielmehr in einer viel breiteren Art und Weise um die Frage, was die Kategorie elektiver Eingriffe für die Gynäkologie und Medizin bedeutet. Dabei werde ich vielleicht nur eher selbstverständlich erscheinende Dinge sagen können.

Die Bezeichnung „elektiv" steht im Gegensatz zum Begriff der Indikation. Unter Indikation wird der zwingende Grund zur Anwendung eines bestimmten Heilverfahrens verstanden, insbesondere auch der zwingende Grund zur Ausführung eines operativen Eingriffes.

Beim elektiven Eingriff liegt dagegen kein zwingender Grund zur Anwendung dieses Heilverfahrens vor; im Extremfall, weil gar keine körperliche Krankheit vor-

Universitäts-Frauenklinik, Psychosomatische Medizin, Moorenstr. 5, D-4000 Düsseldorf 1

liegt. In diesem Fall handelt es sich also um einen Eingriff in einen gesunden Körper. Der Eingriff erfolgt lediglich, weil der Patient es wünscht, um einen Vorteil zu
erreichen.

Elektive Eingriffe in den Körper können chirurgischer auch medikamentöser
Natur sein; z. B. bei intensiver hormonaler Behandlung, welche die körperlichen
Strukturen verändert.

Elektive Eingriffe spielen in der Gynäkologie eine erstaunlich weit verbreitete
Rolle. Bei der folgenden Aufzählung von Möglichkeiten müssen 2 Einschränkungen vorweggeschickt werden. Wenn man an die Sterilisierung denkt, wird sofort
deutlich, daß ein und dieselbe Maßnahme das eine Mal streng indiziert sein kann,
das andere Mal aber rein elektiver Natur sein mag.

Ferner gibt es Übergänge zwischen Indikation und elektiver Natur des Eingriffs. Denn einerseits kann ein gewisser Ermessensspielraum eine Rolle spielen;
z. B. bei der Frage des notwendigen Umfangs eines operativen Eingriffs. Als Beispiel sei an die Mammachirurgie bei einem Karzinom erinnert. Andererseits mag
der Arzt subjektiv eine Indikation für gegeben halten, obgleich es sich objektiv um
eine elektive Maßnahme handelt. Es sei an manche Fälle von Interruptio erinnert,
um nur ein einziges Beispiel anzudeuten.

Unter Berücksichtigung dieser beiden Einschränkungen können die folgenden
elektiven Eingriffe im Bereich der Gynäkologie genannt werden.
- Das schon erwähnte Problem der Hysterektomie bei z. B. symptomlosen Myo-
  men, Unterleibsschmerzen ohne Organbefund, dysfunktionellen Blutungen.
- Manche Fälle von Harninkontinenz oder anderen nervösen urologischen Sym-
  ptomen.
- Einige Fälle von Laparoskopie. Dabei denke ich eher an Laparoskopien auf
  Drängen der Patientinnen als an Laparoskopien aus vielleicht übergroßer Vor-
  sicht.
- Schönheitsoperationen, kosmetische Operationen an den kleinen Labien, Fälle
  von Erweiterung oder Verengung der Scheide, ein Teil der Mammachirurgie.
- Sectio auf primären Wunsch der Patientin.
- Geschlechtsangleichende Operationen bei Transsexualität. Dabei haben aber
  auch hormonelle Maßnahmen zur Korrektur der Größe der Brustdrüsen den
  Stellenwert eines elektiven Eingriffs.
- Interruptio, pränatale Diagnostik, Kontrazeption und insbesondere definitive
  Kontrazeption in Form von Sterilisierung.
- Bei einem Teil von Maßnahmen in der Fertilitätssprechstunde, insbesondere et-
  wa bei der Insemination von unverheirateten und bewußt alleinerziehenden
  Frauen.
- Man kann auch die Frage aufwerfen, ob nicht auch ein Teil der Fälle von Hor-
  montherapie im fortgeschrittenen Klimakterium die Natur eines elektiven Ein-
  griffes haben.

Elektiver Natur sind schließlich auch die vielen präventiven Maßnahmen der
Medizin. Nur haben diese meist nicht den Charakter eines Eingriffs.

Zusammenfassend ist festzustellen: bei vielen gynäkologischen Eingriffen liegt
nicht mehr eine Indikation im Sinne der Notwendigkeit vor, sondern der Wunsch,
das Mögliche zu tun. Es liegt eine Verschiebung zu Wunschoperationen vor. Dieser
grundlegende Wandel der Zunahme von Wunschoperationen resultiert aus 2 Gege-

benheiten. Die eine Voraussetzung liegt in der zuvor ungeahnten Erweiterung der technischen Möglichkeiten im Bereich von Reproduktion, Chirurgie und Endokrinologie. Die Erweiterung der technischen Möglichkeiten ist verbunden mit einer Verminderung des Risikos, also mit einer Verminderung etwaiger Kontraindikationen.

Die andere Voraussetzung für die Zunahme von Wunschoperationen liegt darin, daß wir in einer emanzipatorischen Gesellschaft leben. Der emanzipierte Geist verlangt aber, daß der Arzt das, was er machen kann, auch machen muß. Die Gesellschaft und der mündige Patient gestatten dem Arzt nicht das Privileg, in seiner alten Welt der geordneten Indikation verharren zu wollen.

Was aber sind die persönlichen Motive hinter dem Verlangen nach elektiven Eingriffen?

Wenn von der Tätigkeit des Arztes die Rede ist, sprechen wir immer von Krankheit und Heilung von Krankheit. Das ist aber schon seit langem eine viel zu enge Sicht. Der Patient begnügt sich nicht mehr mit lediglich lebensnotwendigen Eingriffen. Er erwartet auch Eingriffe zur Verbesserung seiner Lebensqualität und zur Erweiterung seiner Möglichkeiten. So möchte er z. B. die Reproduktion unter die Herrschaft seines Willens und seines Bewußtseins bringen. Auch möchte er seine objektiven körperlichen Gegebenheiten gemäß seinem subjektiven Körperbild umgestalten. Er erwartet von der ärztlichen Verschreibung jugendliche Vitalität auch im Alter.

Der Wunsch nach elektiven Eingriffen kann aber auch eine Beziehung zu neurotischem Erleben haben. Hier soll psychische Krankheit durch das Messer geheilt werden. Eine Mammaplastik bei wohlgeformter Brust soll z. B. nicht selten Minderwertigkeitsgefühle und narzißtische Beeinträchtigung korrigieren. Bei Transsexualität soll die psychische Störung der Geschlechtsidentität durch geschlechtsangleichende Eingriffe behoben werden. Hypochondrische Phantasien oder masochistische Impulse und Tendenzen zur Selbstzerstörung sollen durch operative Eingriffe ausgedrückt und befriedigt werden.

Der Arzt mag sich zu elektiven Maßnahmen entschließen, weil er vielleicht aus einer gewissen Funktionslust heraus auch die Möglichkeiten seines Faches praktizieren möchte; oder weil er den Patienten vielleicht zufriedenstellen möchte oder auch beruhigen möchte; evtl. ut aliquid fiat, weil er sich vielleicht z. B. bei einer Schmerzpatientin aus eigener unpsychologischer Haltung heraus etwas hilflos fühlen mag.

Was bedeutet die Zunahme elektiver Eingriffe für den Patienten, für den Arzt, für die Medizin?

Natürlich stellt es einen begrüßenswerten Fortschritt dar, wenn die Medizin elektive Eingriffe zur Verbesserung der Lebensqualität und zur Erweiterung der persönlichen Möglichkeiten zur Verfügung stellen kann. Der Fortschritt bringt aber auch Probleme mit sich.

Veränderung in der Rollenverteilung zwischen Arzt und Patient

Der Patient trägt seinen Wunsch vor; z. B. nach Interruptio oder nach geschlechtsumwandelnder Operation. Der Arzt nimmt von seinen Expertenkenntnissen her beratend Stellung. Der Patient wägt ab und entscheidet, und der Arzt stellt das Können seines Faches zur Verfügung. Es findet also eine Akzentverschiebung in der Rollenverteilung zwischen Patient und Arzt statt. Der Patient wird mehr zum Auftraggeber und der Arzt zum ausführenden Organ. Das geht jedoch so weit, daß der Arzt zum bloßen Erfüllungsgehilfen werden würde, wie gleich noch ausgeführt werden soll.

Nach der Meinung vieler soll eine solche Rollenverteilung selbst für die Interruptio gelten. Zwar soll der Arzt einerseits zur Frage der Indikation Stellung nehmen, andererseits aber soll er eine Schwangerschaftskonfliktberatung vornehmen und dabei der Frau helfen, ihren wirklichen eigenen Standpunkt überhaupt erst einmal zu finden. Wenn die Frau dann weiterhin Interruptio will, dann müsse der Arzt – nach der Meinung vieler – auch bereit sein, die Entscheidung der Frau auszuführen.

Veränderung der Definition des Begriffes „Indikation"

Das Motiv, aus dem die Interruptio oder eine andere elektive Maßnahme erwünscht wird, hat einen Bezug zur äußeren Realität. Denn in der äußeren Realität wird ein Mangel erlebt, welcher ausgeglichen werden soll. So kann das eigene Motiv als äußere und oft als soziale Gegebenheit definiert werden. Das heißt, der Wunsch kann dann leicht als soziale Indikation aufgefaßt und bezeichnet werden. Es wird erwartet, daß der Arzt einem solchen veränderten Inhalt des Wortes Indikation dann pflichtgemäß gerecht werden müsse.

Aber auch forensische Einflüsse können den Inhalt des Begriffs Indikation verändern. Das, was zunächst elektiv angefangen hat, kann schnell ein einklagbares Recht im Sinne einer Indikation werden. Pränatale Diagnostik wurde ursprünglich als elektive Möglichkeit angeboten. Inzwischen aber verlangt es die gesetzliche Verpflichtung zur Aufklärung, daß auch derjenige Arzt die pränatale Diagnostik als Möglichkeit anbietet, der jegliches persönliche Mitwirken an einer Interruptio ablehnt.

So gibt es verschiedene Wege, auf denen die Gesellschaft dazu tendiert, in einer elektiven Maßnahme dennoch eine indizierte Maßnahme zu sehen. Dabei bekommt auch der Akt der Indikationsstellung einen veränderten Charakter: nämlich festzustellen, daß keine Gegenindikation vorliegt. Die Indikationsstellung beim Wunsch nach geschlechtsumwandelnder Operation besteht z. B. großenteils darin, daß eine die Operation verbietende psychische Instabilität des Patienten ausgeschlossen wird.

Veränderung der rechtlichen Grundlage

Bekanntlich sind alle medizinischen Maßnahmen mit einem Risiko verbunden. Bei den elektiven Eingriffen haben evtl. auftretende Nebenwirkungen oder Schäden einen veränderten juristischen und auch moralischen Stellenwert. Denn der den Eingriff exkulpierende Grund der Abwehr von Krankheit fällt ja weg.

Da elektive Eingriffe auf Wunsch des Patienten durchgeführt werden, könnte man leicht meinen, daß die persönliche und moralische Verantwortung des Arztes eher verringert ist. Der Hinweis auf den Wegfall des Grundes, der einen indizierten Eingriff exkulpiert, macht aber deutlich, daß die Verantwortung des Arztes bei den elektiven Maßnahmen tatsächlich sogar um so größer ist.

Die Konsequenzen aus dieser veränderten rechtlichen Grundlage werden in der Öffentlichkeit nicht viel diskutiert. Das liegt einfach darin, daß die Öffentlichkeit fälschlicherweise von dem Gefühlsurteil ausgeht, daß eine elektive Maßnahme auch eine indizierte Maßnahme sei.

Veränderungen in den ethischen Grundlagen des Arztseins

Die elektiven Eingriffe haben eine Beziehung zu den ethischen Grundsätzen, welche als oberstes Gesetz ärztlichen Handelns gelten. Herr Prof. Beck hat wiederholt darauf hingewiesen, daß hier eine Akzentverschiebung stattfindet.

Salus aegroti prima lex: Früher galt es als oberstes Gesetz ärztlichen Handelns, das Heil des Patienten zu bewirken: Der Arzt muß das Richtige tun und das Falsche vermeiden. Das ist ja der Sinn des Begriffes Indikation.

Voluntas aegroti prima lex: Heute gilt in zunehmendem Maß, daß der Wille des Patienten das oberste Gesetz sei. Der mündige Patient bestimmt, was gemacht werden soll oder nicht. Der Arzt wird mehr und mehr in die Rolle des Fachmannes gedrängt, der die dafür notwendigen technischen Dinge beherrscht und einsetzt.

Nil nocere: Meiner Ansicht nach wird dieser Gegensatz abgeschwächt, wenn man eine noch allgemeinere ethische Grundlage in den Vordergrund rückt. Da der Arzt gar nicht in der Lage ist, immer Nutzen zu bringen, muß das oberste Gesetz seines Handelns lauten, daß er wenigstens nie Schaden bringt. Auch dieser Satz unterstreicht übrigens erneut den Stellenwert der Kontraindikation gegenüber der Indikation.

Veränderungen in der Arzt-Patienten-Beziehung

Alle diese Veränderungen verändern unausweichlich auch das Erleben und Verhalten des Patienten, das Erleben und Verhalten des Arztes und die personalen Beziehungen zwischen Arzt und Patient. Man hätte wohl erwarten dürfen, daß der psychosomatische Autor seine Ausführungen zu dem vorliegenden Thema auf diese personalen Veränderungen zentriert. Aber Erleben und Realität stehen ähnlich wie bewußtes und unbewußtes Erleben in einem komplementären Verhältnis zueinander: sie bedingen und ergänzen sich wechselseitig. Wer die Psychsologie studieren will, muß auch die Realität erkennen. Der Hinweis auf die aufgezählten Veränderungen wird aber vielleicht den Leser veranlassen können, selber über das Thema nachzudenken und die noch fehlende Empirie über die Veränderungen in der Arzt-Patienten-Beziehung durch eigene Beobachtung auszufüllen. In diesem Sinne verstehe ich den Zusatz, den Herr Prof. Bender zu dem Thema gemacht hat: „Elektive Eingriffe in der Gynäkologie – die Rolle des Patienten".

Es wurden z. B. gerade 3 ethische Grundsätze genannt. Diejenigen Ärzte, die der einen oder der anderen Denkweise angehören, werden sich in ihrer ganz persönlichen Art und Weise, in ihrer Ausstrahlung und auch in den konkreten Entscheidungen voneinander unterscheiden. Derjenige Arzt z. B., der das Salus aegroti in den Vordergrund rückt, wird den Patienten stärker beeinflussen und führen wollen. Derjenige Arzt aber, der den Willen des Patienten mehr in den Vordergrund rückt, will sich natürlich dennoch nicht zwingen lassen, Dinge zu tun, die er nicht verantworten kann. Umgekehrt möchte er nicht den Patienten zwingen. Zusätzlich mag er sich mit schlechtem Gewissen fragen, ob er denn überhaupt berechtigt sei, das zu verweigern, was der Patient von ihm erwartet.

Abschließend sei also zusammengefaßt, daß die Zunahme elektiver Eingriffe die Medizin selber, ihre ethischen, juristischen, ökonomischen Grundlagen sowie das Verhältnis zwischen Arzt und Patient verändert hat.

Sachverzeichnis